HC LTCF NH CHA AL

JN494908

지역사회 및 장기요양 서비스 평가정보 활용을 위한

interRAI 임상평가지침서*

9.2 버전
한국어판

interRAI 평가 도구 및 시스템 개발 위원회

John N. Morris, PhD, MSW [Chair]
Katherine Berg, PhD, PT
Magnus Björkgren, PhD
Harriet Finne-Soveri, MD, PhD
Brant E. Fries, PhD
Dinnus Frijters, PhD
Ruedi Gilgen, MD
Len Gray, MD, PhD
Catherine Hawes, PhD
Jean-Claude Henrard, MD
John P. Hirdes, PhD
Gunnar Ljunggren, MD, PhD
Sue Nonemaker, RN, MS
Knight Steel, MD
Katarzyna Szczerbińska, MD, PhD

interRAI 임상평가지침서 개발 지원 특별위원회 추가 저자 및 회원

Pauline Belleville-Taylor, RN, MS, CS
Terry Rabinowitz, MD
Trevor Frise Smith, PhD
John N. Morris, PhD, MSW
Brant E. Fries, PhD
John P. Hirdes, PhD

역자

김홍수 Hongsoo Kim, PhD, MPH, RN

* 적용 가능한 도구로는 Resident Assessment Instrument (RAI) MDS 2.0 for nursing homes, RAI-Home Care (RAI-HC), interRAI Long-Term Care Facilities (LTCF), interRAI Home Care (HC), interRAI Community Health Assessment (CHA), interRAI Assisted Living (AL)이 있습니다.

NRF 한국연구재단

서울대학교 보건환경연구소 Institute of Health & Environment Seoul National University

KHIDI 한국보건산업진흥원

interRAI™

서울대학교출판문화원

www.interRAI.org

Version 9.2.0 interRAI Korean Edition (translated from 9.1.2 Standard Edition and includes errata updates)

ISBN: 978-89-521-1728-1

Typeset and published for the Korean market by
Seoul National University Press, 2015.
www.snupress.com
eng.snupress.com

interRAI publications packaged by Open Book Systems (OBS), Inc.
Rockport, Massachusetts, USA
www.obs.com

Suggested Citation

Morris JN, Berg K, Björkgren M, Finne-Soveri H, Fries BE, Frijters D, Gilgen R, Gray L, Hawes C, Henrard JC, Hirdes JP, Ljunggren G, Nonemaker S, Steel K, Szczerbińska K, Belleville-Taylor P, Rabinowitz T, Smith TF. interRAI Clinical Assessment Protocols (CAPs) for Use with Community and Long-Term Care Assessment Instruments. Version 9.2, Korean Edition (Trans. Kim H.). Washington, DC: interRAI, 2015.

감사의 글

interRAI는 Boston Hebrew SeniorLife(HSL)의 핵심적인 기여와 지원에 감사합니다. 특히 Institute for Aging Research 지원 스태프의 기여에 감사합니다.

서울대학교 보건환경연구소 고령화인구보건센터의 지원에 감사합니다.

이 역서는 2010-2012년도 정부(미래창조과학부)의 재원으로 한국연구재단의 지원을 받아 수행된 기초연구사업임(NRF-2010-0002802).

이 역서는 보건복지부의 재원으로 한국보건산업진흥원의 보건의료 연구개발사업의 지원에 의하여 이루어진 것임(과제고유번호: HI13C2250).

interRAI 및 interRAI 평가 도구에 대한 추가 정보가 필요하시거나 의견을 남기시려면 www.interRAI.org를 방문해 주십시오.

알림

포괄적이고 적절한 케어를 대신해 이 매뉴얼을 사용하는 것은 이 책의 저자들과 interRAI의 의도가 아닙니다. 본 『interRAI 임상평가지침서(CAPs)』에 정확하고 최신의 정보를 담고자 최선의 노력을 기울였지만, 평가대상자의 담당 의사는 처방에 앞서 약물과 치료에 대한 이 책의 정보가 적절한지 반드시 확인해야 하고, 케어 담당자들은 CAPs의 권고 사항을 현재 본인의 프로그램 현장에서 사용되고 있는 케어 표준에 비추어 필히 검토해야 합니다.

interRAI 평가 시스템의 사용 허가

역자 머리말

노인과 복합 만성건강문제를 가진 사람의 건강과 웰빙 향상은 인구 고령화를 경험하고 있는 많은 나라에서 보건의료복지 체계의 최우선 정책 과제 중 하나이다. 그 첫걸음은 이 인구 집단의 니즈에 대한 정확한 파악이며, 이를 바탕으로 개개인의 니즈를 충족시킬 수 있는 맞춤형 서비스가 제공되어야 할 것이다. 그러나 서비스 현장에서 이를 적용하는 것은 생각보다 간단하지 않은데, 많은 경우 노인이나 복합 만성건강문제를 가진 사람의 니즈는 신체, 심리, 사회적 측면에 걸쳐 다면적이기 때문이고, 이 문제들은 서로 완전히 독립적이지도 않기 때문이다. 각각의 문제를 파고들다 보면 많은 평가에 지치고, 서비스 제공자는 평가를 수행하고 나서도 평가치가 무엇을 의미하는지, 이를 바탕으로 무슨 서비스를 어떻게 제공해야 하는지에 혼란을 느끼는 난감한 상황에 빠지곤 한다.

이 책은 이러한 어려움을 겪는 서비스 제공자를 돕고자 지난 20년간 이 분야를 지속적으로 연구해 온 interRAI(국제RAI연구회)가 내어놓은 근거 기반 평가지침서의 한국어판이다. 이 평가지침서는 interRAI의 통합평가시스템 구성 요소 중 하나로, 독립적으로 사용하기보다는 interRAI의 지역사회 및 장기요양 평가 도구들과 함께 사용하여 평가 결과의 활용을 지원하도록 설계되어 있다. 책 제목에 포함된 '임상평가지침'은 Clinical Assessment Protocol(CAP)의 번역으로, 이것은 편의상 종종 '캡(CAP)'이라고 불리는데, 이 책에 포함된 총 27개의 문제 목록과 각 문제에 대한 평가 지침을 가리킨다. 이 지침서의 목적은 평가자의 의사 결정을 지원하는 것으로, 복잡하고 다면적 욕구가 있는 대상자의 상태에 대해 포괄적 평가를 바탕으로 서비스 제공자가 중재(개입)가 필요한 주요한 지점 및 가능한 활동들을 기존의 연구들을 바탕으로 제안했다는 면에서 그 의의가 있다.

제시된 '캡(문제 목록)'을 활용하여 서비스 기관은 케어플랜을 세우고 서비스를 제공하며 그 결과를 모니터링하는, 소위 사례 관리라고 알려진 일련의 과정을 수행할 수 있다. '캡'은 의학적 진단이나 검사같이 절대적 판단 기준으로가 아니라 평가자의 의사 결정을 지원하는 도구로 사용되어야 하며, 이 책에 제시된 지침들 역시 모든 대상자에게 일괄 적용하는 것이 아니라 평가자 혹은 서비스 제공 팀의 서비스 계획 수립의 참고 자료로 사용되어야 한다. 이 책에 제시된 '캡'은 총 5개의 지역사회 및 장기요양기관용 interRAI 평가 도구를 이용한 평가 결과로부터 도출할 수 있다.

interRAI 도구는 1990년대 초반에 한국에 소개되었으나, 2008년 이후 서비스의 연계 통합을 염두에 둔 통합 interRAI 평가 시스템을 개발하면서 구 버전 개별 도구의 문항들을 대폭 수정·보완하고, '캡' 알고리즘도 더욱 정교하게 업데이트한 신 버전이 나오게 되었다. 구 버전에서는 세팅별 '캡'을 산출했던 반면, 신 버전에서는 통합 도구들 문항 간의 표준화가 이루어지면서 다양한 도구에 공통으로 적용하되, 각 세팅에 적절한 목록이 산출되도록 고안되었다. 역자는 한국에서 통합 interRAI 평가 시스템을 활용한 연구를 다양한 연구 기관의 지원을 받아 2010년부터 꾸준히 수행하고 있으며, 2013년『interRAI 장기요양기관 평가 도구 및 매뉴얼』과 『interRAI 홈케어 평가 도구 및 매뉴얼』의 공식 한국어판 출간(서울대학교출판문화원)에 이어, 기관들의 케어플랜 작성을 위한 욕구가 높아 이를 지원하고자 본 지침서를 출간하게 되었다.

이 책은 다양한 언어로 번역되어 약 30개 이상 국가에서 연구와 실무에 사용되고 있다. 따라서 이 책의 내용은 개별 국가나 지역의 경계를 넘어 각 문제에 해당되는 최신의 연구 성과에 기반을 둔 지침이라는 장점이 있으나, 이는 개별 국가의 고유한 상황을 충분히 반영하기 어렵다는 단점이 되기도 한다. 이를 보완하고자 한국어판을 출간하며 한국 상황에 맞게 내용을 수정, 보완했으나 부족한 점이 있으리라 생각한다. 바라기는 독자들께서 이 책의 지침을 참고하되 거기에 국한되지 않고, 현장의 상황에 맞추어 지침의 내용을 적극 응용하여 맞춤형 서비스를 제공하기를 기대한다.

고령 시대가 눈앞에 다가온 지금, 한국의 통합적 보건복지시스템 구축을 위한 연구, 실무, 그리고 정책에서의 혁신을 바라며, 근거 마련을 고민하는 연구자, 실무자, 정책입안자들께 본 지침서가 조금이라도 유용하기를 바란다. 실제 활용에 있어서 한가지 일러둘 것은, 외국의 경우, 평가 도구를 활용한 개별 대상자의 평가 결과에서 본 지침서에 제시된 '캡(문제 목록)'이 자동으로 도출되는 알고리즘을 내장한 interRAI 전산평가시스템이 개발되어 포괄 평가에 기반을 둔 사례 관리에 활용하고 있다. 우리나라에서는 상업화된 interRAI 전산평가시스템은 아직 만들어지지 않았으나, 역자가 연구 목적으로 '캡' 산출이 가능한 평가 시스템을 개발했으므로 비영리 목적으로 서비스 질 향상을 위해 사용을 원하는 기관들은 interrai.korea@gmail.com으로 연락하면 interRAI와 계약하에 사용 지원을 받을 수 있다.

이 책의 출판에 많은 분의 도움이 있었다. 국제RAI연구회의 Brant Fries 회장과 John Morris 도구개발위원회 위원장, 번역과 전문가 리뷰에 도움을 주신 미국 위스콘신 대학교 윤주영 교수님, 강원대학교 간호학과 이지윤 교수님, 강남대학교 실버산업학과 박영란 교수님, 동아대학교 간호학과 김은영 교수님에게 감사드린다. 서울대학교 보건대학원 황순영, 성문희 학생에게 감사드린다. 또한 이 책의 출간을 결정하고 여러 가지로 배려해 준 서울대학교출판문화원에 감사드린다. 이 책은 한국연구재단, 보건산업진흥원, 그리고 서울대학교 보건환경연구소 연구비 지원에 의해 이루어졌다.

2015년 10월 1일
김홍수
서울대학교 보건대학원 부교수

서문

interRAI 임상평가지침서의 새로운 탄생

평가 도구 전체 세트의 업데이트를 위한 다년간의 노력을 통해 새로운 임상평가지침서(CAPs)를 홈케어, 지역사회 건강, 장기요양시설, 지원주거(assisted living)를 위한 평가 도구와 함께 출간하게 된 것을 매우 기쁘게 생각합니다. 새로운 CAPs는 장기요양시설[또는 너싱홈]과 홈케어에서 사용되었던 이전 interRAI 도구들(MDS 2.0과 HC 2.0)에도 적용 가능합니다. 따라서 interRAI는 이전의 도구들이나 새로운 버전의 interRAI 통합 평가 시스템을 사용하는 임상 전문가들에게 이 연구 결과가 도움이 되기를 바랍니다.

27개의 새로운 CAPs 세트는 2007년 5월 캐나다 오타와에서 열린 Joint interRAI Canadian Institute for Health Information conference에서 처음 선보였습니다. interRAI의 입원 정신 건강 및 지역사회 정신 건강 평가 도구(interRAI Mental Health & interRAI Community Mental Health)*는 2010년 중후반에 출간될 예정입니다. 또한 세 그룹의 작업팀이 interRAI 급성기 케어 평가 도구(2010년 중후반 출간), interRAI 완화 케어 평가 도구(2010년 중후반 출간), interRAI 지적장애 평가 도구(2011년 출간)를 위한 CAPs**의 첫 버전을 개발 중에 있습니다.

새로운 CAPs 개발은 John Morris(PhD, MSW)가 위원장으로 있는 interRAI의 도구 및 시스템 개발 위원회가 주관하였습니다. 도구 및 시스템 개발 위원회와 하부 위원회 회원은 9개 국가에서 온 다학제간 팀으로 구성되어 있으며, 그 명단은 다음과 같습니다.

- 호 주 Len Gray, MD, PhD
- 캐 나 다 Katherine Berg, PhD, PT; John P. Hirdes, PhD; Trevor Frise Smith, PhD
- 핀 란 드 Magnus Björkgren, PhD; Harriet Finne-Soveri, MD, PhD
- 프 랑 스 Jean-Claude Henrard, MD
- 네덜란드 Dinnus Frijters, PhD
- 폴 란 드 Katarzyna Szczerbińska, MD, PhD
- 스 웨 덴 Gunnar Ljunggren, MD, PhD
- 스 위 스 Ruedi Gilgen, MD
- 미 국 Pauline Belleville Taylor, RN, MS, CS; Brant E. Fries, PhD; Catherine Hawes, PhD; John N. Morris, PhD, MSW; Knight Steel, MD; Sue Nonemaker, RN, MS; Terry Rabinowitz, MD

그리고, 도구 및 시스템 개발 위원회와 하부 위원회 회원들은 세계 각국의 연구자, 임상전문가 등 이해당사자(stakeholders)들의 피드백을 받기 위해 광범위한 자문을 구하였습니다. 미국에서는 보스턴의 Hebrew SeniorLife의 임상전문가들이 CAPs 초안을 검토해 주었고, 캐나다에서는 Canadian Institute for Health Information(CIHI)이 Nancy Curtin-Telegdi, MA, Nancy White, MBA의 조율하에, 캐나다 전역의 케어 전문가들과 협력하여 CAPs 초안에 대해 중요한 피드백을 주었습니다.

새로운 CAPs를 개발하기 위해, 동료 평가(peer-review)를 거친 최신 연구 문헌, 국제적으로 최고 수준의 임상 가이드라인, 그리고 전 세계의 주제별 전문가가 제공하는 정보를 참고하여 철저한 연구 노력을 기울였습니다. 이 작업에서 특히 중요했던 것은, 케어 성과와 관련 있는 요인들을 검증하고 CAP 도출 논리를 재정의하기 위해 캐나다, 미국, 11개 유럽 국가 및 홍콩에서 보유한 interRAI 자료를 광범위하게 이용한 것이었습니다. 또한 interRAI는 캐나다와 미국 회원들이 보유하고 있던 개인적인 연구 자료 파일을 사용할 수 있었습니다. 예를 들어, 홈케어 성과를 평가하기 위해 캐나다와 유럽의 50만 개 이상의 홈케어 평가 자료를 분석하였습니다. 이와 마찬가지로, 30만 건이 넘는 Ontario의 Complex Continuing Care(CCC) 평가 자료와 수백만 건의 미국 너싱홈 자료는 장기요양시설, 전문요양시설, CCC 병원/병동에서의 경험을 깊이 이해하는 데에 도움이 되었습니다. 이러한 자료에 근거하여 **도출된 각각의 CAP 그룹에 속하는 평가대상자의 예상 비율을 추정하여 제시하였습니다.**

CAP 재개발 노력은, 취약한 인구 집단에 있어서 서비스의 질과 삶의 질을 향상시키는 데 초점을 둔 대규모의 국제적 연구 프로젝트였습니다. 새로운 버전의 12개 interRAI 평가 도구 세트 출간과 더불어, CAPs의 개발은 진정한 통합 건강 정보 시스템의 개발을 위한 큰 진전을 이룬 것입니다.

* 이 interRAI의 입원 정신 건강 및 지역사회 정신 건강 평가 도구(interRAI Mental Health & interRAI Community Mental Health)는 2011년에 출간되었습니다.

** interRAI 완화 케어 평가 도구 및 interRAI 지적장애 평가 도구를 위한 CAPs는 2013년에 개발되었습니다.

목차

역자 머리말 v
서문 vii
서론: interRAI CAPs xi

Part I 기능 수행 CAPs 1

Section 1. 신체 활동 증진 CAP 3
Section 2. 도구적 일상생활활동 CAP 9
Section 3. 일상생활활동 CAP 15
Section 4. 가정 환경 최적화 CAP 23
Section 5. 시설 입소 위험 CAP 29
Section 6. 신체적 억제 CAP 35

Part II 인지/정신 건강 CAPs 43

Section 7. 인지 기능 손상 CAP 45
Section 8. 섬망 CAP 53
Section 9. 의사소통 CAP 61
Section 10. 기분 CAP 65
Section 11. 문제행동 CAP 73
Section 12. 학대 관계 CAP 81

Part III 사회생활 CAPs 87

Section 13. 활동 CAP 89
Section 14. 비공식 지지 CAP 95
Section 15. 사회적 관계 CAP 101

Part IV 임상적 문제 CAPs 107

Section 16. 낙상 CAP 109
Section 17. 통증 CAP 119
Section 18. 압박성 궤양 CAP 127
Section 19. 심장호흡기계 상태 CAP 135
Section 20. 영양 부족 CAP 141
Section 21. 탈수 CAP 147
Section 22. 경관영양 CAP 153
Section 23. 예방 CAP 161
Section 24. 적절한 투약 CAP 169
Section 25. 흡연과 음주 CAP 177
Section 26. 요실금 CAP 183
Section 27. 배변 상태 CAP 191

부록

약어 목록 197

서론: interRAI CAPs

interRAI 평가 도구

interRAI 임상평가지침서(이하 CAPs)는 interRAI의 다양한 지역사회 및 장기요양 서비스 평가 도구와 함께 사용하도록 설계되었다. 이번에 출간된 본 매뉴얼에 담긴 CAPs는 다음의 도구들과 함께 사용할 수 있다.

- Nursing Home MDS (NH), Version 2.0 (MDS 2.0)
- RAI-Home Care (HC), Version 2.0 (HC 2.0)
- interRAI Long-Term Care Facilities (LTCF)
- interRAI Home Care (HC)
- interRAI Community Health Assessment (CHA)
- interRAI Assisted Living (AL)

interRAI는 위 도구들을 설계하면서, 각각의 서비스 제공 장소와 프로그램 내에서 포괄적인 케어와 서비스 계획 방법을 알려주는 시스템을 만들되, 사용하기에 편리하고 신뢰할 수 있으며, 평가대상자 중심의 평가 시스템을 개발하고자 노력하였다. CAPs는 평가대상자의 필요, 강점, 선호를 평가함으로써 평가대상자의 기능과 삶의 질에 초점을 맞추고 있다. CAPs는 의뢰가 필요한 경우 이를 용이하게 해 주며, 평가가 반복해 이루어진다면, 평가대상자의 서비스나 케어에 대한 반응에 근거한 성과 기반 평가(outcome-based assessment)의 토대를 제공한다.

interRAI CAPs 개요

interRAI 평가 도구는 서비스 제공자가 평가대상자의 삶, 말하자면 기능, 건강, 사회적 지지, 서비스 이용, 삶의 질 등 다양한 영역에서 중요한 요소를 밝혀낼 수 있도록 해 준다. 평가 도구 항목 중 일부가 CAP 도출을 위한 하위 문항 세트를 구성하며, 이들은 CAPs에 언급된 각각의 문제에 대한 케어와 지원이 제공되면 효과를 볼만한 사람들을 선정하기 위함이다. 하위 문항 세트들은 CAP을 도출하기 위한 문항들의 조합으로, CAPs에 언급된 각각의 문제에 있어서 케어 및 지원을 통해 도움을 받을 수 있는 **사람을 선별하기 위해** 구성되었다. 즉, CAP 도출 문항들은 개별 CAP에 설명되어 있다. **이 매뉴얼은 다양한 도구들의 CAP 도출을 다루고 있으므로, 도출 시 사용되는 문항 중 일부는 모든 도구에 포함되어 있지 않을 수도 있다.**

케어의 목표는 CAP마다 다르지만, 대개 문제 해결의 가능성, 악화 위험 감소, 또는 향상 가능성 증진으로 구성된다. "CAP triggers"라고 부르는 하위 문항들은 평가 시 수집된 정보를 CAP에 설명된 기본적인 문제와 연결해 준다. 이전 버전과 달리, 이번 CAP 도출 문항은 두 종류의 평가대상자를 구분해 준다. 첫 번째는 예상보다 더욱 악화의 가능성이 있는 평가대상자, 즉 장기 입소(입원)자와 같은 사례이다. 두 번째는 최근의 급성 문제(예: 섬망, 정신병, 낙상, 폐렴)로 인해 악화되었으나 문제를 적절히 다룰 경우 증상이 완화되는, 개선의 가능성이 높은 평가대상자이다. 이러한 접근을 통하여, 모든 세팅(홈케어와 시설 포함)에서 CAPs별로 선정되는 평가대상자의 비율을 줄일 수 있었다. 예를 들어 이전 MDS 2.0 버전에 있던 18개의 CAPs의 경우, 이번 버전에서는 문제로 도출되는 비율이 절반 정도로 감소하였다. 마지막으로, interRAI는 각 문제 영역에 대한 케어 지침을 업데이트하는 데 있어서, 긍정적인 성과를 낼 수 있음이 입증된 임상 문제와 케어 전략에 초점을 맞추었다. 이와 같이 interRAI는 임상적인 자료와 지식의 질이 향상되는 것에 보조를 맞추어, 가이드라인을 개선하기 위해 지속적으로 노력하고 있다. InterRAI는 임상 실무 방식의 향상을 위해 CAPs를 지속적으로 검토하여 그 내용과 도출 논리를 업데이트할 것이다.

각 CAP은 문제가 도출된 평가대상자를 위해 근저에 놓인 관련 문제를 철저히 고려하여 케어 계획을 세우는 데 도움이 되는 케어 가이드라인을 포함하고 있다. CAPs는 문제를 해결하거나, 악화 위험을 줄이거나, 향상 가능성을 증진시키기 위한 케어 계획의 지침이 된다.

interRAI CAPs는 크게 다음과 같은 네 가지 영역의 문제를 다루고 있다.

- 기능 수행
- 인지 및 정신 건강
- 사회생활
- 임상 문제

평가대상자에게서 보통 여러 개의 CAPs가 도출되는데, 평가대상자의 취약함 정도와 거주하는 환경에 따라 도출되는 CAPs의 비율이 결정된다.*

- 북미 너싱홈에 있는 평가대상자는 평균 4개의 CAPs가 도출됨(평가한 22개의 CAPs 중)
- 북미 너싱홈에 입소하기 위해 스크리닝을 실시한 평가대상자는 평균 7개의 CAPs가 도출됨(interRAI 홈케어 도구로 평가한 25개의 CAPs 중)
- 너싱홈 입소 대신 홈케어 서비스를 받고 있는 평가대상자는 평균 6.5개의 CAPs가 도출됨(평가한 25개의 CAPs 중)
- 캐나다, 유럽, 홍콩에서 전형적인 홈케어 서비스를 받고 있는 평가대상자는 평균 5.5개의 CAPs가 도출됨(평가한 25개의 CAPs 중)
- 일부 독립적인 노인도 평균 2개 정도의 CAPs가 도출되는데, 이러한 평가대상자의 75% 정도는 예방 CAP이 도출되고, 15~20%는 사회적 관계, 통증, 낙상, 기분과 관련된 문제가 있음

임상 전문가의 목표는 CAPs 가이드라인의 정보를 사용하여 케어 계획을 수립하고, 가능하고 필요한 경우에 서비스를 제공하거나 적절하게 의뢰하는 것이다. 그러나 한편, 임상 전문가는 지불보상 시스템(reimbursement system)이나 서비스 수급의 자격 요건이 케어 방식의 선택을 제한하는 상황 가

* 이 매뉴얼에서는 북미, 유럽, 아시아 지역에서 수집된 interRAI 자료의 분석 결과들이 각각의 CAP과 연결되어 제시된다. 보고된 CAP 비율은 CAP 재개발 노력을 지원하기 위한 연구를 통해 얻은 것이다. 이 작업에 대한 보다 자세한 기술적 설명은 전문 학술지에 논문들로 출간될 것이다.

운데 있기 때문에, 평가대상자에게 도출된 문제들에 대해 필요한 모든 서비스를 즉시 제공하지 못할 수도 있다. 그렇지만 평가대상자의 강점, 선호, 필요에 대한 포괄적인 평가는 우선순위를 설정하고, 케어 계획을 세우고, 적절한 의뢰를 하고, 프로그램 성과를 평가하는 데에 유용할 것이다. 케어 계획의 수립은 의료팀, 평가대상자, 평가대상자의 비공식적 지지자들과의 협력을 통해 이루어져야 한다. 가능하다면, 평가대상자의 선호와 우선순위가 평가대상자의 강점을 이용하는 케어 계획 수립에 있어서 출발점이 되어야 한다.

서비스 제공 장소에 따른 CAPs: 아래 표는 장소별로 적용되는 interRAI CAPs를 나타낸다.

CAP	홈케어/지원주거 (Home Care / Assisted Living)	지역사회 건강 평가 (Community Health Assessment) [주: 기능 상태 부가 평가 사용 시, 모든 홈케어 CAPs가 적용됨]	너싱홈/장기요양시설 (Nursing Home / Long-Term Care Facility)
기능 수행			
신체 활동 증진	X	X	X[a]
도구적 일상생활활동	X	X	
일상생활활동	X	X	X
가정 환경 최적화	X[b]		
시설 입소 위험	X		
신체적 억제			X
인지/정신 건강			
인지 기능 손상	X	X	X
섬망	X		X
의사소통	X	X	X
기분	X	X	X
문제행동	X		X
학대 관계	X	X	
사회생활			
활동			X
비공식 지지	X[b]	X	
사회적 관계	X	X	X
임상적 문제[c]			
낙상	X	X	X
통증	X	X	X
압박성 궤양	X		X
심장호흡기계 상태	X	X	X
영양 부족	X[d]		X
탈수	X[b]	X	X
경관영양	X[b]		X
예방	X	X	X[e]
적절한 투약	X	X	X
흡연과 음주	X	X	X[f]
요실금	X	X	X
배변 상태	X		X

[a] interRAI LTCF (MDS 2.0에서는 도출되지 않음)
[b] interRAI HC (interRAI AL에서는 도출되지 않음)
[c] 심장호흡기계 상태 및 적절한 투약 CAPs는 약식의 분기별 요양시설 평가로는 도출될 수 없음
[d] interRAI HC (HC 2.0에서는 도출되지 않음)
[e] interRAI Suite (MDS 2.0에서는 도출되지 않음)
[f] interRAI Suite (MDS 2.0에서는 도출되지 않음)

Part I

기능 수행 CAPs

1. 신체 활동 증진 CAP
2. 도구적 일상생활활동 CAP
3. 일상생활활동 CAP
4. 가정 환경 최적화 CAP
5. 시설 입소 위험 CAP
6. 신체적 억제 CAP

Section 1

신체 활동 증진 CAP

문제

신체 활동 증진 CAP은 신체 활동[집과 근처에서 도구적 일상생활활동(이하 IADL) 수행하기, 걷기, 계획된 운동 프로그램 수행하기] 수준이 저하된 평가대상자, 즉 지난 3일 동안 신체 활동 시간이 2시간 미만인 평가대상자를 선별한다. 여기에 해당하는 평가대상자는 대부분 여러 가지 건강 문제와 신체 기능 저하의 위험성이 높아진 상태이다.

더 집중적인 신체 활동 계획은 심혈관 지구력 향상, 기분 개선, 낙상 위험 낮춤, 기능 저하 속도 늦춤, 체중 조절 등의 효과가 있다. 걷기와 같은 신체 활동에 정기적으로 참여하는 평가대상자는 신체의 균형 및 이동 상태가 개선되고, 다리의 근력이 강화되는 것으로 나타났다.

장기요양시설에 거주하는 허약한 평가대상자들은 신체 활동 증진에 초점을 둔 운동 프로그램을 통해 일상생활활동[(예: 옷입기, 걷기), 이하(ADL)] 능력의 감소를 늦추는 효과를 볼 수 있다. 신체 활동 증가는 인지 기능이 저하된 평가대상자에게도 효과가 있는데, 이들도 누구나와 마찬가지로, 예전에 경험해 보았거나, 현재 좋아하는 활동일 경우에 참여할 가능성이 더욱 크다. 특히 장기요양시설의 걷기 프로그램, 배회 경향이 있는 대상자들을 위한 저녁 산책(evening walking for wanderers), 다감각 운동 프로그램(multisensory exercise programs)이 효과가 있음을 보이는 연구들이 있다.

신체 활동을 하루에 최소 한 시간씩 지속적으로 유지하는 것은 쉽지 않을 수도 있다. 그러므로 신체 활동 저하 CAP이 도출된 평가대상자에게는 다음과 같은 점진적인 4단계 프로그램을 적용하는 것이 좋다. (1) 평가대상자에게 신체 활동 증진의 효과에 대해 교육하기, (2) 평가대상자가 그동안 활동이 적었던 원인 밝히기, (3) 평가대상자가 수행 가능한 수준의 신체 활동을 단계적인 프로그램으로 계획하기, (4) 평가대상자가 점진적으로 이를 적용하여 신체 활동 프로그램을 장기간 지속할 수 있도록 격려하기.

효과적인 신체 활동 상담 프로그램은 평가대상자가 자신의 목표에 맞는 구체적인 계획을 수립할 수 있도록 도와주고, 장애 요인을 극복할 수 있는 적절한 전략을 제시해 준다. 이러한 장애 요인에는 다음과 같은 것들이 있다. 흥미의 감소, 주변 사람의 반대, 활동에 참여할 시간 부족, 좋지 않은 날씨, 건강 상태의 기복, 쉬는 동안 예상 못했던 건강 문제의 발현, 수립된 계획을 지속적으로 수행할 수 있게 하는 이해 능력/신체 능력을 저하시키는 뇌졸중이나 인지 기능의 손상. 그러나 이 CAP의 목표는 이러한 장애 요인에도 불구하고 평가대상자가 자신의 생활 방식에 맞는 적절한 신체 활동 전략을 찾도록 하는 데에 있다.

케어의 전반적 목표

- 운동 및 신체 활동 시간 증가
- IADL, ADL, 이동에 있어서 독립 기능 저하 예방
- 잠재적인 장애 요인을 해결하기 위한 구체적인 목표와 전략 개발
- 구체적인 전략을 고려할 때, 다음 내용이 고려에 포함되어야 한다: 집안일이나 쇼핑 참여, 실내 및 실외 이동, 보행(또는 휠체어 이용) 거리 증가, 보행 속도 증가
- 기능이 저하된 평가대상자의 경우, 활동에 대한 상담과 장애 요인 극복을 위한 전략 개발에 가족, 직원, 또는 돌봄제공자를 참여시킴

신체 활동 증진 CAP Trigger

이 CAP의 목표는 기능적으로는 신체 활동이 가능함에도 불구하고, 주로 앉거나 누워서 생활하는(sedentary) 평가대상자의 신체 활동 수준을 높이는 것이다. 의학적 장애 요인과 질병 극복을 위한 계획 수립은 담당 의사와의 협력을 통해 이루어져야 적절하고 성공적일 수 있다.

개선 촉진 필요 그룹

이 그룹은 두 가지 요소로 결정된다.

- 첫째, 평가대상자는 지난 3일간 신체 활동에 참여한 시간이 2시간 미만이다.
- 둘째, 평가대상자는 다음과 같은 긍정적인 면을 한 가지 이상 지니고 있다.
  - 도움이나 신호를 주지 않아도 거주 공간에서 움직임
  - 도움 없이 계단을 오르내림
  - 자신이 더 독립적이 될 수 있다고 믿음
  - 평가대상자가 더 독립적이 될 수 있다고 돌봄제공자가 믿음
  - 평가대상자는 현재의 질병이나 상태로부터 회복할 수 있다는 긍정적인 기대를 가지고 있음

이 정도의 기능 상태가 남아 있는 평가대상자는 대부분의 경우 신체 활동 시간을 늘리는 것이 가능하다. 그러나 이 그룹에 속한 사람 중 소수(약 11%)에서만 이후 90일 동안에 기능이 개선된 것으로 나타났다. 하지만 케어의 주요 목표는 이러한 개선의 가능성을 높이는 것이다. 홈케어 서비스를 받는 평가대상자의 약 30%, 장기요양시설에 거주하는 평가대상자의 25%, 지역사회에서 독립적으로 거주하고 있는 노인의 15% 정도가 이 그룹에 속하는 것으로 알려져 있다.

도출되지 않은 그룹

그 외의 모든 평가대상자

개인의 선택 신체 활동 수준의 변화를 촉진하기 위해서는, 평가대상자가 목적을 달성하기 위한 세부적인 목표와 전략의 선택에 직접 참여하는 것이 매우 중요하다. 평가대상자와 협력하는 전문가들의 목표는 다음과 같다.

- 운동의 신체적 효과에 대한 인식 높이기
- 평가대상자로 하여금 운동이 일상이 된 장래의 삶을 생각할 수 있도록 돕기
- 평가대상자가 예전에 좋아했거나 현저 해 보고 싶어하는 운동의 종류(예: 집에서의 활동, 걷기, 춤 등)에 대해 평가대상자와 함께 논의하기
- 평가대상자가 현재의 신체 활동 수준을 유지하거나 증가시키는 것을 저해하는 장애 요인에 대해 논의하기. 점진적이고 절제된 접근 방식(low-key approach)이 평가대상자(또는 가족)가 변화를 준비하고 수용하도록 하는 데 가장 효과적임

기능(신체 및 인지 기능 모두) 상태가 좋은 평가대상자의 경우 운동과 신체 활동에 대한 평가대상자의 흥미 정도를 판단하기 위해 다음의 내용을 고려해야 한다.

- 춤, 걷기(일상생활의 일부이든 따로 계획된 활동이든, 혼자이든, 타인과 함께이든, 다른 활동을 하는 동안이든 고정된 코스이든), 자전거 타기, 운동 강좌 등 평가대상자가 선호하는 운동에 대해 논의하기. 예전에 운동을 즐겼던 평가대상자는 다시 운동을 하게 될 가능성이 더 높음
- 평가대상자의 흥미와 기능 상태에 적합한 신체 활동의 종류에 대해 논의하기
- 평가대상자가 변화를 받아들일 준비가 어느 정도 되었는지 파악하기
  - 현실적이고 접근 가능한 운동을 제안해야 함
  - 평가대상자에게 의미 있는 활동을 선택해야 지속될 가능성이 높음
  - 의욕이 없는 평가대상자는 점진적으로 시작하도록 함(예: 걷기 횟수 증가)
  - 주로 눕거나 앉아서 생활하는(sedentary) 평가대상자의 경우, 현재의 낮은 신체 활동 수준을 향상시킬 수 있도록 일과(daily routine)를 바꾸는 것에 대해 논의하는 것이 도움이 될 수 있음
  - 운동에 대해 관심이 적거나 없는 평가대상자도, 그가 가지고 있는 목표와 그러한 목표를 달성하는 데에 운동이 어떤 도움이 되는지 논의하는 것에는 관심이 있을 수도 있음
  - 의욕적인 평가대상자의 경우, 집이나 지역사회에서 할 수 있는 개인 운동 프로그램에 덧붙여, 어떻게 적절한 신체 활동을 일상의 일부로 만들 수 있을지 논의하기
- 일부 평가대상자들은 현재 자신의 건강 상태에서 목표 달성 방법에 대한 구체적인 정보가 필요함
- 운동의 목표에 대해 동의한 경우, 이를 저해하는 잠재적인 장애 요인에 대해 평가대상자와 함께 논의하기. 각 장애 요인에 대한 해결책을 고려해 보기
- 이용 가능한 적절한 프로그램에 대해 가능한 한 많은 정보를 제공하기
  - 연령을 막론하고, 운동은 부상을 당하거나 합병증이 발생하지 않도록 해야 하므로, 운동 프로그램 시작에 앞서 평가대상자의 주치의와 이에 대해 논의하고 적절한 검사를 시행해야 함

- 지역사회 기반 프로그램에 참여할 의사가 있고 참여가 가능한 평가대상자는 해당 프로그램에 의뢰할 수 있음
    - 어떤 지역에서는 프로그램이 특정 만성질환을 지닌 평가대상자를 대상으로 하는 경우가 있고, 특수 시설이나 장비(special accommodations)를 제공해 주는 프로그램도 있음
    - 평가대상자가 야외에서 걷는 것에 자신이 없다면, 가족이나 자원봉사자가 야외 활동에 도움을 줄 수 있음
    - 운동 강좌나 단체 활동에 참여하기를 원하지 않는 평가대상자는 집에서 운동 비디오를 이용할 수도 있음
- 다음의 내용을 포함하는 신체 활동 계획 작성하기
    - 일주일에 4~5일 유산소 운동[예: 최소 30분 이상의 중강도 걷기(moderately intense walks)]
    - 일주일에 2일(이틀 연속은 안 됨) 점차 강도를 높히는 근력 강화 운동
      [예: 꾸준한 웨이트트레이닝, 체중이 실린 건강/미용체조(weight bearing calisthenics)]
    - 근력 강화 운동 프로그램이 포함된 유연성 훈련 활동(flexibility training activities)
    - 일주일에 여러 차례의 균형 운동(balance exercises)

IADL 또는 ADL 문제가 있는 평가대상자의 경우 평가대상자에서 도구적 일상생활활동이나 일상생활활동 CAP이 도출되었을 경우, 해당 가이드라인을 참조한다. 그렇지 않은 경우는 다음 내용을 고려한다.

- 기능 저하가 발생한 것이 최근이라면, 개별 중재를 위해 평가대상자를 재활 전문가에게 의뢰하기
- 통증이 문제라면, 통증 CAP 검토하기
- 균형이 문제라면, 낙상 CAP 검토하기
- 불충분한 음식 섭취가 문제라면, 영양 부족 CAP 검토하기
- 중증도가 심하게 변동하거나, 갑작스러운 발병이나 급성 문제 발생의 가능성을 높일 수 있는 만성 건강 문제가 있는 평가대상자는 자가 관리 프로그램(self-management program)에 의뢰하기. 평가대상자가 자신의 건강 상태 관리에 더욱 자신감을 가질수록 운동 프로그램을 더 잘 수행할 가능성이 높음
- 활동 수준을 약간만 높이더라도 효과가 있다는 것을 인식하는 것이 중요함. 강도가 너무 센 훈련 프로그램은 수행하기 어려울 뿐만 아니라 평가대상자의 건강에 즉각적인 위험을 초래할 수도 있음

가능하면 피드백이나 보상을 제공

- 신체 활동의 목표와 시간 계획을 서면으로 작성하여, 평가대상자, 가족, 직원들이 진행 상황을 기록하고, 중요 기점(key milestones)에 도달했을 때 이를 알 수 있도록 하기
- 균형, 낙상, 기동성, 지구력, 통증, 기분이나 구체적인 목표 달성과 같은 다양한 성과 영역에 대해 평가대상자와 가족에게 피드백을 제공하기

추가 자료

Heyn P. 2003. The effect of a multisensory exercise program on engagement, behavior, and selected physiological indexes in persons with dementia. *American Journal of Alzheimer's Disease and Other Dementias* (18, 4): 247–51.

Holmberg SK. 1997. A walking program for wanderers: Volunteer training and development of an evening walker's group. *Geriatric Nursing* (18, 4): 160–65.

MacRae PG, Asplund LA, Schnelle JF, Ouslander JG, Abrahamse A, Morris C. 1996. A walking program for nursing home residents: Effects on walk endurance, physical activity, mobility, and quality of life. *JAGS* (44, 2): 175–80.

Martin JL, Marler MR, Harker JO, Josephson KR, Alessi CA. 2007. A multicomponent nonpharmacological intervention improves activity rhythms among nursing home residents with disrupted sleep/wake patterns. *The Journals of Gerontology Series A: Biological Sciences and Medical Sciences* 62: 67–72.

Miriam Hospital Physical Activity Research Center: www.lifespan.org/behavmed/researchphysical.htm

Nelson ME, Rejeski WJ, Blair SN, Dubcan PW, et al. 2007. Physical activity and public health in older adults. Recommendations from the American College of Sports Medicine and the American Heart Association. *Circulation*:116.

University of Rhode Island Cancer Prevention Research Center: www.uri.edu/research/cprc/transtheoretical.htm

저자

Katherine Berg, PhD, PT
John N. Morris, PhD, MSW

Section 2

도구적 일상생활활동 CAP

문제

도구적 일상생활활동(이하 IADL) CAP은 현재보다 더 독립적으로 IADL을 수행할 수 있는 능력과 관심이 있는 평가대상자를 선별한다. 여기에 해당하는 IADL 항목은 식사 준비, 일상적인 가사 노동(설거지, 침상 정리, 청소, 정리 등), 장보기, 대중교통 수단 이용하기, 혼자 운전하기 등이다. IADL에 있어서 자립성(self-sufficiency)을 완전히 상실하는 것이 전반적인 기능 상태의 저하를 나타내는 첫 신호일 경우가 종종 있다. 지역사회에 거주하는 노인의 17~30%가 IADL 문제를 가지고 있는데, 이 비율은 노인주택(elderly housing)에 사는 노인의 경우에는 50%, 홈케어 서비스를 받고 있는 경우에는 95%로 증가한다. 거의 모든 일상생활활동(이하 ADL)을 독립적으로 수행하지만 목욕하기처럼 초기에 손실되는 ADL에 도움이 필요한 평가대상자는 대부분(약 98%) IADL 문제 또한 가지고 있다.

IADL을 독립적으로 수행하려는 관심과 능력을 갖춘 평가대상자라면, 중재가 효과를 볼 가능성이 더욱 크다.

케어의 전반적 목표

- 평가대상자의 능력에 비해 낮은 기능 상태를 유지하고 있다면, 현재의 IADL 자립도 수준을 가능한 한 오래 유지하면서 수행 상태를 향상시키도록 함
- 기능 상태에 영향을 미치는 최근의 급성적인 문제, 만성질환, 증상(예: 통증)이 있는지 모니터링함
- 투약 상태를 검토하고 모니터링함
- 의욕(motivation)과 기분(mood)이 기능 상태에 미치는 영향에 대해 평가함
- 신체 활동과 운동의 중요성에 대해 평가대상자와 상담하고, 자가 관리(self-management)에 대해 교육함
- 능력에 비해 낮은 기능 수행 상태를 보이는 평가대상자와 특히 최근(예: 지난 3개월)에 악화된 평가대상자는 기능 상태의 수준에 따라 지역사회 프로그램, 운동 상담, 특별 물리치료나 작업치료 서비스에 의뢰함
- IADL 수행의 책임을 지고 지속하는 데에 관심이 없는 평가대상자와는 대안적 주거 환경에 대해 의견을 나눔

도구적 일상생활활동 CAP Trigger

도구적 일상생활활동(이하 IADL) CAP은 홈케어 서비스를 받거나, 지원주거시설에 거주하거나, 독립적으로 지역사회에 거주하고 있는 평가대상자에게 적용된다. 이 CAP의 목표는 IADL 수행 능력을 향상시킬 수 있는 잔존 능력이 있고, 이에 대한 관심이 있는 평가대상자들을 선정하는 것이다. 다음 네 가지의 주요 지표가 IADL CAP의 도출에 사용될 수 있다. 1) 평가대상자(최근에 기능 상태가 저하된 평

가대상자를 포함하여)는 상태가 향상될 수 있다고 믿어야 한다. 이러한 믿음은 또한 의욕(motivation)의 대리지표(proxy)로 간주될 수 있다. 2) 평가대상자는 IADL 수행 능력에 있어서 최소한 중간 정도의 의존(moderate dependency) 상태이어야 한다. 3) 옷입기와 같은 ADL을 통해 나타나는 기본적인 기능이 전적으로 의존 상태는 아니어야 한다. 4) 평가대상자는 어느 정도의 인지 기능을 갖고 있어야 한다.

개선 촉진 필요 그룹

이 그룹은 다음 네 가지 특징을 모두 나타내는 평가대상자를 포함한다.

- **향상이 가능함** — 다음의 네 가지 항목 중 한 가지 이상에 해당함
  - 평가대상자는 자신이 신체 기능을 더 잘 수행할 수 있다고 믿음
  - 평가자는 평가대상자가 신체 기능을 더 잘 수행할 수 있다고 믿음
  - 평가대상자가 현재 질병에서 회복될 긍정적인 전망을 가지고 있다고 판단됨 [주: interRAI integrated suite에는 없지만, 2.0 버전에는 있는 문항임]
  - ADL 상태가 악화되었음
- **IADL 수행이 어려움(능력)** — 식사 준비, 일상적인 가사일, 장보기, 교통수단 이용하기 항목의 어려움/능력 항목의 응답의 합이 총 3점 이상(새로운 interRAI suite에서는 7점 이상)
- **ADL 수행 상태** — ADL 위계척도(ADL Hierarchy Scale) 점수가 0, 1, 2, 3점으로, "독립적"부터 "초기 손실 ADL(early-loss ADL) 수행에 상당한 도움을 받음" 까지의 수준으로 나타남
- **인지 수행 상태** — 인지수행척도(CPS) 점수가 0, 1, 2점임("독립적"부터 "약간 저하"까지의 수준)

홈케어 서비스를 받는 평가대상자의 20%, 지역사회에 독립적으로 거주하는 노인의 2%가 이 그룹에 해당한다. 이 그룹에 속해 있으면서 홈케어 서비스를 받고 있는 평가대상자의 15%는 향후 90일 이내에 IADL을 조금 더 독립적으로 수행하게 될 것이다. 목표는 이 비율을 증가시키는 것이다.

도출되지 않은 그룹

그 외의 모든 평가대상자를 포함한다. 홈케어 서비스를 받는 평가대상자의 80%, 지역사회에 독립적으로 거주하는 노인의 98%가 이 그룹에 해당한다. 이 그룹 중 IADL 수행에 어려움이 있는 평가대상자는, 가족과 친구들이 제공하는 케어를 보완하는 서비스를 제공하는 정도가 적절하다.

도구적 일상생활활동 CAP 가이드라인

다음에 제시된 가이드라인은 IADL CAP이 도출된 평가대상자에게 적용될 수 있다. 왜냐하면 이들에게는 IADL을 보다 독립적으로 수행할 수 있는 능력이 남아 있기 때문이다.

IADL 수행 상태를 향상시키기 위한 접근

- 평가대상자 및 가족들과 대화를 통해 최근에 어떠한 변화가 있었는지 확인한다. 새로운 의학적 문제의 발생, 투여 약물 변경, 만성 문제의 재발은 기능 저하를 유발할 수 있다. 현재의 IADL 수행 상태가 위와 같은 문제가 일어나기 전보다 악화되었는지 파악한다. 그러할 경우

급성적인 문제가 해결되면 IADL 향상을 기대할 수 있으나, 이러한 문제가 제대로 다루어지지 않는다면, 상태가 더욱 악화될 수 있다.

- 모니터링 실시

급성적인 문제를 경험하거나, 만성 혹은 재발성 문제가 나타났는지 모니터링 최근에 낙상, 통증, 기분, 감염, 섬망, 투약, 영양 부족, 시력 문제가 있었는지 특별히 주의를 기울인다.

- **낙상** — 낙상 과거력은 대개 균형, 기립성 어지럼증, 근육 강화, 기력 저하, 지나치게 조심스러운 움직임, 관절 운동 범위 저하(예: 굽히기, 펴기) 등의 문제를 다루는 프로그램을 받는 계기가 된다. 그러므로 만약 "낙상 CAP"이 도출되었다면, 이같은 문제들과 관련하여 평가대상자에게 도움이 될 만한 중재들을 찾아본다. [낙상 CAP 참고]
- **통증** — 지역사회에 독립적으로 거주하는 노인의 1/3에서 1/2 정도가 통증을 경험한다. 통증 CAP이 도출되었을 때 적절한 케어를 제공한다면, 통증 수준을 경감시킬 수 있다. 그러므로 만약 통증 CAP이 도출되었다면, 통증이 조절되면서 IADL의 개선이 있는지 알아 본다. [통증 CAP 참고]
- **기분** — 우울은 IADL 수행 상태에 영향을 미칠 수 있는데, 우울한 상태와 종종 연관이 있는 활동 저하와 피곤 때문이다. [기분 CAP 참고] 그러나 반대의 경우도 있을 수 있음을 생각해야 한다. 즉, IADL 수행 능력의 저하가 기분 문제를 악화시키고 안녕감을 저하시킬 수도 있다. 마찬가지로, 반대로 IADL 수행 증진이 기분 상태에 긍정적인 영향을 미칠 수도 있다.
- **감염 또는 기타 급성 문제**는 그 이차적 결과인 활동 저하와 피곤으로 인해 IADL 수행 상태에 영향을 미칠 수 있다.
- **섬망**은 보통 일상의 과업을 수행할 수 없게 하므로, IADL 수행에 영향을 미칠 수 있다. [섬망 CAP 참고]
- **투약** — 항불안제, 항정신병제, 항우울제, 수면제와 같은 약물의 부작용으로 인해 IADL 저하가 나타날 수도 있다. 어지러움, 저혈압, 실신(syncope), 균형 문제, 보행 장애, 낙상을 유발할 수 있는 다른 약물들에 대해서도 고려한다. 약물 불순응(medication noncompliance)과 약물 중단도 IADL 저하를 가져올 수 있다. 어떤 약물이 이러한 IADL 문제의 원인인지 알아보기 위해 "투약 CAP"의 결과를 검토한다.
- **영양 상태 관찰** — 최근에 체중이 저하되었거나 기준 체질량지수(BMI)보다 낮아졌을 경우 영양 상태를 관찰한다. [영양 부족 CAP 참고]
- **시력** — 시력 문제나 시력 저하는 IADL 수행에 심각한 영향을 미칠 수 있다. 시력 손상이 있더라도, IADL 수행 상태를 증진시키기 위해 재활 케어와 보조 기구를 이용할 수 있다.

강점 파악 인지 능력의 상태가 좋고, 특히 개선 의지를 가진 평가대상자들이 IADL 저하에 대처하는 프로그램을 개발하고 지속하는 일을 가장 잘할 수 있다. 재정 상태가 좋은 평가대상자들은 물리치료와 재활치료 서비스를 이용하거나, 운동 프로그램에 참여하거나, 보조 도구를 구입하는 데에 있어서 더 많은 선택의 여지를 가질 것이다. 또한 지지적인 가족이나 친구는 평가대상자를 격려해 주고, 같이 참여하고, 도움을 제공함으로써 긍정적인 역할을 할 수 있다.

기능 문제에 대처 IADL 향상이 관찰된 평가대상자의 1/2은 보다 기본적인 ADL 기능, 인지 기능, 의사소통 능력의 향상 또한 경험했다. [일상생활활동 CAP, 인지 기능 손상 CAP, 의사소통 CAP 참고] 이 세 가지 영역의 CAP은 평가대상자의 수행 능력을 향상시키는 데에 유용한 정보를 제공한다. IADL 관점에서의 핵심은 이러한 세 가지 영역에서의 기능 향상을 IADL의 기능 향상 잠재성과 의식적으로 연결짓는 것이다. 예를 들어, 평가자가 ADL 기능이 향상되었다고 기록했다면, 평가대상자에게 ADL 향상으로 인해 IADL 활동도 더 자립적으로 되었는지 물어본다. 사실 대답은 "예"일 것이다. 평가대상자에게 기본적인 IADL 활동(예: 요리할 때 재료를 배합하고, 재료를 섞거나 상을 차리는 일)에 조금 더 참여할 수 있는 기회를 제공한다.

종종, ADL 케어 계획은 IADL의 향상을 낳을 수 있는 프로그램 제공을 위한 일차적인 전략이 될 것이다. 만약 근본적인 문제가 신체 활동 수행에 있다면 균형, 체력, 지구력을 향상시키기 위한 전략을 위해 "일상생활활동 CAP"이나 "낙상 CAP"을 검토한다. 운동 프로그램은 평가대상자의 기능 수준에 따라, 집에서 혼자 또는 지역사회 센터, 모임에서 이루어질 수 있다. 아니면, 이러한 문제들을 다루기 위해서는 물리치료사가 제공하는 공식적인 전문 프로그램이 필요할 수도 있다.

- **평가대상자의 상세한 활동 수준과 IADL 참여를 증가시킬 수 있는 기회를 평가하기** 만약 평가대상자가 IADL 제한이 있다면, 한 가지 활동을 일련의 세부 활동으로 나누어 본다. 예를 들어, 식사 준비는 냉장고에서 음식 꺼내 오기, 개별 재료 준비, 필요에 따라 재료를 배합하기, 조리하기, 식사 제공하기로 나눌 수 있다. 평가대상자가 더 자신 있게 이러한 활동을 수행할 수 있을 때까지 각각의 개별 단계에 참여하도록 격려한다. 보다 근본적인 문제가 근력, 균형, 조정, 인지 또는 조직 능력에 있는지를 확인하기 위해 어떤 활동을 어려워하는지를 관찰해야 한다. 이러한 분석을 통해, 보조적인 도구나 환경 개선이 필요한 구체적인 IADL 영역이 있는지 알아본다. 이러한 부분에는 기술 재훈련(skills retraining)이 도움이 될 수도 있고 [일상생활활동 CAP 참고], 기회가 주어진다면 평가대상자가 참여할 수도 있다. 작업치료사는 분석하고 적절한 조언을 제공하는 데에 도움이 될 수도 있다.
- **평가대상자의 지식과 기술에 대해 평가하기** 때때로 IADL 문제는 이전에 배우자 등 다른 사람이 담당해 주었던 활동에 대한 기술이나 지식의 부족과 관계가 있다. 예를 들어, 사별하거나 이혼한 남성이 전에 전혀 혹은 거의 해 본 적이 없는 집안일, 요리, 장보기와 같은 필수적인 활동을 해야 하는 경우이다. 또는 여성 노인이 정원을 돌보기나 재정을 관리(공과금 납부, 가계 운영) 해야 하는 경우도 마찬가지이다. 이러한 상황에서, 평가는 평가대상자가 더 독립적으로 IADL을 수행하기 위해 새로운 기술을 배우고자 하는 평가대상자의 의지와 능력에 초점을 맞추도록 한다. 수행할 수 있는 능력이 있다고 가정하고, 실습 일정을 짠다. 예를 들어, 평가대상자를 시장에 데리고 나가거나 평가대상자와 함께 앉아서 가계부 정리를 한다.
- **만성적인 상태를 자가관리할 수 있는 지식과 기술을 향상시키는 것 또한 중요함** 이는 특히 악화되거나 재발 가능성이 있는 상태일 때 더욱 중요하다. 참여할만한 자가관리 프로그램이 지역에 있는지 확인한다.
- **IADL 자가 수행을 향상시키기 위한 기회를 찾기** 비공식 돌봄제공자들은 평가대상자가 시간만 충분하다면 스스로 할 수 있거나 최소한의 도움으로 가능한 IADL 활동들에 대해서도 자신이 도와주어야 한다고 느끼곤 한다. 평가대상자가 IADL 활동을 수행할 수 있음을 보일 경우, 자신의 능력 범위 내에서 수행하도록 하고, 능력을 향상시킬 수 있도록 하는 것은 중요하다. 평가대상자의 강점에서부터 시작해야 한다.

- **의욕(motivation)** 의욕(motivation)은 중요한 강점이다. 의욕적이고, 향상될 가능성이 있다고 믿는 평가대상자는 실제 수행 상태가 향상될 가능성이 높다. 또한 인지 기능 상태가 더 나은 평가대상자가 활동 프로그램에 더 쉽게 참여할 수 있다. 모든 평가대상자가 이전에 참여하던 IADL 수준을 유지하려는 의욕을 가지고 있는 것은 아니다. 과거에는 이러한 활동을 더 많이 수행했지만, 지금은 힘들어서 도움을 받고 있을 수도 있다. 도움을 받고 있는 평가대상자도 IADL 상태를 평가하는 것은 중요하다. 평가대상자가 현재 받고 있는 것보다 더 많은 도움이 필요한 경우가 많다. 어떤 평가대상자들은 훈련이나 서비스가 필요할 수도 있고, 어떤 평가대상자들은 상담이나 격려가 필요할 수도 있다. 가족이나 친구들이 IADL을 도와주거나 동행해 주고 자신감을 북돋아 줄 수도 있다. 그러나 성급하게 미리 대신해 주지는 (즉, 평가대상자가 이전에 수행하던 IADL 활동을 대신해 주는 것) 말아야 한다. "평가대상자 대신해 주기"는 종종 좋지 않은 케어 접근법이다. 평가대상자의 적극적인 참여가 주는 이득에 대해 가족을 교육하는 것은 중요하다.

인지훈련 프로그램 추론(reasoning), 의사 결정, 기억, 시각 처리(visual processing)를 돕는 공식적인 프로그램은 IADL 수행 저하를 감소시키는 데에 효과가 있음이 보고되었다. [인지 기능 손상 CAP 참고]

대안적 방법(preference alternatives) 만약 평가대상자가 본인이 IADL을 수행하는 것에 대해 관심을 잃었거나 원래부터 관심이 전혀 없었다면, 다른 방법을 찾아본다. 이러한 상태는 이전에 요리, 청소, 정원 관리를 전적으로 책임지던 배우자가 사망하고 난 후에 종종 발생한다.

- 특히 평가대상자가 더 이상 IADL을 수행하지 않거나, 활동이 저하되었다면, 신체 활동과 운동의 중요성에 대한 상담을 시작한다. [신체 활동 증진 CAP 참고]
- 비공식적 도움이나 공식적(유료) 도움을 받을 수 있는 대안을 찾아본다.
- 식사 준비와 가사일 서비스를 제공해 주는 지속적 케어 은퇴자 공동체(continuing care retirement community), 노인 거주지(senior's residence), 지원주거(assisted living) 시설과 같은 대안적인 거주 장소로의 이사에 대해 논의를 시작한다.
- 만약 이러한 이사를 고려한다면, 가능한 대안 거주지들 각각에 대해 꼭 알아보아야 할 점들을 제시해 준다. 예를 들어, 다른 활동이나 운동 프로그램(예: 체력강화 기구, 댄스 수업, 아쿠아틱스, 걷기 그룹)의 종류와 이용 가능성에 대해 확인한다. 평가대상자가 예전에 즐겼거나, 지금 즐기고 있거나, 시도할만한 흥미가 있는 활동이 가능한지에 대해 알아보는 것이 가장 이상적이다.
- 화투, 장기, 바둑 등과 같이 인지 기능을 자극하는 활동에 참여하는 것에 대해 평가대상자와 상담한다. 이러한 능력은 재정 관리, 투약 관리와 같은 IADL 유지에 도움이 된다.
- 평가대상자를 만성질환 자가관리 프로그램에 의뢰하여, 자신의 상태 변화에 대해 적응하고, 악화나 재발 혹은 다른 급성적인 문제로부터의 회복을 제대로 준비할 수 있도록 한다.

추가 자료

Elzen H, Slaets JP, Snijders TA, Steverink N. 2007. Evaluation of the chronic disease self-management program (CDSMP) among chronically ill older people in the Netherlands. *Soc Sci Med.* 64(9): 1832–41. Epub 2007, March 13.

Fujita K, Fujiwara Y, Chaves PH, Motohashi Y, Shinkai S. 2006. Frequency of going outdoors as a good predictor for incident disability of physical function as well as disability recovery in community-dwelling older adults in rural Japan. *J Epidemiology* 16(6): 261–70.

Graff MJL, Vernooij-Dassen MJM, Thijssen M, Decker J, Hoefnagels WHL, Rikkert MGMO. 2006. Community based occupational therapy for patients with dementia and their caregivers: Randomized controlled trial. *BMJ* 333: 1196.

Tinetti ME, Allore H, Araujo KL, Seeman T. 2005. Modifiable impairments predict progressive disability among older persons. *Journal of Aging Health* 17(2): 239–56.

Williams CS, Tinetti ME, Kasl SV, Peduzzi PN. 2006. The role of pain in the recovery of instrumental and social functioning after hip fracture. *Journal of Aging Health* 18(5): 743–62.

Willis SL, Tennstedt SL, Marsiske M, Ball K, Elias J, Koepke KM, Morris JN, Rebok GW, Unverzagt FW, Stoddard AM, Wright E. 2006. ACTIVE study group: Long-term effects of cognitive training on everyday functional outcomes in older adults. *JAMA* 296(23): 2805–14.

저자

John N. Morris, PhD, MSW
Katherine Berg, PhD, PT
Catherine Hawes, PhD
Brant E. Fries, PhD

Section 3

일상생활활동 CAP

3

문제

일상생활활동(이하 ADL) CAP은 옷입기, 개인 위생, 걷기, 이동하기, 화장실 사용하기, 침상에서 자세 변경, 식사하기와 같은 기본적인 일상생활활동을 수행하는 평가대상자의 자립도에 대해 다룬다.

평가대상자의 ADL 수행 자립도 감소는 다양한 종류의 문제를 가져온다. 실금, 의사소통 저하, 인지 기능 상실, 사회적 고립, 우울, 낙상, 압박성 궤양의 증가 등이 이에 해당한다. 지역사회에 거주하는 평가대상자들에게 독립적인 ADL 수행 저하는 평가대상자가 조금 더 감독이 필요한 곳(예: 다른 사람과 함께 거주, 지원주거시설이나 장기요양시설)으로 이동하게 하는 중요한 촉진 요인이며, 평가대상자의 공식적 지원 서비스 이용 증가를 가져올 수 있다.

많은 상태가 평가대상자의 ADL 독립성에 영향을 미칠 수 있다. 중요성이 큰 요인들 중에는 인지 상태 저하, 만성질환의 발생 및 재발 또는 악화(예: 우울), 급성적인 문제(예: 뇌졸중)나 건강 문제(예: 고관절 골절)의 발현, 부적절한 약물 사용 등이 있다.

이런 유형(특히, 진행 중인 치매)의 새로운 질환은 ADL 수행 자립도의 만성적인 저하를 야기할 수 있지만, 종종 ADL 자기 수행을 격려하는 계획을 실천하면 기능 저하를 늦추거나 오히려 기능을 향상시킬 수도 있다.

케어의 전반적 목표

- 가능한 한 오랫동안 현재의 ADL 자립도 수준을 유지하기
- 문제가 될 가능성이 있으나 개선될 수 있는 급성적인 문제 혹은 질환을 관찰하기
- 최근에 발생한 급성적인 문제 혹은 질환으로 인한, 개선될 수 있는 기능 저하를 회복시키기
- 새로운 급성적인 문제 발생이나 만성 상태의 악화와 관련된, 개선될 수 있는 추가적인 기능 상태 저하를 예방하기
- 평가대상자가 능력보다 낮은 기능 상태를 보인다면, 수행 상태를 향상시키기
- 평가대상자의 능력과 자기 수행 정도 사이의 격차를 기초로, 특정한 ADL 수행에 집중하여, 각 ADL을 향상시키기 위한 중재를 수행하기
- 현재 ADL 기능이 3개월 전보다 악화되었거나, 능력보다 낮은 수행 상태를 보이는 평가대상자들을 물리치료나 작업치료 서비스에 의뢰하는 것을 고려하기

일상생활활동 CAP은 이미 약간의 ADL 기능 저하가 있는 평가대상자들의 기능 상태를 향상시키거나, 피할 수 있는 기능 저하를 예방하는 데에 있다. 일상생활활동 CAP은 지역사회에 독립적으로 거주하는 노인, 홈케어 서비스를 받고 있는 평가대상자, 지원주거시설과 장기요양시설(장기 거주 평가대상자)에 거주하는 평가대상자들에게 적용된다. 다음에 제시되는 규칙은 개별화된 추후 관리를 위해 두 가지 종류의 그룹을 구분하게 해 준다. 두 그룹의 주요한 차이점은 초기 평가 시에 평가대상자가 급변(fluctuating)하는 기능 상태였는지 아닌지이다. 이는 종종 평가대상자가 최근에 급성적인 문제가 있었음을 나타낸다.

개선 촉진 필요 그룹

이 그룹은 다음에 나열된 네 가지의 특징들을 모두 지니고 있는 평가대상자들을 포함한다.

- 적어도 약간의 ADL 도움을 받고 있다(그러나 모든 ADL 항목에서 전적인 도움은 아님).
- 적어도 최소한의 인지 기능은 남아 있다[인지수행척도(CPS) 점수가 6점 미만임].
- 급박한 사망의 위험은 없다.
- 최근에 급성적인 문제를 경험하였거나 불안정한 기능 상태인 평가대상자임을 나타내는 다음과 같은 특징을 두 가지 이상 가지고 있다.
    - 급성적인 문제 또는 만성적인 상태의 악화를 경험
    - 섬망
    - 인지 기능의 변화(개선 또는 악화)
    - 폐렴
    - 낙상
    - 고관절 골절
    - 물리치료를 받음
    - 최근 병원 입원
    - ADL의 변화(개선 또는 악화)
    - 케어 니즈의 변화(서비스 필요의 증가 또는 감소)

장기요양시설에 거주하는 평가대상자의 20%, 홈케어 서비스를 받는 평가대상자의 20%, 지역사회에 독립적으로 거주하는 노인의 1% 미만이 이 그룹에 해당한다. 장기요양시설에 거주하면서 이 그룹에 속한 평가대상자의 33%, 홈케어 서비스를 받으면서 이 그룹에 속한 평가대상자의 21%는 향후 90일 이내에 개선될 것이다. 그러나 동시에, 이 그룹에 속한 평가대상자들은 불안정한 상태이다. 장기요양시설에서는 33%의 평가대상자가, 홈케어 서비스를 받는 평가대상자의 약 20%가 향후 90일 이내에 기능 상태가 악화될 것이다.

케어의 원칙

우선 새로 발생한 급성적인 문제를 관리하고, 평가대상자를 급성적인 문제 이전의 기능 상태 수준으로 돌아갈 수 있도록 한다. 둘째로, 평가대상자가 ADL 저하의 악순환을 경험하지 않도록 한다. 급성적인 건강 문제를 경험하는 평가대상자 중 70%가 최근에 ADL 상태가 저하되었거나, 향후 90일 동안에 기능 상태가 악화될 위험이 높아져 있다. 급성적인 문제로 ADL 저하를 경험한 평가대상자의 경우, 급성적인 문제를 해결하는 것이 평가대상자를 문제 이전의 기능 상태로 돌아갈 수 있게 하는 핵심 과정이다. 급성적인 문제가 완화되면, 최대한 기능 상태를 원래 상태로 되돌릴 수 있도록 노력한다.

모든 급성적인 상태와 관련한 ADL 저하가 예방될 수 있는 것은 아님을 알아야 한다. 좋은 ADL 자가관리 프로그램을 적용하더라도, 최근에 급성적인 문제를 경험한 평가대상자의 20% 정도는 ADL 상태가 악화된다. 그러나 급성적인 문제의 해결과 ADL 상태의 회복은 모든 경우에서 케어의 적절한 목표가 된다.

악화 방지 필요 그룹

이 그룹은 다음에 나열된 네 가지의 특징을 모두 지니고 있는 평가대상자를 포함한다.

- 적어도 약간의 ADL 도움을 받고 있다(그러나 모든 ADL 항목에서 전적인 도움은 아님).
- 적어도 최소한의 인지 기능은 남아 있다[인지수행척도(CPS) 점수가 6점 미만임].
- 급박한 사망의 위험은 없다.
- "개선 촉진 필요 그룹" 밑에 나열된 지표 중 **하나도 해당되지 않거나 단 한 가지**만 가지고 있다. 이는 최근에 한 번 이상 급성적인 문제를 경험하지 않았으며, 불안정한 기능 상태를 보이지 않았음을 의미한다.

장기요양시설에 거주하는 평가대상자의 60%, 홈케어 서비스를 받는 평가대상자의 15%, 지역사회에 독립적으로 거주하는 노인의 1% 미만이 이 그룹에 해당된다. 장기요양시설에 거주하면서 이 그룹에 속한 평가대상자의 33%가 향후 90일 이내에 개선될 것이나, 32%는 악화될 것이다. 홈케어 서비스를 받으면서 이 그룹에 속한 평가대상자 중 12%는 개선되지만, 20%는 악화된다.

케어의 원칙

다음과 같은 두 단계 전략이 권장된다.

- 평가대상자가 최근의 ADL 자립도 수준을 유지하도록 돕기 위한 케어 계획을 수립한다.
- ADL 저하를 유발할 수 있는 급성적인 건강 문제의 발생이나 새로운 약물 사용을 감시하고 (예: 섬망, 인지 상태 변화, 폐렴, 새로운 병원 입원), 최대한 초기에 이를 치료하도록 한다. 새로운 급성적인 문제의 발생은 향후 몇 개월 이내에 기능 상태를 감소시키는 주요 요인이 될 것이다.

도출되지 않은 그룹

이 그룹에는 케어의 전반적인 목표가 기능 회복도 아니고 기능 악화 예방을 유지하는 것도 아닌 모든 평가대상자가 포함된다. 이 그룹은 주로 아래 **세 가지의 하위 그룹**으로 구분된다.

- 첫 번째 그룹은 옷입기나 개인 위생과 같은 초기 손상 ADL 활동도 독립적으로 수행하는 평가대상자들이다(위의 두 그룹에 도출되지 않으면서 홈케어 서비스를 받거나 지역사회에서 독립적으로 거주하는 대부분의 평가대상자들이 포함된다).
- 두 번째 그룹은 잔존하는 기능적인 또는 인지적인 능력이 없는 평가대상자들이다(CPS 점수 6점).

- 세 번째 그룹은 급박한 사망의 위험이 있는 평가대상자들이다.

장기요양시설에 거주하는 평가대상자 중 일상생활활동 CAP이 도출되지 않은 평가대상자들은 대부분 위의 세 그룹 중 마지막 2개의 하위 그룹에 포함된다.

장기요양시설에 거주하는 평가대상자의 20%, 홈케어 서비스를 받는 평가대상자의 65%, 지역사회에 독립적으로 거주하는 노인의 99%가 여기에 해당된다. 장기요양시설에 거주하면서 이 그룹에 속한 평가대상자의 25%는 향후 90일 이내에 개선될 것이나, 12%는 악화될 것이다. 홈케어를 받으면서 이 그룹에 속한 평가대상자의 14%가 개선되나, 14%는 악화된다.

- 기능 회복이나 유지가 불가능한 ADL 저하 평가대상자에게는 적절한 ADL 모니터링과 유지를 위한 케어가 반드시 제공되어야 한다.

일상생활활동 CAP 가이드라인

일상생활활동 CAP이 도출된 평가대상자 중 일부는 대부분의 서비스 프로그램들을 성공적으로 제공받고 있으나 일부는 그렇지 못하며, 때로는 효과를 얻지 못할 사람들에게 서비스가 제공되기도 한다. ADL 검토를 통해, 많은 수의 적합한 평가대상자들이 ADL 개선 또는 유지를 위한 케어를 받을 수 있고, 불필요한 기능 저하를 예방할 수 있을 것이다. 이러한 접근은 집중적인 평가, 모니터링, 중재를 통해 최고의 효과를 볼 수 있는 평가대상자들을 주요 대상으로 한다. 어떠한 프로그램 환경에서도 케어는 적합하게 수행될 수 있다. 케어 계획과 지속적인 모니터링을 통해 어떤 평가대상자에게는 집중적인 중재를 제공하고 어떤 평가대상자에게는 덜 집중적인 중재를 제공할 것인지 결정할 수 있을 것이다.

ADL 수행 향상을 위한 접근

- 평가대상자, 가족, 돌봄제공자에게 새로운 급성 문제가 있었는지 물어본다. 새롭게 발생한 의료적, 약물적, 정형외과적(orthopedic), 시력 문제는 기능 저하를 가속화 시킬 수 있다. 그러한 상태가 발생하고 난 후 ADL 기능 저하가 뒤따르는지를 살펴보아야 한다. 만약 그렇다면, 급성적인 문제가 해결된 후 기능 상태의 호전을 기대할 수 있으나 ADL 문제에 대해 주의를 기울이지 않는다면, 추가적인 저하가 발생할 수 있다. 그러므로 임상적인 변화와 이에 따르는 기능 저하에 대해 기록된 정보를 바탕으로, 의사에게 의뢰하는 것이 필요하다.
- 다음의 목적을 위해 모니터링 프로그램을 실시한다.
  - 가족과 돌봄제공자에게 평가대상자의 기능 저하를 유발할 수 있는 중요한 급성적인 문제들(예: 섬망, 폐렴, 낙상, 고관절 골절)의 발생을 관찰해야 하는 필요성에 대해 교육한다. 이러한 증상들이 관찰된다면, 평가대상자를 의사에게 의뢰하여야 한다.
  - 가족과 돌봄제공자에게 기능 저하를 유발할 수 있는 만성질환, 특히 백내장, 고관절이나 무릎의 골관절염과 같이 치료 가능한 만성질환의 진행 여부를 관찰해야 하는 필요성에 대해 교육한다.
  - 기능 저하를 유발하는 약물을 부적절하게 사용하고 있는지 모니터링한다(새롭게 투약을 시작한 약물을 비롯하여 중단한 약물도 포함).
  - 최근 병원에서 퇴원한 이후 ADL 기능 저하나 활동 수준 감소가 있는지 확인한다.

- 섬망증상이 있다면, "섬망 CAP"의 가이드라인에 있는 케어를 제공한다. 이를 위해 섬망을 유발시키거나 기능을 저해할 수 있는 약물이 있는지 파악한다.
- 어지러움, 낙상, 최근에 고관절 골절이 있다면, "낙상 CAP"을 참고한다.
- 만약 최근 평가대상자의 기능 상태가 저하되었거나, 능력보다 낮은 기능 상태를 보인다면, 가능하면 물리치료사나 작업치료사에게 의뢰하도록 한다. 이러한 평가대상자들은 물리치료나 작업치료를 받으면 그러한 케어를 받지 않는 평가대상자들과 비교하여 향후 90일 이내에 거의 두 배에 가까운 개선율을 나타낸다.
- 의사를 비롯한 다학제 간 팀 구성원은 근저에 놓인 의학적 문제를 사정하고 치료해야 한다.
- 부적절한 영양 상태의 증상이 있다면, 영양 공급관련 중재를 실시한다. [영양 부족 CAP 참고]
- 부적절한 통증 관리의 증상이 있다면, 통증 관리 전략에 대해 검토한다. [통증 CAP 참고]

기능 향상 가능 여부에 대한 직원과 평가대상자의 관점을 묻는 interRAI 평가 문항 2개를 검토한다. 평가대상자와 직원이 기능 향상이 가능하다고 믿을 때, 기능 수행 향상의 가능성은 커지고 ADL 저하는 감소할 수 있다. 이 문항들은 평가자가 평가대상자를 위한 케어와 서비스를 어떻게 계획하고 수행할지에 대해 도움이 된다.

만성적인 인지 기능 저하가 있는지 살펴본다. 인지 기능 저하는 평가대상자의 잠재적인 ADL 개선에 영향을 미치고, 기능 저하를 줄이는 것을 어렵게 한다. interRAI 평가 도구의 인지 수행 문항들은 평가대상자의 ADL 향상을 위한 기능 상태 및 잠재성을 평가하는 데에 유용하다. 특히 인지수행척도(CPS)에 사용되는 문항들은 CPS 점수가 계산되지 않더라도, 평가자의 판단에 도움이 될 수 있다. 해당되는 문항들로는 단기기억, 의사 결정, 자신을 이해시키는 능력 등이 있다. [**주**: CPS 산출을 위한 주요 interRAI 척도들의 점수 산출 방법을 참고한다. CPS 점수는 소프트웨어 시스템이 있어야만 산출 가능하다.]

- 인지 기능이 매우 심각하게 저하된 평가대상자(CPS 점수 6점)는 기능 향상에 도움이 될 수 있는 인지 기능이 거의 남아 있지 않으므로, 일상생활활동 CAP이 도출되지 않는다.
- CPS 점수가 6점 미만인 평가대상자는 ADL 수행 상태가 종종 개선될 수 있거나 적어도 유지는 될 수 있으므로, 일상생활수행 CAP이 도출된다.
- 중간 정도의 인지 기능 저하가 있는 평가대상자나 전혀 인지 기능 저하가 없는 평가대상자(CPS 점수 0, 1, 2점)는 ADL을 증진시킬 수 있는 최대한의 능력을 가지고 있다.
- 중간에서 심각한 정도 사이의 인지 기능 저하가 있는 평가대상자(CPS 점수 3, 4, 5점)는 매우 조직화된 ADL 케어 계획이 필요하다.

추가적인 기능 저하를 예방하기 위해 중재를 위한 목표 ADL을 선택하고, 자기 수행 상태와 수행 능력을 비교하여 독립성을 증진시킨다. ADL 저하는 일정한 단계적인 패턴을 따라 일어난다. 보통 평가대상자는 처음에 소위 "초기 손실(early-loss)" ADL이라고 불리는 항목[예: 목욕하기, 옷입기, 개인 위생]에서 도움을 필요로 하게되고, 이후 "중기 손실(middle-loss)" ADL[예: 걷기, 이동하기(transfer), 화장실 사용하기]을, 마지막으로는 "후기 손실(late-loss)" ADL[예: 식사하기, 침상에서의 움직임(bed mobility)]에 도움을 필요로 하게 된다.

- ADL 자가 수행 상태의 유지 또는 개선을 돕기 위해 평가대상자, 가족, 돌봄제공자는 검토 및 잠재적 향상을 위한 특정 ADL 영역을 선택할 수 있다. 예를 들어,
  - 완전히 독립적으로 걷는 것이 가능한 평가대상자는 "초기 저하" ADL(주로 옷입기)에 초점을 둔다.
  - 아직 걸을 수 있긴 하지만, 전적으로 독립적이지 않은 평가대상자에게는 "걷기"에 초점을 둔다.
  - 걷는 데에 의존적인 평가대상자에게는 "후기 저하" ADL(주로 식사하기)에 관한 케어계획에 초점을 둔다. 예를 들어, 평가대상자가 아직도 고형식을 먹을 수 있다면, 스스로 식사할 수 있는 기회를 제공하고 격려한다. 만약 "영양 부족 CAP"이 도출된 평가대상자가 있다면, 해당 CAP의 지시를 따르도록 한다.
- 독립성을 증진시키기 위한 프로그램이 주력하고 있는 ADL 영역이 결정되었다면, 개선을 촉진하기 위한 적절한 접근법을 개발하기 위해 많은 방법을 고려할 수 있다.
  - 가능한 접근법 중 다소 공식적인 방법으로는, 치료사나 기관 내 운동 프로그램에 의뢰하는 것을 고려할 수 있다. 또한 목표 ADL 영역에 초점을 둔, 상황 기반 ADL 유지 및 재활 프로그램을 개발하는 것도 고려하도록 한다. 이러한 접근은 다음 영역에 상세히 기술되어 있다.
  - 가능한 접근법 중 덜 공식적인 방법으로는, 평가대상자와 주요 가족 구성원이 이러한 종류의 프로그램을 촉진시킬 수 있는 방법에 대해 교육을 받는 방법이 있다. 독립성을 향상시키는 것이 가능하다는 것을 설명하면서 시작한다. 적절한 수준의 기대 목표를 설정하는 것이 변화의 핵심이다. 그렇게 한 후, 평가대상자에게 다음에 기술된 공식적인 프로그램을 각자의 방식으로 따라 해 보도록 권유한다. 주요 요소들은 다음과 같다: 독립성을 증진시킬 수 있는 ADL 세부 활동을 선정, 평가대상자가 세부 활동을 수행할 수 있는 기회 제공, 성공 및 실패에 대한 관리, 성공 횟수를 증가시키기

상황에 기반을 둔(situation-based) ADL 유지 및 재활 접근의 예

- 특정 ADL 기능을 다루는 목표 프로그램의 개별 단계들을 구두로 지시하거나 귀띔한다(cue-ing).
- 필요하다면 도와주면서, 평가대상자가 각 활동 단계를 시작할 수 있는 기회를 제공한다.
- 평가대상자가 반응하는 몸짓이나 구두 신호를 사용한다.
- 평가대상자가 특정 활동에서 도움을 필요로 할 때, 그 활동을 세부적으로 나누고 전체 활동과 세부 활동 모두 향상될 수 있는 목표를 설정한다.
- ADL 활동을 수행할 때 모든 케어 전문가들과 가족들은 동일한 접근법을 사용하도록 한다.
- 적어도 한 달 동안은 이 접근법을 지속하도록 한다.
- 특정 활동 및 그 활동의 세부 활동들을 평가대상자가 어떻게 참여하는지 그 경과를 기록한다. 평가대상자가 그 활동을 어떻게 시작하는지, 시작할 때 귀띔이나 도움이 필요한지, 시작하기만 하면 그 활동을 끝마칠 수 있는지 등에 대한 변화 과정을 기록한다. 각 활동 및 그 활동의 세부 활동에 소요되는 시간을 기록하는 것은 진행 경과를 측정하는 데에 유용할 수 있다.
- 돌봄제공자, 평가대상자, 가족과 함께 개선점을 공유한다. 때때로 작은 상태 개선은 모든 사람의 눈에는 띄지 않을 수도 있다. 이런 개선이 잘 기록되면, 관여했던 모든 사람의 의욕을

높일 수 있다.

ADL 기능 저하의 결과 기능 저하는 또한 실금, 사회적 고립, 우울, 낙상, 사고, 압박성 궤양과 같은 새로운 문제 발생을 유발시킬 수 있다. 이러한 새로운 상태가 발생하는지 잘 살펴보고, ADL 기능이 개선됨에 따라, 이러한 영역에서도 개선이 동반되는지 확인한다.

저자

John N. Morris, PhD, MSW
Katherine Berg, PhD, PT
Jean-Claude Henrard, MD
Harriet Finne-Soveri, MD, PhD
Dinnus Frijters, PhD

Section 4

가정 환경 최적화 CAP

문제

가정 환경 최적화 CAP은 보통 환경적 위험을 중심으로 가정 환경에 초점을 둔다. 이는 전반적인 집안 기물의 손상, 불충분한 조명, 안전하지 않은 마룻바닥이나 양탄자, 부적절한 냉방, 결함 있는 가전제품들, 전반적으로 불결한 상태 등을 말한다. 이러한 검토는 안전, 낙상, 건강 상태, 기본적인 삶의 질과 같은 광범위한 문제들과 관련이 있다.

이러한 문제를 해결하는 것은 종종 어려운 일이다. 보통 정도의 수입으로 생활하는 평가대상자는 상황에 맞추어 어떤 선택을 내려야 할 수도 있다(예: 난방보다는 식료품 구입). 그러한 평가대상자는 이러한 문제를 다룰 수 있는 개인적·육체적·저정적 여유가 거의 없을 것이다. 이용 가능한 공공 지원 프로그램이나 서비스는 환경적인 문제를 바로잡는 데에 재정이 충분하지 않을 수 있고, 프로그램의 자격 기준이 지원대상자와 지원액 사용 방법을 제한할 수도 있다. 결국 가족들도 평가대상자를 위해 대안적인 환경을 제공해 주지 못하고, 대안 주택 또한 오래 기다려야 하거나 조건이 엄격하여 제한적으로 공급될 수도 있다.

여기에서의 환경 평가는 최소한 상대적으로 쉽게 고칠 수 있는 위험 요인들을 밝혀낸다. 거주지 개선 프로그램이 더욱 성공하기 위해서는, 평가대상자와 주 비공식 돌봄제공자가 의사 결정 과정에 포함되어야 한다. 어떤 경우 변화에 대한 권고를 받아들이는 것은 상당 시간이 걸리는 과정이다. 평가자는 평가대상자의 변화에 대한 저항(예: 문제에 대한 부정, 잠재적인 상실, 부끄러움 또는 불충분한 느낌)을 이해하는 것이 중요하다.

케어의 전반적 목표

- 평가대상자가 거주하는 환경의 안전을 향상시킴

가정 환경 최적화 CAP Trigger

가정 환경 최적화 CAP은 지역사회 내에서 문제가 될 만한 주거 환경에 살며, 신체, 정신적 상태가 복잡하거나, 이로 인해 좋지 않은 결과를 일으킬 위험이 큰 허약 노인들을 알려준다.

도출된 그룹 다음의 **두 가지 상태에 모두** 해당되어야 함

- 가정 환경에 **다음 중 한 가지 이상**을 가지고 있다.
  - 조명 문제

    - 마룻바닥이나 카펫 문제
    - 욕실이나 화장실 문제
    - 부엌 문제
    - 냉난방 문제
    - 집의 상당한 파손
    - 불결한 환경
- 평가대상자는 허약을 나타내는 **다음의 증상 중 두 가지 이상**을 가지고 있다.
    - 계단을 오를 수 없음
    - 지난 3일 동안 신체 활동을 한 시간이 2시간 미만임
    - 불안정한 걸음걸이
    - 좋지 않은 건강 상태(poor health)
    - 평가대상자를 불안정하게 하는 질병이나 상태
    - 집을 드나드는 것이 어려움
    - 집 안에서 방을 드나드는 것이 어려움
    - 우울측정척도(Depression Rating Scale, DRS)가 3점 이상임
    - 다음의 세 가지 정신과적 증상(환각, 망상, 부적절한 사고) 중 한 가지 이상이 있음

홈케어 서비스를 받는 평가대상자의 15%, 지역사회에서 독립적으로 거주하고 있는 노인의 2%가 이 그룹에 해당된다. 이 그룹에 포함된 평가대상자 중, 약 절반 정도는 마룻바닥과 욕실의 문제가 있을 것이고, 1/4 이하는 다른 영역에 문제가 있을 것이다.

도출되지 않은 그룹

그 외의 평가대상자. 홈케어 서비스를 받는 평가대상자의 85% 정도가 이 그룹에 포함된다.

가정 환경 최적화 CAP 가이드라인

가정 환경 최적화 CAP에 포함된 모든 환경 상태가 즉각적인 중재를 필요로 하는 것은 아니다. 일부 상태는 명백한 위험 상태임(예: 추운 날씨에 난방이 없음)을 나타내지만 어떤 상태는 약간의 위험만을 나타내거나 평가대상자의 기능에 최소한의 영향을 미치는 것(예: 휠체어의 이동을 제한하는 높은 문턱이나 물건들이 과도하게 쌓여 있는 불결한 상태)일 수도 있다. 따라서 다음과 같은 접근이 적절하다.

냉난방 집 안에서 적절한 온도를 유지하지 못하면 평가대상자에게 저체온이나 고체온의 위험을 유발할 수 있다. 이러한 위험이 있으면, 이를 바로잡기 위한 즉각적인 조치가 필요하다.

- 평가대상자의 의학적 상태나 허약함 때문에 집 안의 온도 감지 능력이 지장을 받는가?
- 평가대상자는 온도조절장치(thermostat) 조절과 같은 기본적인 활동을 어렵게 하는 상태를 겪고 있는가?: 우울(예: DRS 3점 이상), 심각한 영양실조(영양 부족 CAP 도출), 매일 과도한 음주 [흡연과 음주 CAP 참고]
- 이러한 문제가 경제적인 문제로 인해 악화되었는가? 그렇다면, 해결책이 있는가?

- 지역사회에 저소득층 주택소유자(homeowners)나 세입자(renters)를 위한 연료 보조, 단열재 사용(weatherization), 주택 개조 프로그램 등이 있는가?
- 평가대상자에게 냉/난방을 조절하거나 집안 시설물을 구비하는 데에 경제적인 도움을 줄 수 있는 친척이 있는가?
- 평가대상자는 부적절한 의사 결정(예: 술 사는 데에 돈을 쓰는 것)을 하거나 평상시에 자신의 재정을 관리할 수 없는가? 돌봄제공자, 친척, 친구들이 조금 더 적절한 예산을 계획하는 데에 조언이나 도움을 줄 수 있다.

조명 고장 난 전구 교체, 전구 밝기 증가, 야간 전등 설치, 추가 전등 공급 등과 같은 단순한 수리로 충분할 때가 종종 있다.

바닥과 카펫 일부 쉬운 전략들로 다음과 같은 것들이 고려될 수 있다.

- 소형 양탄자(scatter rugs)를 사용하지 않는다.
- 양탄자는 바닥에 양면테이프로 고정시킨다.
- 욕실에서는 미끄럼 방지 매트를 사용한다.
- 헐거워진 바닥, 바닥이나 카펫에 있는 구멍을 수선한다. 만약 평가대상자가 수선에 필요한 돈이 없다면, 도움을 줄 수 있는 사람들(예: 지역사회 자원봉사 그룹, 친척, 교회 구성원)을 알아본다.
- 이동 관련 문제가 있는 평가대상자들은 공간, 문과 복도의 폭, 문턱, 경사로, 다른 안전 설비 등과 같은 집안 개조가 필요하다.

일반적인 공간 요구 사항 평가대상자가 휠체어나 워커와 같은 이동 보조 도구들을 독립적으로 사용하기 위해서는 방, 복도, 욕실 안에서 어느 정도 충분한 공간이 필요하다. 예를 들어, 휠체어는 반경 1.5m 이상의 문 폭이 필요하다. 문턱이나 문을 없애는 것이 필요할 수도 있고, 가구나 방안의 물건들을 재배치하거나 없애야 할 수도 있다. 그러한 편의를 돌보지 않는다면 휠체어 사용자들의 상해 위험률이 높아진다.

욕실 모든 심각한 낙상의 약 절반 정도는 욕실에서 발생한다. 지지대와 손잡이 바와 같은 보조 도구들을 설치하는 것이 어려울 수도 있지만, 가능하다면 적절하게 영구적으로 설치되어야 한다. 첫 번째 단계로, 도움을 줄 수 있는 지역사회 단체들을 알아본다. 또한 평가대상자와 가족들에게도 이러한 보조 도구들을 설치할 수 있는 능력이 있는지 물어본다.

부엌 가스레인지(stove)와 관련한 화재는 치명적인 위험이다. 예방법으로 타이머 사용, 다른 평가대상자가 음식하기, 다른 사람이 있을 때에만 요리하기 등이 있다. 가스레인지를 사용하면서 위험했던 적이 있는 평가대상자의 경우 어린이 보호용(child-proof) 손잡이 사용, 차단 스위치 설치, 가스레인지 대신 전자레인지 사용을 고려한다.

- 화재경보기와 소화기가 있는지, 작동하는지, 그리고 원래의 위치에 있는지 확인한다. 비상시 계획에 대해 공통의 전략(예: 비상 알림 전화 시스템)이 있는지 확인하면서 평가대상자 및 가족과 함께 논의한다.

- 필요한 안전장치들이 손 닿을 만한 거리에 있는지, 난로나 가스레인지 주변에 커튼과 같은 불이 잘 붙는 물질이나, 넘어져 화재를 유발할 수도 있는 물건들이 위험하게 놓여 있지 않는지 확인한다. 부엌 물건들의 위치나 부엌 구조의 변경을 고려해 본다.
- 평가대상자가 혼자 거주하거나, 필요한 집안 개조를 하는 것이 불가능하다면 주거 장소에 있어서 대안이 필요할 수도 있다.

집안 기물이 파손된 상태 또는 불결한 상태 낡은 전선이나 전반적인 어수선함, 과부하가 된 전기회로, 부서진 계단, 부서진 창문, 누수되는 관, 쥐나 벌레가 많음, 배수관이나 화장실이 막힘, 동물의 변, 오래된 쓰레기가 있는지 등을 확인한다. 우선, 왜 이런 상태가 지속되는지(예: 인지 또는 신체 기능 장애, 돈이 없음, 거주할 다른 공간이 없음)를 평가하고 다른 해결책을 제공한다.

만약 우울이나 정신 건강 문제로 인한 자기 방임(self-neglect)이 있는 경우, 평가대상자의 의사에게 알리고 정신 건강 평가를 받도록 의뢰하는 것을 고려한다.

이웃 지역사회나 이웃의 안전에 대해 평가한다.

추가 자료

AARP Home Design www.aarp.org/families/home_design/

Berg K, Hines M, Allen SM. 2002. Wheelchair users at home: Few home modifications and many injurious falls. *American Journal of Public Health* 92: 48.

Gitlin LN, Winter L, Dennis MP, Corcoran M, Schinfeld S, Hauck WW. 2006. A randomized trial of a multicomponent home intervention to reduce functional difficulties in older adults. *JAGS* (May) 54(5): 809–16.

Misset B, De Jonghe B, Bastuji-Garin S, Gattolliat O, Boughrara E, Annane D, Hausfater P, Garrouste-Orgeas M, Carlet J. 2006. Mortality of patients with heatstroke admitted to intensive care units during the 2003 heat wave in France: A national multiple-center risk-factor study. *Critical Care Medicine* (April) 34(4): 1087–92.

Van Bemmel T, Vandenbroucke JP, Westendorp RG, Gussekloo J. 2005. In an observational study elderly patients had an increased risk of falling due to home hazards. *Journal of Clinical Epidemiology* (January) 58(1): 63–67.

저자

Catherine Hawes, PhD
Brant E. Fries, PhD
Dinnus Frijters, PhD
Knight Steel, MD
Rosemary Bakker, MS
John N. Morris, PhD, MSW
Katherine Berg, PhD, PT

Section 5

시설 입소 위험 CAP

5

문제

시설 입소 위험 CAP은 향후 몇 개월 이내에 장기요양시설에 입소할 가능성이 높은 평가대상자들을 밝혀낸다. 이들은 보통 신체 기능, 기억, 의사 결정, 건강 등에 장애가 있다. 시설 입소 위험 CAP은 시설 입소의 가능성을 낮춰 줄 수 있는 전략들을 알려준다.

시설 입소 위험 CAP이 도출된 대부분의 평가대상자들은 주로 가족들로부터 비공식적 지원을 받고, 공식적 기관으로부터 약간의 추가적인 도움을 받으면서 지역사회에 거주하고 있을 것이다. 그러나 평가대상자의 문제가 점점 복잡해지게 되면, 장기요양시설에 입소할 가능성 역시 높아진다.

시설 입소는 장기간의 기능 상태 저하 이후에 가장 흔하게 발생한다. 보통 기능 저하는 IADL(예: 집안일 하기 또는 장보기) 수행이 약간 저하되는 것으로부터 시작한다. 가족과 가까운 친구들은 뭔가 잘못되어 간다고 느끼면서 이러한 새로운 기능 상실에 대해 도움을 주기 시작한다. 기능 저하는 대부분 매우 천천히 진행되기 때문에, 도움의 정도는 오랫동안 일정한 상태로 남아 있게 된다. 시간이 흐름에 따라 평가대상자의 일상적인 의사 결정이나 기억에 추가적인 문제가 생길 수도 있고, 결국 기본적인 ADL 중 1개 이상이 의존적인 상태로 발전하게 된다. 평가대상자가 기능을 점점 상실할수록 비공식적 도움의 정도는 증가한다. 초기에 도움이 필요한 ADL은 주로 개인 위생과 옷 입고 벗기이다. 문제행동의 발생은 이러한 상황을 더욱 복잡하게 할 수도 있다.

평가대상자와 가족은 기능 상태의 변화에 따라 도움의 수준을 맞추지만, 평가대상자의 요구는 비공식적 관계망의 능력 내에서 도와줄 수 있는 수준을 점차 넘어서게 될 것이다. 이 시점에서, 평가대상자와 주요 가족 구성원들은 장기요양시설 입소가 평가대상자에게 가장 효과적일 것이라고 생각하게 된다. 이러한 상황은 평가대상자에게 급성기적인 문제 혹은 재발성 만성 문제의 악화로 인한 병원 입원 후에 발생할 수도 있다. 낙상, 골절, 폐렴, 활동 저하나 장기간 침상 안정을 해야 하는 여러 사건들 또한 이를 촉진한다. 기저 원인에 상관없이 기능 상태가 점점 안 좋아지게 되면서, 평가대상자, 가족, 퇴원 담당 직원들은 장기요양시설 입소를 고려할 수 있다. 그러나 이러한 평가대상자 중 상당수는 적절한 중재와 지역사회의 도움이 있으면 시설 입소를 피할 수 있다.

케어의 전반적 목표

- 가족의 노력을 지원하고 지역사회 중재 프로그램을 제공함으로써 평가대상자의 장기요양시설로의 조기 입소를 예방함

시설 입소 위험 CAP Trigger

시설 입소 위험 CAP은 기능장애가 있어 향후 몇 개월 이내에 시설 입소의 위험이 높은 평가대상자들을 밝혀낸다.

도출된 그룹 이 그룹은 다음의 상태 중 4개 이상이 해당되는 평가대상자를 포함한다.

- 지난 5년 이내에 장기요양시설에 입소했던 경험이 있음
- 단기 기억 문제가 있음
- 일상적인 의사 결정을 위한 인지 기능에 문제가 있음
- 알츠하이머병이 있음
- 자신을 이해시키는 데에 제한이 있음
- 다른 사람을 이해하는 데에 제한이 있음
- 다음과 같은 문제행동이 하나라도 있음(빈도와 상관 없음): 배회, 언어적 폭력, 물리적 폭력, 사회적으로 부적절하거나 파괴적인 행동, 다른 사람들 앞에서 부적절한 성적인 행동이나 옷을 벗는 행동, 케어 거부
- 이송(transfer)에 도움을 받음(또는 발생 안 함)
- 이동(locomotion)에 도움을 받음(또는 발생 안 함)
- 개인 위생(personal hygiene)에 도움을 받음(또는 발생 안 함)
- 지난 90일 이내에 ADL이 저하됨
- 다른 사람이 휠체어를 밀어 줌(실내)
- 집 밖으로 나가지 않음
- 지난 90일 동안 1회 이상 낙상이 있었음
- 요실금이 가끔, 자주, 매일 발생함

홈케어 서비스를 받는 평가대상자의 40%, 지역사회에서 독립적으로 거주하는 노인의 1%가 이 그룹에 해당한다. 장기요양시설에 장기 케어(long-stay care)를 받기 위해 새로 입소한 평가대상자 중 80%는 위의 조건에 해당할 것이다. 홈케어를 받으면서 시설 입소 위험성 CAP이 도출된 평가대상자 중 약 30%는 1년 이내에 장기요양시설에 입소할 가능성이 있다(이는 도출되지 않은 평가대상자에 비해 네 배 높은 비율임).

도출되지 않은 그룹

다른 모든 평가대상자. 홈케어 서비스를 받는 평가대상자의 60%, 지역사회에서 독립적으로 거주하고 있는 노인의 88%는 이 그룹에 해당한다.

장기요양시설 입소를 고려하는 결정을 내릴 준비가 된 평가대상자와 가족 선별하기 아래의 접근법은 장기요양시설 조기 입소를 재고하도록 하는 데에 활용될 수 있다.

- 병원에 입원 중인 평가대상자들에게는 질병 이전의 기능 상태와 이후의 촉진 사건에 따른 상태의 변화에 대해 평가한다. 부분적 혹은 완전한 회복의 가능성이 있는지 합리적으로 고려해 본다. 대부분 많은 평가대상자는 최근에 기능 상태의 저하가 발생하였을 것이고, 매우 심각한 정도의 인지 저하가 없는 경우, 상태가 개선될 가능성이 크므로, 시설에 입소할 필요가 없다. 촉진 사건이 있기 전에 이미 의존적이었던 평가대상자들은 가족이나 다른 돌봄제공자가 일상적으로 제공하고 있는 도움의 정도를 확인한다.
  - 만약 낙상을 했던 적이 있다면, "낙상 CAP" 검토
  - 만약 섬망이 있다면, "섬망 CAP" 검토
  - 만약 평가대상자가 우울하다면, "기분 CAP" 검토
  - 만약 ADL의 저하가 있어 왔다면, "일상생활활동 CAP" 검토
  - 만약 가족이 힘들어하고 비공식적 돌봄 제공을 지속할 수 없어 보인다면, "비공식 지지 CAP" 검토
- 최근에 병원에 입원한 적이 없었던 지역사회에 거주하는 평가대상자들에게는
  - 기능 저하가 다음의 것들과 관련되어 있는지 평가한다.
    - 가족들이 평가대상자를 위해 필요 이상으로 결정을 대신하고 있음(예: 평가대상자의 가족들이 안전을 걱정하여 평가대상자에게 묻지도 않고 일을 시작해 버리거나, 평가대상자가 어떤 행위를 천천히 할 때 이를 기다리지 못함)
    - 최근에 기능 저하의 원인이 될만한 약물의 변화가 있음
  - 평가대상자의 남아 있는 강점을 중요시해야 한다. 예를 들어, 평가대상자의 의사 결정 능력, 걷는 능력, 긍정적인 인생관, 손주들에 대한 사랑, 재정적 여유, 지역사회에서 거주하겠다는 결정 등을 고려해야 한다.
  - 이전의 기능 저하를 다루기 위해 받았던 모든 재활 중재에 대해 물어본다. [일상생활활동 CAP 참고]

도출된 다른 CAP을 통한 문제 해결 장기요양시설에 들어갈 위험이 커 보이는 평가대상자의 케어 목표는 지역사회에서 다루어질 수 있는 상태들을 파악하는 것이다. 시설 입소 위험 CAP이 도출된 평가대상자들에게 도출된 다른 CAP을 검토함으로써 장기요양시설에 입소하게 되는 기저 위험 요인을 고려한다. 주요 CAP 문제의 일부 영역으로 다음과 같은 것들이 있다.

- ADL 저하
- 낙상
- 인지 기능 저하
- 섬망
- 의사소통 저하
- 요실금

■ 행동 문제

위 영역에 있는 시설 입소의 위험 상태를 케어 계획에 중요하게 다루도록 하는 것이 필요하다. 평가대상자가 장기요양시설에 입소할 위험이 있다는 것을 아는 것은 도출된 문제를 다루는 데에 도움이 된다.

시설 입소 위험 CAP에서 밝혀진 영역에 속한 지속적인 기능 저하 상태 관찰: ADL, 기억, 의사 결정, 의사소통, 낙상, 문제행동 또는 방광 기능

■ 새로운 문제나 상태 악화를 가능한 한 빨리 발견한다.

■ 평가대상자에게 일어난 일들(예: 새로운 질병이나 약물, 처방된 케어를 따르지 못함)을 설명할 수 있는 건강 상태나 케어 형태를 알아본다.

■ 만성적인 상태를 관리하기 위해 자가관리 교육이나 가족 교육과 같은 전략을 고려한다.

가족의 역할 대부분 평가대상자들은 자연스럽게 도움을 주게 되는 적절한 가족 네트워크를 가지고 있을 것이다.

■ 만약 가족 구성원들이 현재 평가대상자를 도와주고 있다면, 적어도 향후 얼마 동안은 이런 방식으로 도움을 줄 수 있을 것이다. 평가대상자에게 새로운 요구가 발생함에 따라 가족들은 자신들이 사랑하는 사람을 돕는 것에 참여하면서 종종 스스로 놀랄 수도 있다. 그래도 가족과 평가대상자에게 시간의 흐름에 따른 진행 경과나 회복, 악화에 대한 정보뿐만 아니라 자가 관리 전략, 삶의 방식의 변화, 대처 전략 등에 대한 교육을 제공하는 것이 도움이 된다.

■ 평가대상자의 비공식적 지원 체계가 충분하지 못하다면, 평가대상자는 가족이나 친구들로부터 충분한 도움을 받지 못할 수도 있다. 만약 현재 그러한 상태라면 앞으로도 계속 그러할 것이다. 이러한 비공식적 지원 체계는 평가대상자 자신이 개선할 수 있는 부분이 아니므로 공식적인 케어의 수준을 높이는 방향으로 준비해야 한다.

■ 많은 주요한 비공식 돌봄제공자들은 현재 도와주고 있는 평가대상자에게 어떤 변화가 일어날 것인지, 시간이 지남에 따라 그들이 어떻게 반응해야 하는지에 대한 정보가 부족하다. 정보 제공(실시간, 핫라인 방식 또는 주요 내용이 담긴 소책자를 통한)뿐만 아니라 개인 및 그룹 상담 프로그램이 도움 될 수 있다.

■ 평가대상자가 가족이나 사랑하는 사람들에게 "짐이 되지 않기 위해" 장기요양시설이나 지원 주거시설에 가는 것을 제안할 수도 있다. 평가대상자들이 공식적 케어 서비스의 추가적인 도움이 계속될 수 없으리라고 생각하는 것은 잘못된 인식일 수 있다. 평가대상자 및 비공식 돌봄제공자들과 이런 인식에 대해 의논해 본다.

■ 한 번에 몇 시간 정도 홈케어나 주간보호서비스를 이용하거나 며칠이나 몇 주 동안 시설에 머무는 것과 같이 정기적으로 계획된 단기보호(respite care) 이용은 비공식 돌봄제공자들에게 더 오랜 기간 지원자의 역할을 유지할 수 있도록 해 준다.

긴급한 문제에 대한 일시적 서비스 가족들이 평가대상자의 새로운 문제로 인해 심각한 어려움을 겪을 때는 사회복지사에게 의뢰하거나, 이용 가능한 공식적 지원이나 주거지를 알아보기 위해 적합한 다른 전문가에게 의뢰하도록 한다. 단기보호(respite care)나 공식적 서비스를 늘리는 것은 가족이

평가대상자의 케어에 가족 참여를 유지하는 데에 중요할 수도 있다. 병이나 직업 때문에 돌봄제공자가 없거나, 평가대상자가 현재 거주지에서 더 이상 거주할 수 없을 경우, 평가대상자는 일시적으로 다른 거주지가 필요할 수도 있다. 이런 경우 이러한 주거지 이동이 필요한 이유, 비공식 돌봄제공자들이 평가대상자가 다시 집으로 돌아왔을 때에 각자의 책임, 의무, 선호를 합리적인 수준으로 설정할 수 있게 도와주는 데에 주의를 기울여야 한다.

대안적 특별 지원주거시설(specialized assisted living housing alternatives) 지역사회의 이용 가능한 자원의 범위 내에서, 특별 주거지를 고려할 수 있다. 지원주거시설(assisted living housing, 이동의 장애물이 없고, 보조서비스를 받을 수 있는 독립적인 아파트)은 시설 입소의 요구를 낮추는 데에 상당한 효과가 있다. 약간의 인지 손상이나 경미하거나 중등도의 기능 문제가 있는 평가대상자들에게 지원주거시설은 공식적 서비스와 비공식적 서비스가 협력하여 평가대상자를 도와줄 수 있는 곳이 될 수 있다.

장애를 유발시킬 수 있는 사건의 위험성을 낮추는 예방적 조치 생활방식을 점검하고 의료적 중재를 제공하는 것이 심혈관계 질환이나 관련 질환들의 위험, 낙상, 추가적인 기능 저하를 낮출 수 있다는 연구 결과들이 늘어나고 있다. 그러한 질병을 예방하는 것은 또한 시설 입소의 가능성을 낮출 수 있다.

추가 자료

Barusha AJ, Pandav R, Shen C, Dodge HH, Ganguli M. 2004. Predictors of nursing facility admission: A 12-year epidemiological study in the United States. *JAGS* 52: 434–39.

Laukkanen P, Leskinen E, Kauppinen M, Sakari-Rantala R, Heikkinen E. 2000. Health and functional capacity as predictors of community dwelling among elderly people. *Journal of Clinical Epidemiology* 53: 257–65.

Payette H, Coulombe C, Boutier V, Gray-Donald K. 2000. Nutrition risk factors for institutionalization in a free-living functionally dependent elderly population. *Journal of Clinical Epidemiology* 53: 579–87.

Soto ME, Andrieu S, Gillette-Guyonnet S, Cantet C, Nourhasheni F, Vellas B. 2006. Risk factors for functional decline and institutionalisation among community-dwelling older adults with mild to severe Alzheimer's disease: One year of follow-up. *Age and Ageing* 35(3): 308–10.

저자

John N. Morris, PhD, MSW
Jean-Claude Henrard, MD
Brant E. Fries, PhD

Section 6

신체적 억제 CAP

문제

6

신체적 억제 CAP은 신체적으로 구속되어 있는 평가대상자들을 식별한다. 억제대는 평가대상자가 쉽게 제거할 수 없고, 자유로운 이동이나 자신의 신체를 만지는 것을 제한하는 모든 도구(예: 평가대상자의 몸에 부착되거나 가까이 있는 물리적 또는 기계적 장치, 재료, 기구)를 말한다. 중요한 것은 이러한 장치가 평가대상자에게 부착되어 있는 목적이 아니라 이러한 장치들이 평가대상자에게 미치는 영향이다. 일어서는 것을 막는 의자 같은 수동적인 억제대의 사용도 이에 포함된다. 신체적 억제 CAP의 목적은 평가대상자의 신체, 인지 기능에 대한 적절한 평가를 하여 되도록 억제대를 사용하지 않도록 하는 것이다.

신체적 억제대는 신체적, 심리사회적으로 부정적인 결과들을 유발한다. 신체적 억제대는 절대 사용되면 안 되고, 만약 사용한다면 짧은 기간 일시적인 중재로만 사용되어야 한다. 만약 상당한 시간 동안 사용된다면, 신체적으로 근육량 감소, 구축(contractures), 이동 능력과 기력 감소, 균형 장애, 피부 손상, 변비, 실금 등이 나타날 수 있다. 게다가 억제대를 제거하려고 하는 평가대상자들에게는 낙상이나 그로 인한 손상이 발생할 수 있다. 어떤 종류의 억제대는 사용 시 질식사의 위험을 높일 수 있다.

억제대 사용의 심리사회적 결과로는 수치감, 절망감, 낙인(stigmatization), 불안정 등이 있다. 때때로 억제대를 사용하면 억제대 사용의 이유였던 문제행동이 오히려 더 악화될 수도 있다. 때로는 인력 부족으로 인해 억제대 사용이 권고되기도 한다. 그러나 억제대를 사용하면 오히려 하루 중 평가대상자의 상태를 평소보다 더 자주 체크해야 하고 신체, 정신적 건강이 악화될 수도 있으므로 오히려 직원들의 업무를 증가시킨다는 많은 연구가 있다.

케어의 전반적 목표

- 신체적 억제대의 사용과 관련한 증상의 발견 및 치료
- 대안적 케어 접근법의 발견 및 수행(예: 대안적 의자/자세, 개인 차원의 활동, 직원이나 자원봉사자의 지속적인 모니터링)
- 대안적인 방법의 사용과 이에 대한 결과를 지속적으로 평가

신체적 억제 CAP Trigger

신체적 억제 CAP은 장기요양시설과 후급성기 요양시설에 있는 평가대상자들에게 적용된다. 홈케어 서비스를 받고 있거나 지역사회에 거주하고 있는 평가대상자들에게는 적용되지 않는다.

신체적 억제 CAP은 interRAI ADL 자가수행 위계 척도(Self-Performance Hierarchy Scale)를 사용하여 추후 관리가 필요한 두 종류의 평가대상자들을 식별한다. 두 그룹은 평가 시 몸통 억제대나 일어서는 것을 막는 의자 등과 같은 기구로 움직임을 억제받고 있는 그룹이다. 두 그룹은 ADL 상태에 따라 달라진다: 한 그룹은 조금 더 스스로 ADL을 수행할 수 있는 평가대상자들이고, 다른 그룹은 이러한 활동에 덜 독립적인 평가대상자들이다.

억제대 제거가 필요한 그룹 — 중기 또는 초기 손상 ADL 활동(예: 개인 위생, 옷입기, 걷기)의 일부를 수행하는 능력이 있음

이 하위 그룹에 속한 평가대상자들은 낙상, 배회, 문제행동(예: 케어 거부, 신체적 학대, 사회적으로 부적합한 행동)에 대한 우려로 인하여 구속되어 있는 경향이 있다. 억제대를 하고 있는 평가대상자의 1/5은 억제대 제거가 필요한 그룹에 해당될 것이다. 효과적인 억제대 감소 프로그램이 있는 시설의 경우 평가대상자들에게 적절한 케어를 제공한 결과 억제대를 없앨 수 있었다.

장기요양시설에 거주하는 평가대상자 중 1%, 홈케어를 받고 있는 평가대상자의 2%가 이 그룹에 속한다.

억제대 제거가 필요한 그룹 — 중기 또는 초기 손상 ADL 활동을 수행할 수 있는 능력이 거의 없음

이 하위 그룹에 속한 평가대상자들은 신체적 억제 CAP이 도출되지 않은 평가대상자들에 비해 낙상, 문제행동 과거력이 있을 가능성이 높다. 이러한 평가대상자 중 약 70%는 심각한 인지 손상이 있고, 상당수는 걷지 못하거나 휠체어를 사용하지 못하기도 한다. 약 40%는 스스로 앉지 못하고, 1/4 이상이 시력이나 타인을 이해하는 데에 심각한 문제가 있으며, 약 15%는 경관영양을 한다. 효과적인 억제대 감소 프로그램이 있다면, 이러한 평가대상자들에게도 억제대가 필요한 경우는 거의 없다.

장기요양시설에 거주하는 평가대상자 중 1~6%, 홈케어를 받고 있는 평가대상자의 1% 미만이 이 그룹에 속한다.

도출되지 않은 그룹

이 그룹은 신체적 억제대나 일어서는 것을 막는 의자를 사용하고 있지 않은 평가대상자들을 포함한다. 추가로 사지마비가 있는 평가대상자나 코마 상태에 있는 평가대상자도 위의 그룹들에 도출되지 않는다. 이들에 대한 케어 계획에는 적절한 의자와 지지 기구의 사용이 필요할 것이다.

신체적 억제 CAP 가이드라인

일시적으로 신체적 억제대를 사용하기 전, 우선적으로 고려해야 할 것

신체적 억제대가 필요할 수도 있는 몇 가지 응급 상황들이 있다. 예를 들어, 다른 사람에게 폭력을 행사하거나, 자해하거나, 자살 시도를 막기 위한 경우(이러한 응급 사용을 위해서는 시설 정신과 실무 표준을 확인해야 함) 또는 중요한 의학적 치료를 하기 위한 경우이다. 이러한 긴급한 필요가 끝나자마자 아래에 기술된 대로 억제대를 제거하고 케어 의뢰를 위한 평가가 이루어져야 한다.

신체적 억제대를 사용하는 것에 대해 고려한다면, 먼저 신체적 억제대를 사용하지 않는 케어를 하기 위한 철저한 평가를 실시한다. 아래의 내용은 고려해야 할 문제들의 예시이다.

- **앉기** — 평가대상자는 다른 방식으로 앉는 것이 필요한가? 종종 억제대는 자세를 유지하기 위한 장치로 잘못 사용되기도 한다.
  - 치료사(therapist)는 평가대상자의 신체적 상태에 따라 가장 적절하게 앉을 수 있는 도구를 결정하기 위해 평가를 실시한다.
  - 휠체어를 이동하는 데만 사용하고 있다면, 낮 동안 조금 더 오래 앉아 있도록 하기 위해 평가대상자를 다른 의자로 이동해 보도록 한다. 해당 평가대상자를 위해 맞춤으로 설계된 휠체어[예: 비스듬한 등받이, 맞춤 등받이(custom back)]까지 적용할 필요는 없다. 이러한 휠체어는 종종 일반적인 가구 의자에 비해 평가대상자에게 가장 적절한 앉을 것이 된다. 평가대상자가 자세를 변경할 수 있고, 다른 환경에 있을 수 있도록 다양한 형태의 앉는 방법을 제공하는 것이 좋다.
- **걷기, 이동하기, 자리잡기** — 평가대상자의 일상생활은 어떠한가? 이에 대한 검토는 평가대상자가 도움 없이 이동하고, 걷고, 자세를 변경하기 전에 필요한 도움을 제공하여 낙상의 위험을 감소시킬 수 있도록, 현재의 생활 환경을 평가대상자에게 맞춤 변경해 주는 방법을 찾을 수 있게 해 준다. 억제대를 제외한 중재를 통해 부작용의 위험을 줄일 수 있도록 낮과 밤의 모든 시간대를 고려한다.
  - 평가대상자의 기상, 화장실 사용, 활동 참여, 식사, 침대에서 휴식 취하기와 취침 등의 평소 시간을 고려한다.
  - 평가대상자가 식사나 활동 및 다른 시간에 억제대 없이 자세를 바꿀 수 있는 기회가 있는가?
  - 평가대상자는 걷는 데 필요한 지팡이나 워커와 같은 적절한 보조 도구를 사용하고 있는가? 평가대상자는 적절한 보조 도구의 사용에 대해 교육을 받았고, 이것은 모니터링되고 있는가?
  - 평가대상자는 적합한 미끄럼 방지가 되어 있고 발에 잘 맞는 신발을 신고 있는가?

이미 억제대를 하고 있는 평가대상자의 경우 억제대를 사용하고 있는 이유를 확인한다. 이러한 검토 이후 일시적으로 신체적 억제대를 계속 사용하기로 결정했다면, 평가대상자의 케어 계획에 다음과 같은 것들이 포함되어 있는지 확인해야 한다.

- 억제대를 사용해야 하는 구체적인 근거
- 억제대를 사용하게 되는 특정한 시간과 평가대상자의 상태를 확인할 구체적인 스케줄. 스케줄은 시간과 날짜에 따라 확인하는 빈도를 구체적으로 정해야 한다. 예를 들어, 처음 2일 동안은 15분마다 평가대상자를 확인하고, 이후 5일 동안은 1시간마다 평가대상자를 확인하도록 하는 것이다.
- 억제대 사용에 대한 평가대상자의 신체적·감정적 반응(예: 불안정, 소리 지름, 억제대를 잡아당김, 눈물 어림)을 살핀다.

- 억제대 사용에 대한 평가대상자의 동의(평가대상자가 동의할 수 없다면, 대리인의 동의)가 있는지 확인한다.
- 가능한 빨리 억제대 사용을 중단하기 위한 단계들을 계획한다.
- 억제대를 제거할 목표 날짜를 설정한다. 만약 이 날짜까지 억제대를 제거하지 못했다면 억제대 사용에 대한 필요를 다시 평가하고 목표 날짜에 이르기까지 억제대를 제거하지 못한 이유에 대해 기록한다.

신체적 억제대를 적용하면서 고려해야 할 점

낙상 과거력 때문에 평가대상자에게 억제대가 적용되고 있는가? [낙상에 대한 구체적인 논의를 위해서는 낙상 CAP 참고] 이러한 경우에는, 두 가지 중요한 중재가 있다: (1) 평가대상자에게 낙상의 위험이 증가했었던 상태를 나열해 본다. 그리고 (2) 아래에 설명된 내용을 참고하여 각각의 상태들에 대해 대안적인 케어 전략을 개발한다. 억제대는 다음의 상황에 대처하기 위한 적절한 전략이 절대 아니다. 다음은 억제대가 아닌 다른 케어 전략이 필요한 일반적인 상태 목록이다.

- 낙상으로 인해 심각한 손상을 유발할 수 있는 고위험의 임상 요인. 예: 골다공증, 심각한 시력 손상, 와파린, 헤파린, 아스피린과 같은 항응고 치료, 최근의 고관절 골절, 최근에 실신했던 경험
- 낙상으로 인해 심각한 결과의 위험성이 있을 수 있는 기능장애. 예: 이동 또는 이송(locomotion or transferring)의 심각한 장애 [일상생활활동 CAP 참고]
- 평가대상자는 기존의 상태를 향상시키기 위해 운동이나 재활 프로그램의 효과를 기대할 수 있는가? 예: 근력 강화를 위한 체력 훈련, 심혈관 기능 향상을 위한 유산소 운동, 지구력 향상을 위한 걸음 및 균형 훈련

배회 행동 때문에 평가대상자에게 억제대가 적용되고 있는가? 이러한 행동에 억제대 사용이 적절한 경우는 거의 없으며, 설혹 억제대를 사용하더라도 대부분의 경우 단지 몇 분 정도의 시간에 그쳐야 한다. 최근에는 배회 행동에 대처하기 위한 많은 기술과 장치가 있다. 평가대상자가 문 근처에 가면 자동적으로 문이 닫히도록 평가대상자에게 부착해 놓은 알림 장치도 있고, 평가대상자를 즉각적으로 확인하기 위해 신원 확인용 팔찌(예: Medical Alert)를 적용할 수도 있다. 평가대상자가 건물 밖으로 나가지 않으면서 걸을 수 있도록 하기 위해 출구가 없는 순환 복도를 활용할 수도 있다. [이러한 평가대상자를 케어하기 위한 구체적인 방법은 문제행동 CAP 참고]

- 비정상적인 인지 상태 때문에 평가대상자가 배회하는가? (예: 단기 기억 장애, 의사 결정과 관련한 인지 기능 저하, 하루 중 정신 상태가 변함) 회복 가능한 인지 문제를 다루고 치료한다. [섬망 CAP, 인지 손상 CAP 참고]
- 평가대상자는 다른 사람에게 자신을 이해시키고, 다른 사람을 이해할 수 있는가? 지시를 이해하고 대화를 할 수 있는 평가대상자의 능력 및 말의 명확도를 기록한다. 필요하다면 다른 형태의 의사소통/지시 수단을 제공한다. [의사소통 CAP 참고]
- 평가대상자의 이동 요구가 걷기 프로그램과 같은 목적 있는 활동을 통해 충족될 수 있는지 확인한다.
- 배회나 행동 문제에 패턴이 있는지 확인한다. 평가대상자를 자극하는 요인들을 고려한다. 배

회하려고 하는 시간이 하루 중 언제인지 고려하여, 배회하려는 욕구를 중심으로 하루의 일과를 계획한다. 평가대상자가 하기 원하는 활동이 무엇인지 파악하기 위해 평가대상자의 이전 일과를 검토한다.

- 배회나 문제행동이 약물 부작용으로 인한 것인지 확인한다. [문제행동 CAP 참고]
- 평가대상자가 최근에 시설에 입소하였는가? 평가대상자는 낯선 환경으로 인한 두려움이나 상실감을 겪고 있는가? 이러한 경우 평가대상자가 케어 환경에서 안전하고, 편안하고, 안심할 수 있도록 하는 케어 전략이 포함되어야 한다.

흥분한 행동 혹은 폭력적인 행동으로 인해 평가대상자에게 억제대가 사용되고 있는가? [문제행동 관리의 더욱 구체적인 논의를 위해서는 문제행동 CAP 참고]

- 평가대상자는 정신과적 진단을 받은 적이 있는가? 정확한 약물을 사용하고 있었는지 확인하기 위해 평가대상자의 약물치료 목록을 검토한다.
- 문제행동이 비행동 영역에서의 욕구 불만족으로 인한 것은 아닌지 확인하고(예: 통증/불편감, 피로, 배고픔, 갈증, 공포, 배설/배뇨 욕구, 지루함이나 과도한 자극, 돌아다니고 싶은 욕구) 이러한 욕구를 충족시키기 위한 대안적인 전략을 계획한다.
- 폭력적인 행동이 새롭게 나타난 것인가? 급성적인 의학적 상태는 섬망이나 현저한 행동 변화와 관련한 급성적인 정신적 문제를 유발할 수 있으므로, 이러한 경우일 가능성이 있다면, 즉각적으로 의사에게 의뢰하는 것이 필요하다.
- 촉진 요인이 있는지 확인하고 가능하다면 주변의 촉진 요인을 없애도록 하며, 평가대상자의 고유한 욕구를 반영하도록 케어 스케줄을 수정한다. 치료 전략의 예는 다음과 같다.
  - 평가대상자가 아침에 일어나거나 목욕하는 것에 대해 자신이 결정하도록 해 준다.
  - 평가대상자에게 조용하고, 단순하며, 명확하고, 안심시켜 주는 지시를 하며, 평가대상자 주변에 환경적인 위험이나 다른 평가대상자가 없도록 한다. 평가대상자가 자신의 감정을 안전하게 표현할 수 있도록 해 준다.
  - 평가대상자가 꺼리지 않는다면 일대일 중재/감독을 한다. 불안정하고 배회하는 평가대상자들 대다수는 자신들의 화나 좌절감을 말로 표현하는 동안 직원들과 함께 있고 싶어 할 수도 있다.
  - 크고, 강압적이거나 다급한 목소리로 말하는 것은 평가대상자를 더욱 흥분시킬 수 있으므로 이를 피한다. 평가대상자가 폭력적인 행동을 보일 때에는 그로부터 멀리 떨어지도록 한다. 이는 평가대상자가 갇혀 있다는 느낌을 경감시킬 것이다. 그 장소에서 다른 사람들은 모두 비키도록 한다. 안전해진 것으로 보이면, 차분하게 안심시키며 평가대상자에게 접근한다.
- 다른 사람을 향한 폭력적인 행동이 외부의 원인으로 인해 유발된 것인가 아닌가? 유발 요인을 확인하는 것은 추후 다른 평가대상자들을 향한 폭력적인 행동을 예방하기 위한 적절한 계획을 세우는 데에 도움이 될 것이다. 치료 전략의 예들은 다음과 같다.
  - 평가대상자가 다른 사람의 방으로 들어갔을 때, 그 방 주인의 거친 반응은 평가대상자의 폭력적인 행동을 유발할 수도 있다.
  - 폭력이 외부 요인으로 인해 유발된 결과라면, 직원이나 다른 사람들의 안전을 위해 즉각적인 조치를 취하면서 의사에게 즉시 의뢰하는 것을 고려한다.

- 평가대상자에게 침착하고, 조용하며, 부드럽게 접근한다. 평가대상자는 종종 주변에 있는 사람들의 행동을 따라 하기도 한다.
- 물리적인 환경을 검토하여, 과도하거나 부족한 자극이 폭력적인 행동에 영향을 미치는 요인인지 파악한다. 기상·취침 시간 조정하기, 식사 시간 조정하기, 현재의 활동 스케줄에서 일대일 활동이나 다양함 제공하기, 약물 조정하기, 의학적·정신과적 평가 및 중재를 위해 의뢰하기 등 그 외에도 다양한 중재를 제공할 수 있다.
- 케어의 연속성을 증진시킬 수 있도록 조치를 취한다(예: 일차적인 간호 케어의 활용). 같은 직원이 평가대상자를 오랜 시간 동안 맡아 보면서 평가대상자의 강점, 선호, 니즈, 개성을 잘 이해하도록 한다. 지속적인 돌봄제공자에 대한 친밀감은 폭력적인 행동을 감소시키거나 없앨 수도 있다.

중요한 의학적 장치(예: 수액 라인, 기관절개관)를 제거하지 못하게 하기 위해 평가대상자에게 억제대를 적용하고 있는가?

- 평가대상자는 의료장치를 제거하려 함으로써 어떤 것을 표현하려고 하는 것인가? 교정될 수 있는 관 삽입 부위의 국소 통증이 있는가? 관을 삽입하기 전, 평가대상자는 관을 삽입하고 싶지 않다고 표현했었는가? 평가대상자는 자신의 이러한 바람을 표현하려고 하는 것인가? 평가대상자, 가족, 의료팀은 케어의 목표와 의료적 처치에 대한 평가대상자의 바람을 함께 검토하여 논의하는 것을 고려한다.
- 가족 구성원은 평가대상자를 침착하게 하고 안심시키는 데에 시간을 할애할 수 있는가?
- 장치가 꼭 필요한 것이라면, 평가대상자가 이를 제거하려고 하는 것으로부터 주의를 돌릴 수 있는 중재로 다음과 같은 것들이 있다.
  - 평가대상자에게 팔에 있는 수액 라인을 덮을 수 있도록 긴팔 옷을 입힌다.
  - 평가대상자에게 유치도뇨관을 빼지 않도록 하기 위해 다리에 있는 소변수집백 위에 긴 바지를 입힌다.
  - 평가대상자에게 쇄골하정맥관이 닿지 않도록 터틀넥 셔츠를 입힌다.
  - 평가대상자의 손에 무언가 만질 것을 제공한다(예: 물렁한 공, 묵주, 깨끗한 관의 일부, 잡을 수 있을 만큼 작은 평가대상자의 소지품).
  - 평가대상자가 활동적으로 참여할 수 있는 활동에 초대한다.
  - 지켜보는 사람을 옆에 두거나 비디오로 모니터링한다.
- 만약 치료가 일시적이고(예: IV 항생제) 위의 대안적인 중재들이 효과가 없다면, 가장 덜 제한적인 억제대를 고려하고, 주의 깊게 평가대상자를 관찰하며, 최대한 빨리 억제대를 제거하기 위한 계획을 수립한다.

추가 자료

"Everyone wins! Quality care without restraints." 1995. The Independent Production Fund, in association with Toby Levine Communications, Inc., New York, NY.

Tideiksaar R. 1998. Preventing falls, avoiding restraints. *Untie the Elderly* newsletter: (September) 10(2).

"Untie the Elderly." The Kendal Corporation, PO Box 100, Kennett Square, PA 19348. www.ute.kendal.org

Williams CC, Burger SG, Murphy K. 1997. Restraint reduction. In Morris JN, Lipsitz LA, Murphy K, Belleville-Taylor P, eds. *Quality care in the nursing home.* St. Louise, MO: Mosby.

저자

Beryl D. Goldman, PhD, RN
Neil Beresin, MEd, BA
Janet Davis, BA, ACC
Harriet Finne-Soveri, MD, PhD
Brant E. Fries, PhD
John P. Hirdes, PhD
Karen Russell, LPN
Sara Wright, MSN, GNP
Katharine M. Murphy, PhD, RN
John N. Morris, PhD, MSW
Knight Steel, MD

Part II

인지/정신 건강 CAPs

7. 인지 기능 손상 CAP
8. 섬망 CAP
9. 의사소통 CAP
10. 기분 CAP
11. 문제행동 CAP
12. 학대 관계 CAP

Section 7

인지 기능 손상 CAP

문제

독립적인 생활을 위한 인지 기능은 최근의 일을 기억하는 능력과 안전하게 일상적인 의사 결정을 하는 능력을 말한다. 노화 과정이 약간의 인지 기능 손상과 관련이 있을 수 있다. 하지만 그 이외의 경우에 인지 저하는 섬망, 정신 건강 문제, 종괴성병변(mass lesion), 뇌졸중, 대사 상태, 치매와 같은 다른 요인들로 인한 결과일 때가 잦다.

치매는 고유한 질병이 아니라 증후군이다. 이는 여러 원인과 연관되어 있다. DSM-IV-TR에 따르면, 치매 증후군은 다음의 세 가지 기준*을 모두 충족시키는 것으로 정의된다.

- 단기 기억 문제
- **그리고** 적어도 한 가지 이상의 인지 기능[추상적 사고, 판단, 지남력(orientation), 언어, 행동, 성격 변화 등]의 문제
- **그리고** 이러한 문제들이 일상생활활동 수행에 영향을 미치는 것

인지 기능의 저하 또는 악화는 개인의 독립성을 위협하고 장기요양시설 입소의 위험을 높인다. 인지 기능 저하의 원인이 무엇이든지 간에, 적절한 계획을 위해서는 올바른 진단에 근거한 케어가 필요하다.

케어의 전반적 목표

- 일상생활활동(ADL)을 수행하고 적극적인 사회 활동을 할 수 있는 능력의 최적화
- 추가적인 인지 및 신체 기능 저하 방지
- 안전하고 독립적인 의사 결정 지원

인지 기능 손상 CAP Trigger

인지 기능 손상 CAP은 CPS 점수가 2점 이하인(MMSE 점수는 19점 이상) 합리적인 인지 능력이 있는

* 기능 저하와 함께 만성적이라는 특성이 함께 고려되어야 한다: (1) 만약 저하가 있으나, 위에 제시된 세 가지 조건이 함께 나타나지 않는다면 인지 기능 장애나 인지 기능 손상이라고 말할 수 있다, (2) 만약 이러한 문제가 만성적이지 않고 변동이 있다면, 섬망일 가능성이 높다.

평가대상자들이 가능한 한 오래 독립적으로 살 수 있도록 도와주는 데에 초점을 둔다. 잔존 인지 기능을 상실할 위험이 큰 그룹의 평가대상자들을 위한 케어 계획에 중점을 두어 도출한다. 이 평가대상자들은 치매가 있거나 있을 위험이 큰 사람들이다. 신체적 질병이 없는 상태에서 도구적 일상생활활동(IADL)이나 기본적인 일상생활활동(ADL) 기능의 저하가 있다면 인지 기능 장애를 의심해 볼 수 있다. 그러므로 평가대상자의 이러한 활동 수행을 일정 기간 주의 깊게 관찰하는 것은 인지 기능 저하가 있음을 암시하는 중요한 단서가 된다.

인지 기능 저하 예방 필요 그룹

이 그룹은 다음의 **두 가지가 모두** 있는 평가대상자를 포함한다.

- 인지수행척도(Cognitive Performance Scale, CPS) 점수가 0, 1, 또는 2점**이고**(MMSE 점수가 19점 이상)
- 다음에 나열된 인지 저하의 임상적 위험 요인이 두 가지 이상 있음
  - 알츠하이머병
  - 알츠하이머병 이외의 치매
  - 때때로 혹은 전혀/거의 다른 사람을 이해하지 못함
  - 때때로 혹은 전혀/거의 타인에게 자신을 이해시키지 못함
  - 반복적으로 일상적 불평을 하거나 걱정함
  - 반복적으로 질문함
  - 반복적으로 뭔가 안 좋은 일이 일어날 것 같다고 말함
  - 배회
  - 물리적 폭력
  - 쉽게 산만해지는 지표가 새롭게 나타남 — RAI-HC에는 이 문항이 없음
  - 인식 기능의 변화가 새롭게 나타남 — RAI-HC에는 이 문항이 없음
  - 혼란스러운 어투가 새롭게 나타남 — RAI-HC에는 이 문항이 없음
  - 안절부절못하는 기간이 새롭게 나타남 — RAI-HC에는 이 문항이 없음
  - 기면 상태의 기간이 새롭게 나타남 — RAI-HC에는 이 문항이 없음
  - 하루 동안 정신 기능이 시간에 따라 변하는 증상이 새롭게 나타남(정신 기능의 갑작스러운 변화)
  - 지난 90일 이내에 인지 상태가 저하됨(또는 지난 90일 이전 상태와 비교한 의사 결정 능력의 악화가 지난 90일 이내의 인지 상태 저하와 다름)*
  - 지난 90일 동안 케어의 니즈가 증가함
  - 생존 기간이 6개월 미만임

이 그룹에 해당하는 평가대상자들은 인지 문제의 초기 증상을 보이고, 향후 더 심각한 인지 기능 저하의 위험이 있다. 장기요양시설에 거주하는 평가대상자의 5%, 홈케어 서비스를 받고 있는 평가대상자의 10%, 지역사회에서 독립적으로 거주하고 있는 노인의 1% 미만이 여기에 해당된다. 장기요양시설에 거주하면서 이 그룹에 속한 평가대상자 중 25%는 향후 90일 이내에 인지 기능 저하를 겪을 것이다(기억과 일상적인 의사 결정의 독립성은 비슷한 정도로 저하됨). 홈케어 서비스를 받는 평가대

* 이 괄호의 기준은 도구에 외로움 문항이 없을 경우 적용한다.

상자의 인지 기능 저하 비율은 약 16% 정도일 것이다.

인지 기능 저하 위험을 모니터링해야 하는 그룹

이 그룹은 다음의 **두 가지가 모두** 있는 평가대상자를 포함한다.

- 인지수행척도(CPS) 점수가 0, 1, 2점인 평가대상자(MMSE 점수가 19점 이상인 것과 동일)
- ("악화 방지 그룹"에 나열된) 인지 기능 저하 위험 요인이 **없거나 1개 있는** 경우

이 평가대상자는 인지 기능 저하 위험 요인이 차후 2개 이상이 되면 악화되는 경향이 있다. **이러한 평가대상자들을 위한 케어는 위험 요인들의 발생을 알아보기 위해 평가대상자들의 인지 수행 정도를 관찰하는 것이다.**

장기요양시설에 거주하는 평가대상자의 35%, 홈케어 서비스를 받고 있는 평가대상자의 75%, 지역사회에서 독립적으로 거주하고 있는 노인의 98%가 이 그룹에 포함된다. 장기요양시설에 거주하는 평가대상자 중 이 그룹에 속한 13%의 평가대상자는 향후 90일 이내에 인지 기능 저하를 경험할 것이다. 홈케어 서비스를 받는 평가대상자의 인지 기능 저하 비율은 약 10% 정도이다.

도출되지 않은 그룹

인지수행척도(CPS) 점수가 3점 이상(MMSE 점수는 19점 미만)인 평가대상자들이 이 그룹에 해당한다.

장기요양시설에 거주하는 평가대상자의 60%, 홈케어 서비스를 받고 있는 평가대상자의 15%, 지역사회에서 독립적으로 거주하고 있는 노인의 1%가 이 그룹에 해당된다. 장기요양시설에 거주하는 평가대상자와 홈케어 서비스를 받는 평가대상자 중 이 그룹에 속한 8%는 향후 90일 이내에 인지 기능 저하를 경험하는 경향이 있다.

인지 기능 손상 CAP 가이드라인

현재 치매 진단이 없을 때는 초기 진단적 검사(workup)를 실시하기

CPS 점수가 낮더라도, 평가대상자들은 치매 초기 단계일 가능성이 있다. 만약 인지 기능 장애가 의심되는 경우에는, 추가적인 평가를 수행하고 적절한 곳에 의뢰하는 것이 바람직하다. 평가대상자나 가족이 제공하는 정보가 불명확할 경우에는 의사에게 바로 의뢰하는 것이 필요할 수도 있다.

기존에 치매 진단을 받지 않은 평가대상자는 다음과 같은 경우 추가적인 평가를 위해 의사에게 의뢰하는 것을 고려해야 한다.

- CPS 점수가 1, 2 점**이거나** 0점이라도 인지 장애의 다른 근거(예: 최근 인지 기능 손상)가 있는 경우. 이런 경우, 자신의 인지 기능 장애에 대해 적절하게 설명을 하지 못하는 평가대상자의 경우 인지 기능 손상의 치료 가능한 원인을 밝혀내고 최적의 약물을 알아내기 위한 포괄적인 의학적 평가를 실시해야 한다.
- 인지 기능 장애의 다른 근거로는 악화 방지 그룹에 나열된 "임상적 위험 요인"의 증상들이 있다. 또한 신체적인 질병이나 장애로 설명되지 않는 도구적 일상생활활동이나 기본적인 일상생활활동 수행 정도가 감소된 것도 포함될 수 있다.

만약 도움이 필요한지 아직도 명확하지 않다면, 의사에게 자문한다. 인지 기능 장애를 제외하고, ADL 수행에 있어 도움이 필요한 다른 원인을 파악하기 위해 평가대상자의 의무 기록과 가장 최근의 interRAI 평가를 검토한다.

생리적 장애의 예

- 근골격계 장애
- 신경학적 장애
- 외상 후 상태

생활 방식이나 습관과 관련된 요인의 예

- 과도한 음주
- 정신과적 약물 사용 [적절한 투약 CAP 참고]
- 가사 역할(예: 많은 관계에서 배우자들은 집안일이나 재정 관리와 같은 특정 업무에 대한 책임감을 가질 수도 있음)

만약 도움이 필요한지 불분명할 경우, 의사에게 자문한다. 수행 상태에 장애를 보이는 것의 원인이 밝혀지더라도, 인지 또는 신체 기능이 감소하는 징후들을 계속해서 관찰하도록 한다.

그러나 CPS 점수가 1, 2점이면서 적절한 설명이 안 되는 평가대상자들은 인지 장애의 치료 가능한 원인을 밝혀내고 최적의 약물을 알아내기 위한 포괄적인 의학적 평가를 실시해야 한다.

추후 평가는 한 명의 의사에게 의뢰하는 것부터 신경생리학적 검사, 혈액학적 검사, 뇌 영상과 관련한 포괄적인 검사에 이르기까지 다양하다.

인지 기능 저하의 회복 가능한 원인 파악하기

대부분의 새로운 약물은 인지 기능에 부정적인 영향을 미칠 수 있다. [적절한 투약 CAP 참고]

혈중 비타민 B12 저하, 칼슘 대사나 갑상선 기능장애, 과도한 음주와 같은 일부 유형의 인지 기능 손상은 회복 가능할 수도 있다. 인지 기능 저하 예방 그룹의 평가대상자들의 경우 향후 인지 기능 손상과 연결되어 있을 수 있는 임상적인 위험 요인들을 검토해 보도록 한다.

불안정한 인지 상태의 징후 섬망이나 급성적인 혼란(acute confusion)은 잠재적으로 회복 가능한 상태이다. 그러나 이는 평가대상자의 평소 인지 기능 장애의 특성과 혼동되어 잘못된 판단을 일으킬 수 있다. 대부분 평가대상자들은 섬망이 치료됨에 따라 인지 수행도 개선되는 것을 기대할 수 있다. [섬망 CAP 참고]

치매 질환 진단을 받은 평가대상자의 경우, 인지 기능 저하의 징후를 평가한다.

- 최근의 인지 상태 손상에 대해 잠재적으로 회복 가능한 원인(치매를 유발한 질병 자체는 제외)이 있는지를 파악하기 위해 돌봄제공자에게 꼭 물어본다. 돌봄제공자와 가족의 도움이 기능 저하를 정확히 나타내지 않을 수도 있다. 목표는 평가대상자가 일상생활에서 잔존 인지 기능을 최대한 활용하도록 하는 것이다. 최근의 이러한 인지 기능 손상이 회복 불가능하다고 여기는 것은 옳지 않다.

- 평가대상자에게 의사 결정과 일상적인 활동을 수행하는 데에 참여할 기회를 다시 제공하면서, 이러한 변화를 확인하는 것은 돌봄제공자가 평가대상자의 인지 및 기능 장애를 인식하는 것을 돕는다. 기능 저하에 대한 지식은 다른 사람이 평가대상자의 능력에 대한 실질적인 기대치를 설정하고, 평가대상자가 일상적인 의사 결정 참여를 최대화시킬 수 있는 접근을 계획하는 데 도움이 될 것이다.

일상생활, 케어 제공, 활동 참여를 방해하는 행동 증상(예: 배회나 타인에 대한 물리적 폭력)이 있는가? [문제행동 CAP 참고]

- 문제행동에 대한 특별 치료와 섬망에 대한 치료는 이러한 상태를 다루고 인지적인 능력을 향상시키는 데에 효과적일 것이다. [섬망 CAP, 문제행동 CAP 참고]
- 통증은 인지 상태에 부정적인 영향을 미친다. 인지 기능 장애가 있는 평가대상자에게 통증은 또한 행동 문제, 불안정, 기능 손상을 유발시킬 수 있다. [통증 CAP 참고]
- 일부 행동 문제는 회복 불가능할 것이다. [문제행동 CAP 참고] 만약 이러한 경우이면서 행동 문제가 매일 발생한다면, 평가대상자에게 다른 환경이 적합할 것이다. 그러나 경증의 인지 기능 장애가 있는 경우에, 평가대상자는 어디에 거주할 것인가를 포함하여 자신의 삶에 대한 결정을 내릴 수 있어야만 한다.
- 일부 행동 문제는 평가대상자의 안전, 건강, 행동 패턴이나 다른 평가대상자의 안전에 위협을 주지 않는다면 중재가 필요하지 않을 수 있다. 그러나 만약 행동 문제와 인지 기능 저하가 일시적으로 관련이 있다면, 행동 문제 치료에 대해 다음과 같은 것들이 고려되어야 한다.
  - 인지 능력이 문제행동 관리 프로그램을 시작한 이후에 저하되었는가?(예: 정신과 약물)
  - 치료 프로그램 때문에 저하되었는가?(예: 약물 부작용)
  - 인지 능력이 행동 관리 프로그램을 시작하면서 개선되었는가?
  - 돌봄제공자가 평가대상자의 자가 수행 패턴을 강화시키는 데 도움이 되었는가?

평가대상자는 우울의 증상으로 힘들어하고 있는가?

- 우울 증상은 치매로 오인되는 인지 기능 저하의 원인이 될 수 있다. [기분 CAP 참고]

다른 의학적 문제가 있는가?

- 다른 의학적 문제를 밝히고 치료하는 것은 인지 기능과 평가대상자의 삶의 질을 향상시킬 것이다. 예를 들어, 만성 간질환과 신부전 치료는 인지 기능 손상의 원인이 되거나 인지 기능을 악화시킬 수 있는 반면, 울혈성 심부전이나 만성폐쇄성폐질환(COPD) 치료는 신체 및 인지 기능의 개선을 가져올 수도 있다. 이러한 상태는 대부분 의사의 케어를 받고 있는 상황이므로 만약 평가대상자가 새로운 인지 기능 손상을 경험하기 시작한다면 위와 같은 질환이나 이를 위해 새로이 적용된 또는 변경된 치료와 관련 있을 가능성에 대해 의사와 논의해 보도록 한다.
- 통증의 증가는 기능적인 활동에 참여를 감소시킬 수 있어, 인지 기능 저하가 있다고 잘못 여겨질 수 있다. [통증 CAP 참고]

평가대상자는 다른 사람들과 효과적으로 의사소통할 수 있는가? 인지 기능 손상으로 힘들어하는 많은 평가대상자는 완전한 의미의 의사소통을 할 수 없다. 결과적으로 거의 이해할 수 없는 행동(예: 소리 지르기)이 평가대상자가 유일하게 의사를 표현하는 방법일 수 있다. [의사소통 CAP 참고] 효과적인 의사소통을 하지 못하는 이유가 청력 손상이나 신경학적 장애(예: 실어증)로 인한 것이 아닌지 확인한다.

- 돌봄제공자와 가족들과 함께 평가대상자와 가장 효과적으로 대화할 수 있는 방법에 대해 논의한다. 때로는 이들이 평가대상자와 접촉하는 방법에 대해 가장 잘 알고 있을 수 있다. 만일 돌봄제공자와 가족들이 이에 대해 잘 모르고 있다면 최근 인지 기능이 저하된 평가대상자에게 접근하는 방법에 대해 도움이 필요할 것이다.
- 평가대상자는 의미 있는 대화를 하는 데에 참여할 의지와 능력이 있는가?
- 돌봄제공자는 평가대상자가 반응하는 것을 격려하기 위해 비언어적 대화 기술(예: 접촉, 몸동작)을 사용하는가?

인지 기능에 영향을 미칠 수 있는 평가대상자의 약물 기록을 검토한다. 의사와 의논하거나 도움을 받을 수 있는 자문 약사에게 의뢰를 고려한다.

- 많은 약물, 특히 정신과 약물은 인지 기능 저하를 유발할 수 있다. [적절한 투약 CAP 참고]
- 약물이 시작되거나 중단되었을 때 평가대상자가 갑자기 인지 기능 저하를 보일 수 있다. 처방 약물 및 일반의약품을 모두 포함한 약물 기록에 대한 철저한 검토는 약물 투여와 관련된 최근의 변화를 알아내는 데에 도움이 될 것이다.
- 어떤 약물들은 알츠하이머병이 있는 일부 평가대상자들의 인지 상태 저하를 예방하는 데에 제한적으로 도움이 될 수 있다. 만약 이러한 약물을 복용하고 있지 않거나 전혀 시도한 적이 없다면 의사와 함께 이러한 치료에 대해 의논해 본다.
- 만성적 혹은 급성적으로 알코올을 섭취하거나 불법 약물(street drug)을 복용하고 있는지 확인한다.
- 평가대상자가 한약이나 대체 약물을 복용하고 있는지 확인한다.

일상생활에 지속적으로 참여

독립적인 활동을 수행할 기회가 있는가? 한 영역의 기능 저하가 있다고 해서 돌봄제공자가 해당 영역을 모두 책임질 필요가 있다는 것으로 여겨서는 안 되고, 다른 영역에도 분명한 수준의 기능 저하가 있을 것으로 예상해서도 안 된다. 다음과 같은 문제를 고려하면서 평가 정보들을 검토한다.

- 평가대상자가 자신의 케어에 참여할 수 있다고 보이는 요인들이 있는가?(예: 평소보다 자가 수행을 잘하는 경우가 있음, 조금 더 독립적으로 수행하고 싶어함, 무언가를 배울 수 있는 능력이 남아 있음, 몸통, 팔다리 또는 손을 조절할 수 있는 능력이 남아 있음)
- 평가대상자는 일상적인 의사 결정에 조금 더 참여할 수 있는가?
- 평가대상자에게 의사 결정에 더 참여할 수 있는 인지 기능이 남아 있는가?
- 평가대상자는 수동적인가?
- 평가대상자는 케어에 저항하는가?
- 각 활동들은 평가대상자가 감당할 수 있는 하위 동작들로 나뉘는가?

평가대상자의 기능 변화의 폭이나 속도가 어떠한가? 기능 변화는 종종 인지 기능 저하의 징후이고, 기능변화가 있을 때에는 그러한 변화의 회복 가능한 원인을 파악해야 한다. [일상생활활동 CAP, 도구적 일상생활활동 CAP 참고] 다음의 내용을 고려하도록 한다.

- 평가대상자가 이동하기, 옷입기, 식사하기에 있어서 어느 정도 의존적인가?
- 균형을 잡는 데 문제가 있거나 낙상의 위험이 있는가? [낙상 CAP 참고]
- 평가대상자는 적절한 귀띔이나 재활 프로그램을 통해 조금 더 독립적으로 될 수 있는가?
- 영양 상태와 체중 감소로 인해 신체 기능 저하가 올 수 있고 신체 기능 향상을 저해할 수 있다. [ADL CAP, 영양 부족 CAP 참고]
- 적절한 의뢰가 추가적인 악화를 막을 수 있는가?

평가대상자가 일상생활활동과(ADL) 일상생활에 지속적으로 참여하는 정도는 어떠한가? 평가대상자 삶의 신체적, 사회적인 면에 초점을 둔 프로그램들은 때때로 인지 기능 저하로 인해 주변에 피해를 주는 증상들을 경감시킬 수 있다. 다음의 내용을 고려하도록 한다.

- 활동을 수행할 때, 활동의 요구나 주변 환경을 조정하는 것이 도움이 되는가?
- 소규모 그룹 프로그램이 권고되는가?
- 특별한 환경적 자극이 있는가?(예: 방향 지시, 특별 조명, 색깔 지시)
- 돌봄제공자는 정기적으로 평가대상자가 자신의 기능 수준을 최대한 유지할 수 있도록 하는 방향으로 도와주고 있는가? 예를 들어, ADL 수행에 도움을 줄 때 정기적으로 말로 알려주기, 신체 신호 주기, 감독하기 등을 하는가? 평가대상자가 신호에 반응할 수 있는 충분한 시간을 주기 위해 ADL 활동들을 세부적으로 나누어서 설명하는가? 즐겁게 격려하는 방법으로 도움을 제공하고 있는가?
- 평가대상자는 최근에 가까운 사람을 잃은 일이 있었는가?(예: 배우자의 사망, 일차 돌봄제공자의 변경, 최근 조금 더 의존적인 생활 환경으로 이동, 가족, 친구의 방문 감소)

평가대상자는 쇠약(failure to thrive)을 경험하고 있는가? 인지 기능의 장애가 있는 평가대상자들의 축적된 건강 문제와 신경학적 문제들은 어느 시점에서 사망뿐 아니라 높은 합병증(예: 욕창)의 위험을 나타낼 수 있다. 이러한 장애에 관해서는 다음의 내용을 검토한다.

- 정서적·사회적·환경적 요인이 이러한 문제를 관리하는 데에 주요한 역할을 하는가?
- 평가대상자가 음식을 먹지 않고 있다면, 무엇 때문에 그러한가? 예를 들면 회복 가능한 기분 문제, 식사 활동이 일어나는 물리적 사회적 환경에 대한 부정적인 반응, 특수 제작된 수저(utensils)를 사용해야만 할 정도로 손의 조정 능력이 상실된 것과 같은 신경학적 장애 등이 있을 수 있다.
- 돌봄제공자에 대한 교육, 항우울제 약물의 사용, 작업치료사에게 의뢰한 훈련이나 상담 프로그램 등을 통해 밝혀진 문제를 바로잡을 수 있는가?
- 원인을 파악할 수 없는 경우, 말기 상황에 나타나는 회복 가능하거나 예방될 수 있는 임상적 상태(예: 분변 매복, 통증, 압박성 궤양)가 있는가? 어떤 중재가 이러한 합병증의 가능성을 예방하거나 적어도 감소시킬 수 있는가?

발달장애가 있는 평가대상자 발달장애가 있는 평가대상자들의 수명이 점차 길어지면서 일부 발달장애 평가대상자들은 나이가 들어가면서 치매가 생기기도 한다. 인지 기능이 저하됨에 따라, 가족과 다른 돌봄제공자들은 평가대상자가 가능한 독립적으로 사는 것을 도와줄 수 있도록 평가대상자의 생활 환경이나 삶의 다른 측면들을 조정해야만 할 것이다.

추가 자료

Mace N, Morris JN, Lombardo NE, Perls T. 1997. Cognitive loss. In Morris JN, Lipsitz LA, Murphy KM, Belleville-Taylor P, eds. *Quality care in the nursing home*. St. Louis, MO: Mosby.

The Web site maintained by the Alzheimer's Association (www.alz.org) is an excellent resource. It contains much information, including lists of recent articles, books and videos, a summary of tips for caregivers, and links to many other Web sites (such as www.alzheimer.ca).

저자

John N. Morris, PhD, MSW
Harriet Finne-Soveri, MD, PhD
Katharine M. Murphy, PhD, RN
Knight Steel, MD
Pauline Bellville-Taylor, RN, MS, CS

Section 8

섬망 CAP

문제

섬망 CAP은 섬망(급성적인 인지 저하)과 만성적인 인지 저하, 치매와 같이 서로 관련되어 있지만 감별해야 하는 진단들에 초점을 둔다. 이 문제들 간의 관계를 파악하는 것은 평가대상자의 삶에서 중요하다. 인지 기능 저하와 만성적인 특성을 함께 고려해야 한다. 만약 문제가 급변하거나 최근에 발생한 것이라면, 이는 섬망일 가능성이 높다.

8

섬망은 대개 감염, 탈수, 약물 반응과 같은 기존의 급성적인 건강 문제로 인한 심각한 상태를 말한다. 이는 높은 사망률 및 유병률(예: 욕창 발생, 기능 저하, 행동 증상 지속, 입원)과 관련이 되어 있다. 섬망 CAP은 이러한 증상을 나타내는 평가대상자들의 요구를 위한 케어 접근법에 대한 것이다.

섬망은 기존에 인지 기능 장애가 있었던 많은 사람을 포함하여 입원 환자나 의료 기관에서 최근에 퇴원한 사람들에게서 흔하다. 급성기 케어 기관에서 장기요양시설로 입소한 평가대상자의 약 25%가 섬망의 증상을 나타내는데, 이는 평가대상자의 성공적인 재활을 어렵게 하고 장기요양시설에 더욱 오래 머무르게 한다. 섬망은 말기 평가대상자인 경우 80~90%로 더 많고 섬망으로 인해 평가대상자와 가족들이 불편을 느끼게 된다.

섬망을 일찍 발견하고 치료하는 것은 중요하다. 평가대상자와 정기적으로 만나는 임상전문가들은 섬망을 발견하고, 평가하며, 의사나 다른 일차 의료 제공자들과 협력하여 케어 계획을 수립하기에 가장 적절한 위치에 있다.

섬망은 절대 정상적인 노화의 일부분이 아니다. 전형적인 일부 섬망 증상은 종종 치매의 악화, 특히 한참 진행된 상태로 잘못 인식될 수도 있다. 치매와 달리, 섬망은 갑자기(몇 시간에서 며칠) 발생한다. 전형적인 증상으로는 집중이 어려움, 하루 중 행동이나 인지 기능이 급변함, 안절부절못함, 낮에 잠을 잠, 횡설수설함, 말이 안 되는 대화, 착각(misinterpretation), 없는 것을 보거나 느낌(환각), 고착화된 잘못된 믿음(망상)과 같은 인식의 변화 등이 있다.

섬망 관리의 성공은 임상적 상태에 대해 정확하게 확인하고, 원인에 대해 정확하게 진단하며, 즉각적인 간호 중재와 약물을 투여하는 것에 달려 있다. 섬망은 종종 여러 가지 요인으로 인해 발생하고 악화된다. 만약 한 가지 원인을 확인하여 다룸에도 불구하고 섬망이 지속된다면, 다른 잠재적 원인에 대해서 재평가해 보아야 한다. 관리의 초점은 감염 치료, 탈수 관리, 통증 및 우울 완화, 약물 관리, 최적의 감각 보조 기구 제공(예: 안경과 보청기 사용), 평가대상자가 거주하고 있는 환경에서 가능한 한 정상적인 사회적·기능적 상태를 증진하도록 하는 것 등이다.

병원에서 섬망을 확인하고 중재를 시행한다 하더라도, 평가대상자가 다른 곳(예: 집, 장기요양시설, 보조 주거시설)으로 퇴원할 때까지 섬망은 종종 지속되기도 한다. 가족과 공식적 돌봄제공자들은 섬망이 회복되기 시작하는 데 효과적이었던 중재에 대해 잘 알고 있어야 한다. 가족들과 돌봄제공자는 가정에서 평가대상자가 안전하도록 책임져야 한다. 섬망 상태가 지속되는 상태로 집으로 퇴원한 평가대상자는 운전하거나 기계를 조작해서는 안 되고, 섬망 상태 동안 다른 사람을 케어하는 것을 책임지면 안 된다.

일부 경우 평가대상자는 안전 문제로 인해 집에 혼자 있을 수 없을 것이고, 투약, 요리, 다른 ADL

활동하는 데에 감독이 필요할 것이다. 퇴원 담당 직원은 이에 대해 평가대상자와 가족과 함께 의논해야 한다. 평가대상자가 섬망에서 회복될 때까지 직원은 평가대상자의 특정 활동 제한에 대해 가족을 지원하는 역할을 담당할 수 있다.

케어의 전반적 목표

- 기존에 있는 섬망의 원인을 파악하고 치료하기
- 섬망 증상 및 다른 섬망 관련 건강, 기분, 행동 증상(예: 수액 라인을 제거함, 위험하게 올라탐)을 관찰하고 케어함
- 이차적인 합병증(예: 신체적 억제, 낙상, 탈수, 섬망을 악화시키는 원인이 될 수 있는 부적절한 정신과 약물 사용과 관련)을 예방함
- 섬망 재발 방지

섬망 CAP Trigger

섬망 CAP은 평가대상자의 섬망 증상이 왕성하게 나타날 때 도출된다. 치료의 목표는 평가대상자를 원래 상태로 되돌리는 것이다.

도출된 그룹 이 그룹은 다음과 같은 증상이 모두 나타나는 평가대상자를 포함한다.

interRAI Suite 평가 도구(장기요양시설 평가 도구, 홈케어 평가 도구)

- 다음 영역의 행동들이 평소 기능과 달라 보임, 새롭게 나타났거나 최근에 달라짐: 쉽게 산만해짐, 혼란스러운 대화, 하루 동안 정신 기능이 시간에 따라 변함
- 평가대상자의 평소 기능 상태 중에서 정신 상태가 급격하게 변함

MDS 2.0

- 지난 7일 동안의 행동 양상이 평가대상자의 평소 행동과 달라 보임: 쉽게 산만해짐, 주변 환경에 대한 인식이 변화된 적이 있음, 혼란스러운 대화를 하는 때가 있음, 안절부절못하는 기간이 있음, 기면 상태인 기간이 있음, 하루 동안 정신 기능이 시간에 따라 변함
- 지난 7일 동안 정신 기능의 변화가 급작스럽거나 새롭게 나타남

장기요양시설에 거주하는 평가대상자의 1~20%, 홈케어 서비스를 받고 있는 평가대상자의 3~15%, 지역사회에서 독립적으로 거주하고 있는 노인의 1% 미만이 이 그룹에 해당된다.

도출되지 않은 그룹

이 그룹은 위에서 언급된 증상이 하나도 없는 평가대상자들을 포함한다.

의사와의 의사소통과 평가와 케어 계획에 참여

초기 평가 섬망의 평가와 초기 치료는 간호인력과 의사의 책임이다. 섬망 CAP이 도출되면, 이는 평가대상자가 섬망이 있음을 암시한다. 섬망 CAP이 도출되었을 때 해야 할 가장 중요한 첫 번째 단계는 효율적인 섬망 진단을 위해 적절한 전문가에게 의뢰하는 것이다.

그러나 만약 몇 시간 이내에 적절한 의뢰를 하는 것이 불가능하다면, 추가적인 조언을 기다리는 동안 섬망에 대한 케어가 적절하게 이루어져야 한다.

효과적인 케어를 위해 간호사는 섬망의 증상, CAP 가이드라인 평가 내용과 염려 사항들에 대해, 의사와 소통할 수 있도록 준비해야 한다. 의사와의 의사소통이 더욱 철저하고 정확할수록 시기적절하게 적절한 중재를 쉽게 결정할 수 있다.

관찰 결과가 없다는 것 역시 의사에게 전달되어야 한다. 예를 들어, 평가대상자의 활력 징후가 안정적이고, 열이 없으며, 감염이나 탈수의 뚜렷한 증상이 없고, 음식이나 물을 적절하게 섭취하였고, 새로운 약을 투약하지 않았다는 것 같은 모든 관찰 결과들은 이후 중재를 결정하는 데에 도움이 될 것이다.

간호 관찰

활력 징후의 변화

- 활력 징후(체온, 맥박, 호흡, 혈압)를 측정하고 기록한다.
- 이 활력 징후를 평가대상자의 기존 패턴과 비교한다. 다음과 같은 결과는 임상적으로 중요하며, 발생 가능한 원인에 대한 평가가 즉각적으로 진행되어야 한다.
  - 직장 체온이 38℃ 이상 또는 35℃ 미만
  - 맥박이 60회/분 미만 또는 100회/분 이상
  - 호흡이 25회/분 이상 또는 16회/분 미만. 정확하게 측정하기 위해 1분 동안의 총 호흡수를 센다.
  - 저혈압 또는 뚜렷한 혈압 감소
    - 수축기 혈압 90mmHg 미만, **또는**
    - 평가대상자의 평소 혈압보다 수축기 혈압이 20mmHg 이상 감소, **또는**
    - 평가대상자의 평소 혈압보다 이완기 혈압이 10mmHg 이상 감소
- 고혈압
    - 수축기 혈압이 160mmHg 이상, **또는**
    - 이완기 혈압이 95mmHg 이상

감염의 징후

- 요로 감염, 폐렴, 다른 감염의 가능성을 암시하는 발열
- 면역이 약화된 평가대상자는 감염이 있어도 열이 없을 수 있으므로, 색깔이 탁하며 악취가 나는 소변, 울혈성 폐나 기침, 호흡곤란, 설사, 복통, 화농성 상처 배액, 절개 부위의 발적 등과 같은 다른 증상에 주의를 기울인다.

탈수의 징후 [탈수 CAP 참고] 만약 탈수 CAP이 도출된다면, 이것이 문제라는 가정하에 진행하여야 한다. 만약 도출되지 않은 경우, 다음을 검토하여 탈수 CAP으로 도출되지 않은 평가대상자의 탈수를 확인할 수 있다.

- 평소에 비해 최근 소변의 양이 감소하거나 더욱 농축됨
- 최근에 식사량이 감소함 — 끼니를 건너뛰거나 음식을 먹지 않고 남김, 체중 감소
- 오심, 구토, 설사, 또는 혈액 손실
- 정맥내 약물을 주입받음
- 전해질 불균형을 유발할 수도 있는 이뇨제나 약물을 투여받음

통증이 있는 평가대상자 [통증 CAP 참고]

- 통증의 빈도, 강도, 특징(발현 시간, 지속 시간, 질)에 대해 검토한다.
- 만약 평가대상자가 진통제를 투여받고 있다면, 돌발성 통증을 예방할 수 있을 정도로 적절한 용량인가? 만약 진통제가 섬망을 유발하는 것으로 의심된다면, 평가대상자는 다른 종류의 진통제를 시도해 보도록 한다.

이미 알고 있는 만성 상태가 갑자기 악화되는 징후가 있는가? 흔한 문제는 다음과 같다.

- 울혈성 심부전
- 당뇨
  - 저혈당 증상으로는 쇠약감, 발한, 빈맥, 예민함, 공복감, 두통이 있음
  - 고혈당 증상으로는 쇠약감, 갈증, 평소보다 소변량 증가, 혼란이 있음
- 폐기종/숨가쁨과 천명(wheezing)을 동반한 만성폐쇄성폐질환(COPD)
- 뇌졸중 또는 일과성 허혈 발작: **새롭게 발생한** 모든 종류의 어눌해진 말투, 팔다리의 약화 또는 무감각, 시력 변화, 실금의 발생 또는 악화, 새롭게 발생한 얼굴 비대칭
- 갑상선 질환
- 위장관계 출혈
- 최근 의사의 지시나 새로운 검사 결과값에 변화가 있는지 검토

최근 발생한 기능 저하의 징후 [일상생활활동 CAP 참고]

- 최근에 전반적인 ADL 상태 저하 — ADL 상태 저하의 이유와 섬망의 회복에 따라 ADL의 회복이 가능한지 평가
  - 섬망의 이차적인 증상으로 ADL 저하가 나타났는가?
- 어느 영역의 ADL(위생, 이동하기, 식사하기)이 저하되었는가?
  - 낙상과 관련이 있는가? [낙상 CAP 참고]

약물 검토

섬망과 관련이 있을 수도 있는 약물 또는 약물 요법을 확인하기 위해 평가대상자가 복용하고 있는 약

물을 검토한다. 이러한 검토를 위해서는 자문 약사가 중요할 수도 있다.

- 새로운 약물을 사용하거나 약물 용량이 증가하였는가? 약물을 변경했을 때부터 증상이 나타날 때까지의 소요 시간을 검토한다. 평가대상자는 급성기 케어를 받는 동안 섬망을 유발하는 약물을 복용했을 수 있고, 그 효과가 아급성기 또는 장기요양시설로 퇴원해서도 여전히 존재할 수 있다.
- 섬망을 유발하는 것으로 알려진 특정 약물이 있는가? 거의 모든 약물이 섬망을 유발할 수 있지만, 특히 흔한 약물로는 다음과 같은 것들이 있다.
  - 항콜린 성분이 있는 약물(예: 일부 항정신과 약물, 항우울제, 항파킨슨 약물, 항히스타민제)
  - 진통제(마약성 진통제), 특히 수술 후에 종종 사용하는 데메롤
  - 벤조다이아제핀, 특히 지속형 약제
  - 벤조다이아제핀을 최근에 갑자기 투약하지 않거나 생략함, 속효 또는 지속적 작용을 위한 용량의 감소. 집, 병원, 다른 시설로부터 최근에 입소한 경우 벤조다이아제핀 복용 중지를 중요하게 고려해야 함
  - 약물 상호작용(약사의 검토가 필수적임)
  - 병원에서 장기요양시설로 이동하는 동안 약물 또는 용량이 변경됨으로 인해 발생하는 약물 오류 또는 약물 역반응이 노인들에게 매우 흔하다는 것을 인식하는 것은 중요하다. 병원과의 의사소통은 이러한 문제를 감소시키는 데에 중요할 것이다.
- 평가대상자는 특정 약물 그룹 중 한 가지 이상의 약물을 복용하고 있는가? 이러한 검토 시 약사가 도움이 될 것이다.
- 특히 평가대상자가 탈수 상태이거나 신장부전이 있는 경우 약물 독성을 고려한다. 평가대상자는 약물 독성이 있었던 과거력이 있는가? 기록을 검토한다. 일부 약물에 대해서는 혈중 약물 수준을 고려해야 한다.

관련된 또는 진행 중인 증상과 징후를 관찰

- 수면장애(예: 밤에 잠을 자지 않거나 깸/낮에 잠을 잠)
- 초조함(agitation) 및 부적절한 움직임(예: 침대나 의자를 위험하게 올라감, 수액 라인을 잡아 뺌). 이러한 상황에서 평가대상자는 일대일 감독이 필요할 수도 있다. 임상적으로 정당화되는 경우에만[예: 평가대상자에게 정맥내 튜브를 통해 생명에 필요한 약물이나 수액이 공급되어야 하고, 억제대 대체 수단으로 관심의 전환(diversion)이 효과적이지 않을 경우], 최후의 수단으로만 신체적 억제대를 고려할 수 있다.
- 흡인과 욕창의 위험성을 증가시키는 활동 저하 상태(motor hypoactivity)(예: 활동성의 감소 혹은 부족, 기면 또는 반응 둔화)
- 약물 금단 증상으로 흔하게 나타나는 환각(존재하지 않는 것을 보거나 느낌)이나 망상(예: 커튼이 흔들리는 것을 창문에서 사람이 기어 올라오는 것으로 착각함)과 같은 인식 장애(perception disturbance)

기타 고려할 사항들

고려해야 할 심리사회적 문제들

- 최근 기분의 변화가 있음(예: 울음, 사회적 위축). 섬망은 종종 평가대상자에게 무서운 경험으로 다가오기 때문에 평가대상자에게 이러한 상태가 일시적인 것임을 알려줄 필요가 있다.
- 최근 사회적 상황에 변화가 있음(예: 고립, 최근 가족이나 친구의 상실). 환경적 변화를 경험한 평가대상자에게는 우선 다른 섬망의 원인을 제외한다.

혼란 상태를 악화시킬 수 있는 물리적 환경적 요소

- 평가대상자의 청력 또는 시력에 장애가 있는가? 장애는 평가대상자의 정보 처리 능력(지시, 상기시킴, 환경적 단서)에 영향을 미친다. 평가대상자가 (평소에 착용한다면) 안경이나 보청기를 사용하는지 확인한다.
- 평가대상자가 사물을 이해하도록 돕기 위해 종종 재교육(reorientation), 재확인(reassurance), 단서(reminders)를 제공받지 **않고** 있는가?
- 최근 환경적인 변화(예: 중환자실 입원, 방이나 병동의 변화, 새로운 입소, 병원에서 돌아옴)가 있었는가? 임상적으로 필요한 것이 아니라면, 평가대상자를 새로운 환경으로 이동하는 것을 자제하도록 한다.
- 평가대상자의 충분한 수면을 방해하는 것들(예: 빛, 소음, 잦은 방해)이 있는가?
- 주변 환경이 시끄럽고 어지럽혀 있는가?(예: 큰 소리로 부름, 시끄러운 음악, 지속적인 소란, 돌봄제공자의 잦은 변경)

임종에 대한 고려

섬망은 임종 상태에서 흔하게 나타난다. 그러나 현재 임종하고 있는 평가대상자나 "편안한 처치만 제공함(comfortable measures only)"이라는 처방이 있는 평가대상자에게 섬망의 원인을 밝히기 위한 적극적이고 침습적인 검사를 시행하는 것은 적절하지 않다. 현재의 완화 처치(palliative measures)가 평가대상자, 가족, 병동(예: 평가대상자가 병동을 매우 소란스럽게 만드는 경우)을 편안하게 하는지에 대한 집중적인 평가가 필요하다. 가족과의 상담은 케어의 목표 설정 시 중요하다. 통증이 조절되는 정도와 원하는 의식 수준 사이에서 균형이 이루어져야 한다. 케어의 목표는 최대한의 안위를 제공하는 것이어야 한다. 다음의 내용을 고려한다.

- **평가대상자에게 통증이 있는가?** 진통제 복용 양 또는 빈도를 증가시키거나, 더 강력하거나 추가적인 진통제를 사용할 수 있다.
- **섬망을 유발하는 약물을 평가대상자가 복용하고 있는가?** 약물 검토는 마약성 진통제, 신경이완제(항정신제), 항경련제, 비스테로이드성 항염증제와 다른 진통제, 항생제, 변비나 설사를 위한 약물에 중점을 두어야 한다.
  - 평가대상자는 약물을 사용하지 않거나 용량을 줄이면 더욱 편안해 할 것인가? 또는 약물로 인해 편안해하는 것이 섬망이라는 부작용보다 더 큰가?
- **평가대상자는 "말기 불안(terminal agitation)"(통제되지 않는 섬망)을 겪고 있는가?** 공포와 고통을 감소시키고, 사고에 의한 부상을 예방하기 위해 진정(sedation) 상태를 유지하도록 할 수 있다.

추가 자료

American Psychiatric Association (APA). 2004. Practice guideline for treatment of patients with delirium. *American Journal of Psychiatry* (May). **Note:** This guideline provides a detailed general overview of the delirium syndrome and the role of the psychiatrist in delirium management. These guidelines are also available at the APA Web site: http://www.psych.org (Click on "Clinical Resources" and then click on "Practice Guidelines") This site also includes Patient and Family guides, which would also be useful in training nurse assistants.

American Psychiatric Associations (APA). 2004. Practice Guideline for Treatment of Patients with Delirium. *American Journal of Psychiatry* (August).

Flacker JM, Marcantonio ER. 1998. Delirium in the elderly: Optimal management. *Drugs and Aging* 13: 119–30. **Note:** This article provides a detailed approach to treatment and monitoring of delirium.

Inouye SK. 2006. Current concepts: Delirium in older persons. *N Engl J Med.* 354: 1157–65.

Murphy KM, Levkoff S, Lipsitz LA. 1997. Delirium. In Morris JN, Lipsitz LA, Murphy KM, Belleville-Taylor P. eds. *Quality care in the nursing home*. St. Louis, MO: Mosby. **Note:** This chapter provides an overview of the syndrome particularly as it effects nursing home persons and staff. Detailed nonpharmacologic approaches and case examples are presented.

Rapp CG. 1999. Acute confusion/delirium (evidence-based protocol). The Iowa Veterans Affairs Nursing Research Consortium, University of Iowa Gerontological Nursing Interventions Center. **Note:** This protocol provides helpful information for developing a comprehensive care plan for persons with delirium. www.nursing.uiowa.edu

저자

Katharine M. Murphy, PhD, RN
Edward Marcantonio, MD
Sharon K. Inouye, MD
John N. Morris, PhD, MSW

Section 9

의사소통 CAP

문제

평가대상자가 의사를 표현하고 정보를 이해하는 과정에는 많은 요인이 영향을 미칠 수 있지만, 의사소통 CAP은 주로 평가대상자의 의사소통 상태와 일상적인 의사 결정을 내리는 인지 기능 간의 상호작용에 초점을 두고 있다. 정상적인 의사소통은 두 가지 활동과 관련되어 있다.

- 표현적 의사소통: 언어적·비언어적 방법으로 다른 사람을 이해시키는 것. 전형적인 문제에는 언어, 말하기(speech), 발성의 문제 등이 있다. 구체적으로는 적절한 단어를 찾거나, 문장을 조합하거나, 대상이나 사건을 표현하는 데에 어려움을 느끼는 것, 단어를 정확하게 발음하지 못하는 것, 더듬는 것, 쉬거나 변형된 목소리, 부족한 호흡으로 인한 작은 목소리 등이 있다. 다른 사람을 이해시키는 것에 적어도 어느 정도의 어려움을 겪는 평가대상자들은 지역사회에 독립적으로 거주하는 노인 중 15%, 홈케어 서비스를 받는 평가대상자의 25%, 장기요양시설에 거주하는 평가대상자의 40%에 이른다.
- 수용적 의사소통: 다른 사람과의 구두 혹은 서면 대화를 이해하는 것을 말한다. 전형적인 수용적 의사소통 문제는 청력, 대화 구분(speed discrimination), 단어 이해, 읽기, 표정 이해하기 등에 변화나 문제가 있는 것을 말한다. 언어적 의사소통을 이해하는 것에 적어도 어려움을 겪는 평가대상자들은 지역사회에 독립적으로 거주하는 노인 중 10%, 홈케어 서비스를 받는 평가대상자의 25%, 장기요양시설에 거주하는 평가대상자의 50%에 이른다.

케어의 전반적 목표

- 막을 수 있는 의사소통 기능 저하를 최대한 오랫동안 예방하기
- 저하된 의사소통 능력을 향상시키기
- 공통적인 원인 요소들의 목록을 검토하고, 적절하게 치료하기
- 가족과 돌봄제공자가 평가대상자와 효과적인 의사소통을 할 수 있도록 하기

의사소통 CAP Trigger

의사소통 CAP의 목표는 두 가지이다: 1) 기회가 있을 때마다 의사소통 능력이 향상되도록 노력하는 것, 2) 막을 수 있는 의사소통 능력의 악화를 예방하는 것. 의사소통 CAP이 도출된 모든 평가대상자들은 특화된 의사소통 케어 계획을 통한 추후 관리를 받아야 한다. 다음과 같이 도출된 두 그룹 간의

주요한 차이는 케어의 목표가 개선인가 혹은 악화 방지인가이다.

개선 촉진 필요 그룹

이 그룹은 다음의 두 요소가 모두 있는 경우를 말한다.

- 다른 사람에게 의사를 전달하는 것과 다른 사람의 의사 전달을 이해하는 것 두 가지 모두에서 중등도 이상(moderate to severe)의 장애가 있음
- 일상적인 의사 결정에 참여할 수 있는 능력이 어느 정도 있음(인지 기능이 남아 있음)

인지 기능을 고려해 볼 때, 이 하위 그룹에 속한 평가대상자들은 의사소통 기능이 향상될 가능성이 매우 높다. 비록 소수(약 15%)만이 향후 90일 이내에 향상될 가능성이 있지만, 케어의 초점은 이러한 가능성을 늘리는 것이다. 장기요양시설에 거주하는 평가대상자의 11%, 홈케어 서비스를 받는 평가대상자의 8%, 지역사회에서 독립적으로 거주하는 노인의 1% 미만이 이 그룹에 해당한다.

악화 방지 필요 그룹

이 그룹도 평가대상자의 의사소통 능력과 일상적인 의사 결정 능력으로 결정이 되나, 이 그룹의 평가대상자는 의사소통 능력은 높으나, 의사 결정 능력은 낮은 편이다.

잔존 인지 기능이 없음을 고려할 때, 이 하위 그룹은 의사소통 능력이 저하될 가능성이 매우 높다. 비록 소수(약 15%)만이 향후 90일 이내에 악화될 가능성이 있지만, 케어의 초점은 이러한 가능성을 줄이는 것이다. 장기요양시설에 거주하는 평가대상자의 25%, 홈케어 서비스를 받는 평가대상자의 10%, 지역사회에서 독립적으로 거주하는 노인의 1% 미만이 이 그룹에 해당한다.

도출되지 않은 그룹

이 그룹은 기능 향상이나 악화 방지를 위한 기능 유지가 현실적인 케어의 목표가 될 수 없는 평가대상자들을 포함한다. 의사소통 기술과 인지 능력(일상적인 의사 결정 능력으로 측정됨) 간에는 어떤 균형이 있는데, 이는 좋은 의사소통 능력과 인지 능력, 중간 정도의 의사소통 능력과 인지 능력, 좋지 않은 의사소통 능력과 인지 능력과 같이 세 가지로 구분될 수 있다.

의사소통 능력은 인지 능력에 대응하기 때문에, 이 그룹은 시간이 흐름에 따라 변화될 가능성이 거의 없다. 장기요양시설에 거주하는 평가대상자의 64%, 홈케어 서비스를 받는 평가대상자의 88%, 지역사회에서 독립적으로 거주하는 노인의 99%가 이 그룹에 해당한다. 이 그룹에 속한 평가대상자의 케어는 예상 밖의 의사소통 수준 저하를 모니터링하는 정도로 제한한다.

의사소통 CAP 가이드라인

의사소통에 문제가 있다면, 이에 대한 평가는 다음과 같은 여러 요소를 검토하는 것에 초점을 두어야 한다: 장애의 기저 원인, 교정 치료 시도의 성공 경험, 비언어적 전략으로 보완할 수 있는 평가대상자의 능력(예: 시각적으로 비언어적 사인이나 표시를 따를 수 있는 능력), 효과적인 의사소통을 할 수 있도록 하는 돌봄제공자의 능력 및 의지. 의사소통 능력이 감소되어 있다면, 평가대상자와 돌봄제공자는 비언어적 의사소통 기술(인간의 가장 기본적이고 자동적인 능력 중 하나인) 사용을 늘려야 한다. 접촉,

표정, 시선 맞춤, 손의 움직임, 목소리 톤, 자세 모두 의사소통의 효과적인 수단이다. 이러한 실용적인 수단들을 인식하고 사용하는 것이 효과적인 의사소통의 핵심이다.

혼란을 일으키는 문제에 대해 평가대상자를 평가하고 이러한 문제들을 다룬다. [관련 CAP 참고] 이러한 혼란 요인들을 감소시키거나 추가 악화를 예방하면서 평가대상자의 의사소통 능력에 대해 검토해야 한다.

- 인지 상태의 저하, 특히 최근 급성적인 혼란(섬망) 발생
- 기분 증상 지표의 점수 증가[예: 우울측정척도(DRS) 점수 증가]
- ADL 상태 악화
- 만성폐쇄성폐질환(COPD)이 있는 평가대상자의 호흡 상태 악화
- 구강 운동 능력 — 연하, 발성의 명료함

의사소통의 요소들에 대해 평가하고 가능하면 교정한다. 이해하기, 듣기, 표현하기에서 평가대상자가 지닌 구체적인 강점과 약점들은 지지적인 치료 프로그램에서 활용한다.

- 청력장애: 평가대상자에게 적절한 청력 보조 도구가 있는지, 제대로 작동하는지(예: 배터리가 작동하는지), 사용하고 있는지 확인한다. 평가대상자가 조용한 환경이나 다른 사람의 입술을 볼 수 있는 일대일 대화 시와 같은 특정 상황에서 이해할 수 있는지 확인한다.
- 의사소통 성공: 만약 평가대상자가 어떤 특정한 사람들과 더 효과적으로 의사소통할 수 있다면, 왜 그러한지 확인하도록 한다. 예를 들어, 평가대상자가 천천히 그리고 분명하게 말을 하는가? 특정 몸짓이나 동작을 취하는가? 다른 언어로 말하는가? 이런 형태의 효과적인 의사소통 방법을 구사하도록 한다.
- 비언어적 의사소통: 만약 평가대상자가 의사소통을 위한 기구나 다른 비언어적 의사소통 방법을 사용할 능력이 있다면, 직원이나 돌봄제공자들은 그러한 방법을 적용할 필요성을 인식하고 사용하기 위해 훈련하도록 한다.
- 최근에 발생한 청력 저하: 이루(ear discharge)나 귀지가 쌓인 것과 같은 잠재적인 원인에 대해 검토한다.

치료와 평가 과거력을 검토한다.

- 평가대상자는 청력전문가(audiologist)나 언어치료사(Speech-Language Pathologist, SLP)들의 평가를 받아 본 적이 있는가?
- 최근 평가 이후 평가대상자의 상태가 악화되었는가?
- 평가 결과가 케어 계획에 반영되었다면, 구체적으로 이행되어 왔는가?

의사소통 문제와 관련이 있는지 고려되어야 할 요인들

- **최근에 발생한 상태**[예: 뇌졸중으로 인해 발생한 실어증(aphasia)] 만약 개선이 가능하다면, 언어치료사에게 의뢰하는 것을 고려한다.
- **만성적 또는 재발성 질환**(예: 알츠하이머병이나 기타 치매, 뇌졸중 이후 발생한 연하장애, 파킨

손병, 정신 건강 문제) 치료를 해도 잘 개선되지 않는 만성질환의 경우에는 부족한 부분을 보완할 수 있는 의사소통 중재를 고려한다(예: 알츠하이머병이 있어 중간 정도 의사소통의 문제가 있는 경우, 의사소통을 위해 짧고 직접적인 문구를 사용하고 접촉을 통한 접근을 하는 것이 효과적일 수 있다).

- **발성 장애를 보이는 상태**[예: 천식, 폐기종/만성폐쇄성폐질환(COPD), 파킨슨병, 암, 잘 맞지 않는 의치] 호흡 연습이나 심장호흡기계의 지구력 훈련을 위해 물리치료사에게 그리고 의사나 치과의사에게 의뢰를 고려한다.
- **일시적인 상태**(예: 섬망, 감염, 급성 질환) 잘 치유되면 의사소통 능력이 향상될 수 있는 급성적이거나 일시적인 증상이 있는가? [섬망 CAP 참고 또는 의사에게 의뢰]
- **평가대상자의 의사소통 능력에 장애를 줄 수 있는 평가대상자의 투약 내용을 평가한다.** 약물을 조정하거나 대체함으로써 의사소통 능력을 향상시킬 수 있는가? 다음과 같은 약물을 사용하고 있다면 의사와 상의한다.
  - 항우울제, 안정제(항정신제, 항불안제, 진정제)와 같은 정신과적 약물
  - 마약성 진통제
  - 항파킨슨 약물
  - 겐타마이신과 토브라마이신과 같은 항생제
  - 아스피린
- **평가대상자의 능력에 맞는 양과 질의 의사소통 기회를 가졌는지 평가한다. 개선 가능한 문제로 인해 의사소통의 기회가 제한되어 있지는 않은가?**(예: 의사소통할 다른 사람이 있는지, 혹은 칠판이나 컴퓨터를 사용할 수 있는지)

추가 자료

Lubinski R, Frattali C, Barth C. 1997. Communication. In Morris JN, Lipsitz LA, Murphy KM, and Belleville-Taylor P, eds. *Quality care in the nursing home*. St. Louis, MO: Mosby. **Note:** This chapter provides an approach assessment of the person with communication deficits, including how to assess and address underlying problems and tips for care planning.

저자

Rosemary Lubinski, EdD
Carol Frattali, PhD
John N. Morris, PhD, MSW

Section 10

기분 CAP

문제

기분장애(예: 우울, 슬픔, 불안)는 지역사회나 시설에 거주하는 성인들에게 흔히 있는 문제이다. 우울은 종종 진단이나 치료가 제대로 되지 않는 경우가 많다. 증상 발현율이 낮다면, 진단이 적절하게 이루어지지 않았을 가능성을 고려해야 한다. 우울 치료가 적절히 제공되지 않으면 기분장애는 높은 사망률, 기능 저하를 일으킬 수 있고, 평가대상자, 가족, 돌봄제공자에게 불필요한 어려움을 가중시킨다. 기분 CAP은 이미 우울 진단이 있거나 우울 기분 증상이 있어 관심 및 향후 진단이 필요한 평가대상자를 선별하는 것에 초점을 둔다.

케어의 전반적 목표

- 기분 상태로 인한 평가대상자 자신 및 다른 사람의 안전에의 직접적인 위협을 파악하고 이에 대처하기
- 기분 상태의 원인이 되거나 촉진 요인이 되는 기저 상태를 파악하고 치료하기
- 기분 문제를 치료하기
- 치료에 대한 반응이나 부작용 모니터링하기

기분 CAP Trigger

기분 CAP은 세 가지 그룹으로 도출된다. 이는 평가대상자의 우울측정척도(DRS) 점수에 근거한다. interRAI 평가 도구에 있는 다른 문항들은 추가적인 평가에 도움이 될 수 있지만, DRS는 잠재적 또는 실제적인 우울 문제를 파악해낼 수 있는 가장 좋은 지표이다.

기분 CAP 도출 원칙

- 첫째, 다음 문항들에 대한 평가대상자의 평가 내용을 합하여 DRS 점수를 산출한다. interRAI suite에 있는 문항들의 전체 점수 범위를 0~14로 만들기 위해, 0=0점, 1,2=1점, 3=2점으로 재코딩한다.
  - 부정적인 말을 함
  - 자신 또는 타인들에 대해 늘 화가 나 있음
  - 언어적, 비언어적으로 비현실적인 두려움 표현
  - 반복적으로 건강 문제 호소
  - 반복적으로 불평하거나 염려함

- 슬프거나, 고통스럽거나, 걱정스러운 표정을 함
- 울거나 눈물 어림

- 둘째, 평가대상자는 다음 중 하나의 그룹에 해당된다.

고위험군: DRS 3점 이상

장기요양시설에 거주하는 평가대상자의 20%, 홈케어 서비스를 받는 평가대상자의 25%, 지역사회에서 독립적으로 거주하는 노인의 5%가 이 그룹에 해당한다. 장기요양시설에 있거나 홈케어 서비스를 받으면서, 이 그룹에 도출된 평가대상자의 42%가 향후 90일 이내에 개선될 것이다.

저위험군: DRS 1~2점

장기요양시설에 거주하는 평가대상자의 30%, 홈케어 서비스를 받는 평가대상자의 25%, 지역사회에서 독립적으로 거주하는 노인의 5%가 이 그룹에 해당한다. 장기요양시설에 있거나 홈케어 서비스를 받으면서, 이 그룹에 도출된 평가대상자의 25%가 향후 90일 이내에 개선될 것이다.

도출되지 않은 그룹: DRS 0점

장기요양시설에 거주하는 평가대상자의 50%, 홈케어 서비스를 받는 평가대상자의 50%, 지역사회에서 독립적으로 거주하는 노인의 90%가 이 그룹에 해당한다.

기분 CAP 가이드라인

기분장애가 있는 평가대상자에 대한 접근의 개요

- **초기 평가 및 안정화** 기분장애는 경미한 정도부터 삶을 위협하는 데에 이르기까지 심각도의 범위가 다양하다. 초기 평가의 일차적인 목표는 평가대상자가 자신이나 남에게 해가 될만한 정도의 심각한 기분장애의 증상이 있는지 확인하는 것이다. 임상전문가들은 평가대상자가 위험한 상황에 있는지 또는 다른 사람에게 급박한 위험이 되고 있는지 확인하고, 이를 적절한 정신 건강 전문가와 의논하여 안전을 유지하기 위한 중재가 즉각적으로 수행될 수 있도록 한다.
- **기분장애의 특징 확인** 기분장애 증상의 발현을 촉진시킬 수 있는 많은 요인이 있다. 심리사회적 스트레스 요인(예: 개인적 상실), 기존 정신 건강 문제의 재발, 약물의 부작용, 현재 지니고 있는 의학적 질환이 이에 포함된다. 평가대상자는 한 가지 이상 촉진 요인을 가지고 있는 경우가 많다. 적절한 치료의 선택은 기분 문제의 유발 요인에 대한 평가 결과에 따라 달라진다.
- **치료 및 모니터링** 다양한 범위의 기분장애에 각각 적합한 많은 종류의 치료 방법이 있다. 치료(예: 약물 용량)는 평가대상자의 반응에 따라 조절될 필요가 있으므로, 치료받고 있는 평가대상자를 반드시 모니터링해야 한다.

초기 평가 관찰

평가대상자는 자해 위험이 있는가?

- 자살에 대한 생각이나 행동에 대해 물어본다.
  - 평가대상자는 자살 계획을 세웠던 적이 있는가?
  - 평가대상자는 과거에 자살을 시도했던 적이 있는가?
  - 평가대상자는 약물을 모으거나 가족에게 이별에 대해 말하기, 소지품 버리기, 메모 남기기와 같은 위험한 행동을 했던 적이 있는가?
  - 평가대상자는 일부러 자신을 해하거나 해하려 시도한 적이 있는가?
  - 평가대상자는 먹거나 마시는 것을 거부하고 있는가? 평가대상자는 최근 식욕 저하나 체중 감소를 경험하였는가? [탈수 CAP, 영양 부족 CAP 참고]
  - 평가대상자는 약물 투여나 다른 치료를 거부하고 있는가?
  - 판단이나 안전에 대한 인식이 손상도 었는지 관찰한다(예: 우울이 있는 평가대상자는 절망이나 무기력을 느껴 판단이나 의사 결정에 부정적인 영향을 미칠 수 있다).

평가대상자는 타인에게 해를 입힐 위험이 있는가?

- 화가 늘었거나 기분의 불안정 또는 안절부절 등을 보이는지 관찰한다.
- 평가대상자가 다른 사람에게 위협을 느끼거나, 다른 사람을 해하고자 하는 생각을 하고 있는지 물어본다(예: 기분 문제가 있는 평가대상자는 편집증과 같은 망상을 하고 있을 수 있다).
- 무기(예: 총)나 무기로 사용될 수 있는 물건(예: 식기류, 뾰족한 연필, 가위)이 있는지 확인한다.

기분장애의 모든 영역에 걸친 증상에 대해 파악한다.

- 평가대상자에게 우울한 느낌이 있는지 물어봄으로써 기분 문제의 주관적인 증상이 있는지 평가한다. 치매가 있는 평가대상자라 하더라도, 물어보면 종종 적절히 응답할 수도 있다.
  - 평가대상자는 슬픔을 느끼거나, 삶에 즐거움이 없다고 말한다.
  - 평가대상자는 일상적인 활동을 하는 것에 관심이 없거나, 참여하기에 너무 피곤하다고 호소한다. 평가대상자는 습관적인 활동에 집중하는 것도 더욱 어려워졌다고 말한다.
  - 평가대상자는 무가치한 느낌이나 죄책감을 표현한다(예: 평가대상자는 자신의 가족에게 짐이 되는 것 같다고 호소한다).
  - 평가대상자는 식욕이 감소하거나 수면 패턴이 변했다고 말한다.
- 다음과 같은 기분 문제에 객관적인 징후가 있는지 관찰한다.
  - 평가대상자는 눈물 어리거나 슬퍼하는 일이 많아졌다.
  - 수면장애: 잠을 자는 것이 어렵거나 과도하게 오래 잔다. 수면 습관을 정확하게 파악하기 위해 수면 기록지를 사용하는 것을 고려한다.
  - 평가대상자의 활동 수준이 낮아진 것 같다.
  - 평가대상자가 잘 안 먹고 체중이 감소하거나[영양 부족 CAP 참고], 평소보다 많이 먹는다.
- 기분 CAP이 도출되는 평가대상자에게 조증(mania)이나 경조증(hypomania)의 증상이나 징후가 있는지 확인해야 한다. 이는 우울 기분이 양극성 장애와 관련이 있는지 알아보는 데 도움이 되므로 기분장애의 임상적 관리에 도움이 될 수 있다.
  - 빠른 사고 변환(racing thoughts), 다행증(euphoria)

- 과민성의 증가(increased irritability)
- 잦은 기분 변화(frequent mood changes)
- 다변증(pressured speech)
- 사고의 비약(flight of ideas)
- 수면 욕구 확연히 감소(marked decrease in the need for sleep)
- 초조함 또는 과잉행동(agitation or hyperactivity)

■ 얼마나 오래 주관적, 객관적으로 이러한 변화가 있어 왔는지 수치화해 보도록 한다.

평가대상자의 가족과 친구들에게 평가대상자에게 기분 변화가 있었는지 물어본다.

기분장애 원인 파악

기분 변화와 관련이 있을 수도 있는 평가대상자의 투약이나 치료에 대해 검토한다.

기분 변화를 일으킬 수 있는 처방 약품 또는 일반의약품이 많이 있다. 약사나 의사에게 평가대상자의 전체 처방 약품 목록을 검토해 보도록 요청한다. 이 평가는 (1) 기분장애의 원인이 되거나 기분장애를 악화시킬 수 있는 약물이 있는지, (2) 처방된 항우울제 약물이 일정 기간 치료적인 용량이었는지에 초점을 두어야 한다.

■ 새롭게 투약을 시작한 약물이 있는가? 약물 투여 주기나 용량이 변경되었는가? 변경된 이후 증상 발현까지 걸린 시간을 검토한다. [적절한 투약 CAP 검토]

■ 기분 문제와 관련이 있을 수 있는 특정 약물이 있는가? 예를 들어 다음과 같은 범주에 있는 약물 중 일부는 기분 문제와 관련이 있다.
- 코르티코스테로이드(corticosteroids)
- 심장 약물
- 항콜린제
- 항경련제
- 녹내장 약물
- 항생제
- 항암제
- 진통제
- 항정신성 약물
- 기타(예: 인터페론, 일부 일반의약품)

■ 약물 중단[예: 코르티코스테로이드(corticosteroids), 항우울제]은 기분 문제와 연관 있을 수 있다.

새로운 약물들이 정기적으로 시판되고 있고, 일부 한약제(herbal remedies)는 기분에 긍정적 또는 부정적인 영향을 미칠 수 있다.

기분 문제의 발생이 평가대상자의 의학적 상태의 변화와 관련이 있는가? 다음의 상태들이 있는지 확인한다.

■ **섬망** — 섬망은 우울과 비슷하지만, 의식 수준의 변화 또는 인지 기능의 악화와 같은 증상이 있는 것으로 우울과 감별될 수 있다. [섬망 CAP 참고]

- **감염** — 발열, 악취가 나는 혼탁한 소변, 화농성 객담과 같은 감염의 증상이 있는지 평가대상자를 관찰한다.
- **통증** — 통증은 종종 우울과 관련이 있는데, 이런 경우 두 가지 모두를 평가하고 관리하는 것을 고려해야 한다. [통증 CAP 참고]
- **다른 의학적 상태의 예** — 기분 문제와 관련이 있는 다른 의학적 상태로는 갑상선 이상, 탈수, 대사장애, 최근에 발생한 뇌졸중, 치매, 암 등이 있다. [인지 기능 손상 CAP 참고]
- 의학적 상태에 대한 진단 및 치료를 위해 의사에게 의뢰하는 것을 고려한다.

기분 문제의 발생이 평가대상자의 심리사회적 변화와 관련이 있는가?

- 최근 환경의 변화가 있는가?(예: 오랫동안 살아왔던 곳에서 노인 복합 주택이나 장기요양시설로 이사함)
- 최근 관계의 변화가 있는가?(예: 친척이나 친구의 질병이나 상실, 친척이 다른 동네로 이사함)
- 최근 건강 인식에 변화가 있는가?(예: 심각한 질병이 있음을 알게 됨)
- 평가대상자의 존엄성에 영향을 미칠 수 있는 임상적 또는 기능적 변화가 있는가?(예: 실금의 발생 또는 악화, 의사소통 능력 저하)

기분 문제의 진행 과정은 어떠하였는가?

- 기분의 변화가 갑작스러웠나 아니면 점진적이었나? 기분장애는 대개 하루아침에 발생하지 않으며, 갑작스러운 발생은 급성적인 의학적 질병이나 섬망 때문일 수 있다.
- 기분 변화가 계속적이었는가? 아니면 극과 극을 오가며 동요하였는가?

평가대상자는 기분 문제의 과거력이 있는가?

- 평가대상자는 과거에 기분장애가 있거나 이를 치료했던 기록이 있는가?
- 기분장애의 치료가 최근에 변경되었거나 중단되었는가?

기분장애와 함께 발생한 불안 증상은 어떠한가?

- 각기 다른 장애이기는 하지만 기분장애와 불안장애가 함께 발생할 가능성이 있다.

치료 및 모니터링

치료에 대한 반응

- 안전에 대해 지속적으로 모니터링한다.
  - 자살 충동(suicidal feelings)이 있는지 모니터링한다. 자살에 대한 생각(thoughts of suicide)은 언제나 심각하게 고려되어야 한다. 우울증이 있는 일부 평가대상자들에게는 치료 초기에 평가대상자의 기력이 회복될 때 자살 위험이 증가할 수도 있다.
  - 정신 건강 전문가에게 의뢰하는 것을 고려한다.
  - 탈수 증상을 지속적으로 모니터링하고 영양 상태를 평가한다.
- 기분 상태에 대해 모니터링한다.

- 예상한 대로 기분 문제가 치료에 반응하고 있는가?
- 평가대상자에게 다른 기분 문제가 발생하고 있다는 징후가 있는가? 예를 들어, 양극성 장애가 있는 평가대상자는 우울증이 치료되면 조증에피소드(manic episode) 단계로 진행할 수 있다.

■ 치료 부작용의 발생에 대해 모니터링한다.

- 항콜린 부작용[예: 섬망, 심각한 변비, 구강 건조, 소변 정체, 흐릿한 시야(blurred vision)]
- 새로운 수면장애(불면증, 갑작스러운 수면 욕구의 감소, 낮 동안의 졸림)
- 체위성 저혈압 또는 보행 불안정
- 혼란(예: 기분장애로 인해 전기충격요법을 받은 평가대상자는 치료 이후 일시적인 혼란을 경험할 수 있음)

기분장애와 치료에 대한 교육의 필요성

■ 정신과적 치료나 상담에 대한 평가대상자의 기대는 어떠한가?

■ 정신과적 약물의 효과 및 부작용에 대해 평가대상자가 걱정하는 것은 무엇인가? [적절한 투약 CAP 참고]

■ 회복 단계에 대한 평가대상자의 기대는 어떠한가? 예를 들어 평가대상자는 증상이 개선되기까지 항우울제 치료가 몇 주 정도 소요되리라는 것을 모르고 있을 수 있다.

■ 평가대상자는 적절한 약물 용량을 파악하고, 최적의 치료 효과 및 최소한의 부작용을 위해 지속적인 평가, 약물 용량의 조절, 때로는 약물의 변경이 필요할 수도 있음을 알고 있는가?

■ 평가대상자는 기분 문제의 재발을 예방하기 위해 치료를 유지할 필요성에 대해 인지하고 있는가?

■ 만약 평가대상자가 홈케어 서비스를 받고 있거나 지원주거시설에 살고 있다면, 기분장애에 대한 추가 정보를 얻을 수 있는 지역사회 자원에 대해 알고 있는가?

케어팀, 평가대상자, 가족 모두는 계획된 치료 기간, 치료가 효과를 내는 데에 필요한 시간, 모니터링해야 하는 잠재적인 부작용에 대해 잘 알고 있어야 한다. [적절한 투약 CAP 참고]

추가 자료

Alexopoulos GS, Bruce ML, Hull J, Sirey JA, Kakuma T. 1999. Clinical determinants of suicidal ideation and behavior in geriatric depression. *Archives of General Psychiatry* (November). **Note:** This article reports the results of a study to determine risk factors for suicide in the elderly and provides a brief review of the epidemiology of suicide in the elderly.

Block SD. 2000. Assessing and managing depression in the terminally ill person. *Annals of Internal Medicine* (1 February). **Note:** This article, prepared for the End-of-Life Care Consensus Panel of the American College of Physicians–American Society of Internal Medicine, reviews the challenges encountered in the diagnosis and treatment of grief and depression in the terminally ill person. Case examples are used to illustrate points.

Burrows AB, Morris JN, Simon SE, Hirdes JP, Phillips C. 2002. Development of a minimum data set-based depression rating scale for use in nursing homes. *Age and Ageing* 29: 165–72.

Satlin A, Murphy KM. 1997. Depression. In Morris JN, Lipsitz LA, Murphy K, Belleville-Taylor P, eds. *Quality care in the nursing home.* St. Louise, MO: Mosby. **Note:** This chapter provides an overview of the risk factors, presenting signs and symptoms and treatment options for depression in the elderly. Particular attention is given to the relationship between dementia and depression.

임상실무지침

American Psychiatric Associations (APA). 1994. Practice guideline for the treatment of patients with bipolar disorder. *American Journal of Psychiatry* (December). **Note:** This guideline uses an approach similar to the depression guideline for the assessment and management of bipolar disorder.

American Psychiatric Associations (APA). 2000. Practice guideline for the treatment of patients with major depressive disorder (revision). *American Journal of Psychiatry* (April). **Note:** This guideline provides a detailed general overview of the clinical characteristics of major depression and the treatment options. Flowcharts are used to assist with decision-making. These guidelines are also available at the APA Web site: www.psych.org (click on "Clinical Resources" and then click on "Practice Guidelines"). This site includes Patient and Family guides, which would also be useful in training nursing assistants.

Depression in Primary Care: Detection and diagnosis. 1993. Vol. 1: Detection and Diagnosis Clinical Practice Guideline #5. AHCPR Publication #93-0550 (April). (Available online at www.nlm.nih.gov)

Diagnosis and Treatment of Depression in late Life. 1991. NIH Consensus Statement. (November 4–6). 9(3):1–27. (Available on line at www.nlm.nih.gov)

Lebowitz BD, Pearson JL, Schneider LS, et al. 1997. Diagnosis and treatment of depression in late life: Consensus statement update. *JAMA* 278(14): 1186–90. (Available on line at www.nlm.nih.gov)

Piven MLS. 1998. Detection of depression in the cognitively intact older adult (research-based protocol). University of Iowa Gerontological Nursing Interventions Research Center, Research Dissemination Core 10. www.nursing.uiowa.edu

Treatment of Major Depression. 1993. Vol. 2: Treatment of major depression. Clinical Practice Guideline #5. AHCPR Publication #93-0551 (April).

저자

Eran D. Metzger, MD
Terry Rabinowitz, MD
John N. Morris, PhD, MSW

Section 11

문제행동 CAP

문제

문제행동 CAP은 다음과 같은 영역에서 문제가 될만한 행동이 일상적으로 나타나는 것을 교정하는 데에 초점을 둔다.

- **배회** — 필요와 안전은 안중에 없는 듯 보이며, 합리적 목적 없이 돌아다님
- **언어적 학대** — 다른 사람을 위협하거나, 소리를 지르거나, 저주를 퍼부음
- **물리적 학대** — 다른 사람을 때리고, 할퀴고, 성적으로 학대함
- **사회적으로 부적절하거나 파괴적인 행동** — 예: 요란스러운 소리를 냄, 소리를 지름, 음식물이나 똥을 바르거나 던짐, 물건을 쌓아 둠, 다른 사람의 물건을 뒤짐
- **다른 사람들 앞에서 부적절한 성적인 행동이나 옷을 벗는 행동**
- **케어에 대한 저항** — 예: 약을 먹는 것, 주사 맞는 것, 일상생활활동(ADL)이나 식사 보조 등을 언어적으로 또는 물리적으로 거부함

이러한 문제행동이 매일 나타나는 것은 평가대상자뿐만 아니라 평가대상자와 접촉하는 다른 사람들에게도 피해가 된다. 이러한 행동은 평가대상자의 움직임이나 다른 사람과의 관계를 제한하고, 최악의 경우 기능 저하를 유발할 수도 있다. 즉각적인 케어의 목표는 문제행동 발생 빈도를 매일 발생하는 것보다 적게 발생하도록 하여, 궁극적으로는 문제행동이 발생하지 않도록 하는 것이다.

이러한 문제행동이 매일 나타나지는 않는 평가대상자에 대한 즉각적인 케어의 목표는 문제행동 발생 빈도의 증가를 예방하고, 이차적으로는 문제행동이 발생하지 않도록 하는 것이다.

이러한 행동 증상들은 종종 인지 기능 저하나 심각한 정신질환으로 인해 나타나지만, 다른 원인에 기인하는 것일 수 있다. 그러므로 이러한 문제들의 특징을 이해하고 기저 원인에 대해 다루는 것은 평가대상자의 삶의 질뿐만 아니라 평가대상자와 상호작용하는 사람들의 삶의 질을 향상시킬 가능성이 있다.

케어의 전반적 목표

- 문제행동을 촉발시키는 기존의 상태나 스트레스 요인을 제거하기
- 문제행동의 발생 빈도와 강도를 줄이고 향후 문제의 악화를 예방하기
- 문제행동으로 인해 이차적으로 발생하는 합병증 예방하기(예: 다른 사람들과의 불안정한 관계, 타인으로부터의 학대, 억제대 적용, 장기요양시설 입소)
- 요양시설의 직원, 가족돌봄자들이 남아 있는 문제행동을 대처하는 것 돕기

문제행동 CAP Trigger

매일 발생하는 것을 감소시키기 위한 그룹

이 그룹은 다음에 나열된 문제행동 중 어떤 하나라도 매일 나타내는 평가대상자를 포함한다.

- 배회
- 언어적 학대
- 물리적 학대
- 사회적으로 부적절하거나 파괴적인 행동
- 다른 사람들 앞에서 부적절한 성적인 행동이나 옷을 벗는 행동
- 케어에 대한 저항

장기요양시설에 거주하는 평가대상자 중 약 10%, 홈케어 서비스를 받는 평가대상자 중 3%, 지역사회에서 독립적으로 거주하는 노인의 1% 미만이 이 그룹에 해당한다. 약 90일 이내에, 이 평가대상자 중 약 1/3 정도는 이런 행동 증상이 매일 나타나지는 않는 상태로 향상될 수 있다.

매일 발생하는 것을 예방하기 위한 그룹

이 그룹은 위에 언급된 행동 증상이 매일보다는 드물게 나타나는 평가대상자들을 말한다(또는 평가시 나타나지 않은 경우나, 그 행동이 쉽게 변하는 경우).

장기요양시설에 거주하는 평가대상자 중 약 8%, 홈케어 서비스를 받는 평가대상자 중 7%, 지역사회에서 독립적으로 거주하는 노인의 1% 미만이 이 그룹에 해당한다.

도출되지 않은 그룹

이 그룹은 지난 3일의 관찰 기간 동안 위에 언급된 행동이 전혀 나타나지 않는 평가대상자를 포함한다.

장기요양시설에 거주하는 평가대상자 중 약 82%, 홈케어 서비스를 받는 평가대상자 중 90%, 지역사회에서 독립적으로 거주하는 노인의 99%가 이 그룹에 해당한다. 이 평가대상자를 위한 적절한 케어는 예기치 못한 새로운 문제행동이 발생하는지 모니터링하는 것으로 제한된다.

문제행동 CAP 가이드라인

초기에 고려할 점 행동 증상을 나타내는 평가대상자에게는 3단계 케어 접근법이 권장된다.

- 1단계: 행동 증상의 특성을 파악한다. 현재 나타나고 있는 행동은 평가대상자가 원래 가지고 있었거나 새로 발생한 건강 문제, 불편감, 공포 등에 대해 표현하고자 하는 수단일 수도 있다. 이러한 가능성을 무시하는 것은 인지 기술이 저하되거나 심각한 정신 건강 문제가 있는 평가대상자를 더욱 고립시킬 수 있다.
- 2단계: 문제행동을 유발하거나 악화시키는 요인들을 최대한 파악하도록 한다. 종종 문제행동이 새롭게 나타났다면, 양질의 케어를 통해 관리될 수 있는 교정 가능한 문제일 수도 있다. 다음 영역에 설명되어 있는 검토 내용은 꼭 고려해야 하는 주요한 요인들에 중점을 두고 있

다. 특정 원인이 발생 가능한 것으로 나타나면, 의사, 다른 케어 전문가, 가능하다면 평가대상자와도 함께 치료적인 케어 계획을 수립하도록 한다.

- 3단계: 평가대상자의 강점에서부터 시작한다 .

1단계: 행동 증상들의 특성 파악

문제행동이 활발하게 나타나는 것은 종종 정신적 또는 신체적 질병, 충족되지 않은 욕구나 공포, 환경 등에 대한 평가대상자의 표현이다. 어떤 경우에는 소리 지르기나 신체적 과격함같이 분명한 형태로 나타나지만, 다른 경우에는 활동 위축, 고립, 공포로 인한 초조함(agitation)과 같이 눈에 덜 띄는 형태로 나타난다. 문제행동과 관련 행동 증상의 특성을 밝히기 위해서는 다음의 내용을 고려해야 한다.

- 만약 평가대상자가 의사소통할 수 있다면 현재 상황에 대해 평가대상자에게 직접 물어본다. 평가대상자는 자신의 행동에 대해 설명을 하는가? 평가대상자는 두려워하는가? 통증이 있는가? 흥분하거나 초조해하는가? 과도하게 경계하는가? 평가대상자는 행동의 결과에 대해 알고 있는가?
- 문제행동이 발생했을 때 일어났던 일들에 대해 기술하되 행동의 원인 또는 의미를 이해하는 데 도움이 되는 측면으로 기술한다.
    - 특히 평가대상자의 시각에서 고려해 보았을 때, 공격적인 행동은 다른 것으로부터 유발된(반응한) 것인가?
    - 문제행동이 공격적인가(다른 사람을 공격함) 방어적인가(자신을 보호함)?
    - 고의적인 행동인가?
    - 문제행동에 해를 가하려는 의도가 있는가? 또는 반사적인 반응인가?
    - 특정 활동(예: 목욕)을 할 때 발생하는가?
    - 하루 중 어떤 시간대에 발생하는 것과 같은 특정한 패턴이 있는가?
    - 근처에 누가 있으며, 그 사람과 관련되어 있는가?
- 주변 환경(예: 조명, 소음, 세팅)이 평가대상자의 문제행동에 영향을 미쳤는가?
- 문제행동이 평가대상자가 물리적인 환경을 바꾼 것과 같은 특정 행동에 대한 반응이었나?
- 평가대상자는 감각 문제, 특히 시력이나 청력과 관련한 문제에 대해 영향을 받는가? 만약 평가대상자가 시각에 문제가 있다면 평가대상자는 예기치 않게 자신의 시야에 들어온 다른 사람들을 보고 깜짝 놀라는가? 평가대상자는 청력 문제로 인해 다른 사람들을 이해할 수 없어 혼란스러워하는가?

2단계: 행동을 유발하거나 악화시키는 요인 파악

평가대상자는 문제행동과 관련되어 있을 수 있는 정신 건강 문제를 오랫동안 가지고 있었는가? 예를 들어 조현병(schizophrenia, 정신분열증), 양극성 장애, 우울, 불안장애, 외상 후 스트레스 장애와 같은 것들이 포함된다. 이러한 상태가 문제행동의 이면에 있다면, 구체적인 정신과적 평가와 의사가 주도하는 케어 계획이 필요하다.

- 흔한 증상으로 망상, 환각, 운동 흥분(motor excitation), 의기양양함, 적개심, 불안정, 각성과민상태, 불면, 회상(flashback), 깜짝 놀라는 반응, 공포증(예: 바늘 공포, 방을 떠나는 것에 대한 공포)

- 이러한 상태 중 일부는 의학적 또는 약물 치료로 관리될 수 있다. [기분 CAP 참고] 기존의 치료에 잘 반응하지 않는 상태들 역시 이들을 찾아내고, 이해하여, 케어 계획에서 다루어야 한다. 예를 들어, 의사는 약물 중재와 비약물 중재를 함께 권고할 수도 있다.
- 오랫동안 정신과적 상태와 관련된 문제행동을 보여온 평가대상자들은 자신들의 삶의 문제에 대해 스스로 관리 전략을 수립하는 능력이 부족할 수도 있다. 이러한 평가대상자들은 다른 사람들을 신체적 폭행, 위협, 곤란함과 같은 위험에 빠뜨릴 수도 있다. 또한 이들은 사랑하는 사람이나 케어를 제공하는 사람으로부터 낙인 찍히거나, 고립되거나, 학대받거나 방치(neglect)될 위험이 크다.

평가대상자는 치매가 있거나 최근에 인지 기능 손상이 있는가? 예: 알츠하이머병, 뇌졸중, 평가대상자의 인지수행척도(Cognitive Performance Scale, CPS) 점수 감소 [인지 기능 저하 CAP 참고]

- 최근에 평가대상자의 인지 기능이 감소하면서 이러한 증상들이 갑자기 나타났는가? 이런 경우 혼란 또는 섬망의 급성적인 단계인지 예상해 본다. 치매와 문제행동이 함께 있었던 평가대상자의 경우, 섬망은 기존에 있었던 문제행동의 빈도가 증가하거나 새로운 문제행동이 발생하는 형태로 많이 나타난다. 섬망이 있다면, 섬망을 유발한 원인을 파악하고 이를 치료하는 것에 모든 노력을 기울여야 한다. [섬망 CAP 참고] 다룰 수 있는 직접적인 원인으로는 급성/만성 질병 발생, 만성 질병의 재발, 약물치료 요법의 변화 등이 있다.
- 치매의 문제행동은 종종 치매를 위해 처방되는 약물로 완화될 수 있다. 이러한 약물들에 대해 의사에게 의뢰한다.
- 평가대상자는 충족되지 못한 욕구에 대해 의사소통할 수 있는가? 평가대상자는 남들에게 자신을 이해시킬 수 있는가? 평가대상자는 배뇨 욕구와 같은 스트레스에 대해 표현할 수 없거나, 어디로 갈지 모르거나, 배뇨 시 통증을 느끼고 있을 수도 있다. 이와 비슷하게 평가대상자는 돌봄제공자를 알아볼 수 없거나 익숙지 않은 환경에 놀랐기 때문에 문제행동을 보일 수도 있다.
- 평가대상자는 언어적으로 표현할 수 없는 다른 형태의 불편함이나 욕구가 있는가?
  - 예를 들어, 평가대상자는 옷이 너무 꽉 끼거나 불편해서 공공장소에서 옷을 벗는가?
  - 피로하기 때문에 평가대상자가 충동 조절이 잘되지 않는가?
  - 평가대상자는 소변을 보고 싶으나 방향 감각을 잃어 화장실을 찾지 못하고 배회하고 있는가?
  - 뇌졸중으로 인해 부분적으로 마비가 있는 평가대상자는 돌봄제공자가 자신이 말하려고 하는 것을 이해하지 못할 때 좌절하고, 화를 내며 육체적으로 공격적이 될 수도 있다.
  - 기동장애가 있는 평가대상자는 만약 오랜 시간 같은 자세로 있다면 자세를 바꿀 필요가 있다.
- 평가대상자는 주변 환경이나 다른 사람들의 행동을 잘못 이해하고 있는가?
  - 기억장애가 있는 평가대상자는 자신이 결혼한 것을 잊어버려, 다른 성별의 사람에게 부적절하게 접근할 수도 있다.
  - 알츠하이머병을 앓고 있는 평가대상자는 방을 정리하거나, 옷을 집어 드는 가정부를 보면서 그 낯선 사람이 도둑이라고 생각할 수도 있다.
  - 이러한 경우, 초조함(agitation), 언어적 폭력, 케어에 대한 저항, 심지어 신체적 공격성 등이 일어날 수 있다.

- 인지 기능 장애가 있는 평가대상자들의 행동들은 참을 수 있는 정도인가? 만성적이고 진행 중인 치매가 있는 많은 평가대상자에게 나타나는 일부 문제행동들은 치료 및 중재를 제공한다 해도 지속될 수 있다. 문제행동은 견디기 힘들지만, 종종 적응될 수 있는 경우도 있다.
    - 예를 들어, 배회하는 많은 평가대상자는 위험하지 않은 환경에서 억제대 없이 지내게 될 수 있다.
    - 만약 반복적인 행동이나 파괴적인 반응을 보이는 평가대상자의 욕구와 패턴이 예상된다면, 케어 전략은 문제행동이 확대되지 않도록 하는 방향으로 계획될 수 있다. 예를 들어, 만약 평가대상자가 ADL 케어를 수행하는 동안 초조해하고 직원에게 덤비려고 한다면, 처음 불안정한 증상이 나타날 때 활동을 중단하여 직원에게 덤비는 것을 예방할 수 있다.

평가대상자는 행동 증상을 유발하거나 악화시킬 수 있는 새로운 또는 급성적인 신체적 건강 문제가 있거나 이미 알고 있는 만성 상태의 급격한 변화가 있는가?

- 섬망, 감염, 탈수, 변비, 울혈성 심부전과 같은 질환은 문제행동을 유발할 수 있는 신체적 건강 문제이다. [섬망, 탈수, 영양 부족 CAPs 참고]
- 평가대상자의 숙면을 방해하는 요인(예: 조명, 소음, 밤 동안의 잦은 활력 징후 체크, 수면 패턴이 다른 룸메이트)이 있는지 확인한다.
- 평가대상자는 통증이 있는가? 이는 우울, 움직임 저하, 사회적 고립, 수면장애, 문제행동 분출 등이 유발될 수 있다. 평가대상자는 통증이 악화될 수 있는 접촉이나 움직임 때문에 깜짝 놀랄 수도 있다. 만약 평가대상자가 진통제나 다른 통증 조절 치료를 받고 있다면, 정기적으로 잘 복용하고 있는지, 돌발성 통증이 생기지 않을 정도의 용량이나 중재가 제공되어 통증이 충분히 조절되고 있는지 검토한다. [통증 CAP 참고]

문제행동의 발생 또는 악화가 약물의 부작용과 관련이 있는가?

- 새로운 약물을 복용하거나 투약 용량이 바뀌었는가? 변화가 있었던 시기부터 문제행동이 악화된 시기까지의 기간을 검토한다.
- 평가대상자는 문제행동을 유발 혹은 악화시키는 것으로 알려진 약물을 복용하고 있는가? 문제행동을 유발하는 부작용이 있는 약물은 다음과 같다.
    - 항파킨슨 약물은 과도한 성욕과 사회적으로 부적절한 행위(예: 공공장소에서 자위를 하거나 원치 않는 성적 접근)를 유발할 수 있다.
    - 진정제, 중추성 항고혈압제, 일부 심장 약물, 항콜린성 약물 등은 편집성 망상, 섬망 증상, 회복 가능한 인지 기능 손상을 유발할 수 있다.
    - 만성폐쇄성폐질환(COPD)이나 천식과 같은 호흡기계 문제를 치료하기 위해 사용되는 기관지 이완제나 다른 약물들은 초조함을 증가시키고 수면장애를 유발할 수 있다. 과도한 카페인이나 니코틴은 이와 비슷한 부작용을 유발할 수 있다.
    - 많은 약물과 물질들이 충동 조절에 문제를 일으킬 수 있다. 예로는 벤조다이아제핀, 진정제, 알코올이나 알코올이 함유된 물질(예: 일부 기침약) 등이 있다.

가족 구성원과 돌봄제공자는 평가대상자와 적절하게 상호작용하는가? 가족과 돌봄제공자의 행동과 반응은 평가대상자의 문제행동을 유발 혹은 악화시킬 수 있다.

- 돌봄제공자나 가족은 평가대상자의 신체 및 인지 기능을 고려하여 평가대상자가 할 수 있는 것에 대한 비현실적인 기대치를 가지고 있는가?
  - 기대치가 적절하다면, 돌봄제공자는 복잡한 수행(예: 옷입기)을 평가대상자가 할 수 있는 작은 단위의 활동으로 나누고 있는가?
  - 가족과 공식적 돌봄제공자는 평가대상자의 인지 패턴과 신체 기능에 대해 알고 있는가?
  - 가족과 돌봄제공자는 평가대상자에 대해 좌절감을 표현하는가?
- 가족과 돌봄제공자가 평가대상자의 이해를 돕기 위해 단서를 주고, 상기시켜 주고, 안심시켜 주는가?
- 가족과 돌봄제공자는 한 번에 너무 많은 질문이나 말을 하는가? 의사소통(신체적 또는 인지적)에 문제가 있는 평가대상자는 많은 정보를 다루는 것에 어려움을 느낄 수도 있다.
- 평가대상자와 가족, 다른 평가대상자, 직원들 간에 갈등을 유발하는 해결되지 않고 남아 있는 분쟁의 원인이 있는가? 인간관계에서 겪었던 과거의 경험이나 역기능적인 패턴은 현재 문제행동의 기저 원인일 수도 있다.

행동 관리 프로그램이 있는가? 프로그램의 핵심 요소는 무엇인가? 이전에 평가대상자의 행동을 변화시키려고 시도했을 때 평가대상자의 반응이 어떠했는지 검토한다. 어떤 시도를 했는가? 그것은 효과가 있었는가?

- 최소한 한 달에 한 번이라도 간호사, 의사, 약사가 참여하는 정기적인 약물 검토 프로그램이 있는가? 정신과적 진단과 정신과 약물 처방 사이에 일관성이 있는지 평가한다. 약물 사용을 늘려야 할 필요가 있거나 끊을 수 있는지 평가한다.
- 문서화된 행동 관리 프로그램이 있는가? 그 프로그램은 평가대상자가 적절하게 반응하도록, 다른 사람들이 평가대상자에게 어떻게 하면 가장 적절하게 접근할 수 있는지에 대해 다루고 있는가? 직원과 평가대상자와의 상호작용을 늘릴 수 있는 전략이 있는가? 직원은 이러한 상호작용을 시행할 수 있는 방법에 대한 구체적인 교육을 받았는가? 직원이 이러한 상호작용에 참여하도록 격려를 받고, 결과를 기록하도록 하는 과정이 있는가? 프로그램은 훈련된 지도자가 주관하는 특정한 행동 치료 과정이 포함되어 있는가? 프로그램은 구조화된 활동들을 포함하는가? 환경적인 검토 및 문제가 될만한 자극들을 감소시킬 단계적 과정이 포함되어 있는가?
- 프로그램은 문제행동의 종류, 빈도, 변화 예상일 등 특정 개선 목표를 설정했는가? 변화가 기록되어 왔는가?
- 필요하다면 평가대상자의 평가를 위해 정신 건강 전문가에게 의뢰하는가?
- 평가대상자의 행동이 지난 90일 동안 개선되었는지 아닌지 평가하여 현재의 중재 효과를 평가한다.
- 현재의 중재를 중단한다면, 다른 덜 제약적인 접근을 사용할 수 있을지 고려한다.
- 현재의 중재를 줄이거나 변경할 때, 특히 정신과 약물을 변경하거나 억제대를 사용할 때, 평가대상자의 반응을 주의 깊게 관찰한다. 신체적 억제대는 다른 방법들을 모두 사용 후, 최후의 방법으로 고려되어야 한다.

3단계: 평가대상자의 강점 파악

케어 계획에는 개인적·사회적·환경적 강점을 강화함으로써 평가대상자의 삶의 질을 향상시킬 수 있는 전략이 포함되어야 한다. 평가대상자가 과거에 가지고 있었거나, 현재 가지고 있는 강점의 종류를 고려한다. 평가대상자가 일상에서 자신의 강점을 끌어낼 수 있는 기회를 늘려 준다.

- 평가대상자는 언제 편안해하고 느긋해하는가?(예: 하루 중 시간, 장소, 활동의 종류, 사회적 환경) 이러한 환경 중에 문제행동의 발생을 줄이는 데에 사용될 수 있는 요인들이 있는가?
- 어떤 가족구성원이나 돌봄제공자가 평가대상자와 조용하고 침착하게 교류할 수 있는가? 초조해하지 않고 평가대상자를 활동에 효과적으로 참여시킬 수 있는 방법이 무엇인지 알아보기 위해 가족구성원이나 돌봄제공자와 대화해 본다.
- 평가대상자에게 지금 중요한 것은 무엇인가? 평가대상자에게 과거에 중요했던 것은 무엇인가? 평가대상자는 본인이 가치를 두는 활동에 참여할 기회가 있는가? 평가대상자에게 정서적으로 의미가 있는 물건(예: 가족사진, 카드)이 있고 이러한 물건들이 가까이 있는가?
  - 평가대상자의 정체성의 중요한 부분일 수 있는 문화적 요인들을 알아둔다. 평가대상자가 중요하게 여겨왔던 기념적인 사건이 있는가? 평가대상자의 문화적 공동체와 상호작용을 하는 것을 지원하기 위한 어떤 방법들이 있는가?
- 평가대상자는 어디서 가장 편안해하는가? 어떠한 물리적 사회적 환경에서 긍정적인 행동 패턴이 나타나는가? 평가대상자는 조용한 환경, 덜 붐비는 환경, 시각적 자극이 덜한 환경에서 초조한 행동이 줄어드는가?

추가 자료

Fogel B. 1997. Behavioral symptoms. In Morris JN, Lipsitz LA, Murphy KM, Belleville-Taylor P, eds. *Quality care in the nursing home*, St. Louis, MO: Mosby.

Gwyther LP. 2001. Caring for persons With Alzheimer's disease: A manual for facility staff. Washington, DC: American Health Care Association and the Alzheimer's Association. Alzheimer's Association: www.alz.org

Hirdes JP, Fries BE, Rabinowitz T, Morris JN. 2007. Comprehensive assessment of persons with bipolar disorder in long-term care settings: The potential of the interRAI family of instruments. In Sajatovic M, Blow FC, eds. *Bipolar disorders in late life.* Baltimore, MD: Johns Hopkins University Press.

Mace NL, Rabins PV. 2000. The 36-hour a day family guide to caring for persons with Alzheimer's disease, related dementing illnesses, and memory loss in later life. Baltimore, MD: Johns Hopkins University Press.

Robinson A, Spencer B, White LA. 1999. Understanding difficult behaviors: Some practical suggestions for coping with Alzheimer's disease and related illnesses. Geriatric Education Center of Michigan, Ypsilanti, MI.

저자

Catherine Hawes, PhD
John P. Hirdes, PhD
John N. Morris, PhD, MSW

Section 12

학대 관계 CAP

문제

학대 관계 CAP은 잠재적으로 학대나 방치의 상황에 있는 평가대상자들을 선정하고, 행동 결정에 도움이 되도록 하기 위해 설계되었다. 일부 국가와 지역사회에서 이러한 학대나 방치가 일어난 경우 정해진 기관에 신고하는 것이 의무화되어 있다.

구박(mistreatment)은 어떠한 행위를 하는 학대나 아무 행위도 하지 않는 방치와 비슷할 수도 있다. 어떤 경우는 해를 가하려는 의도적인 행동일 수도 있는 반면, 불충분한 지식, 질병, 우울, 소진, 돌봄제공자의 부주의로 인해 발생하는 비의도적인 행동일 수도 있다.

구박의 표현은 다음과 같은 네 종류로 구분될 수 있다.

- **물리적 학대** — 성희롱을 포함하여 신체적인 통증이나 손상의 고통을 유발하는 것
- **심리적 학대** — 모욕이나 협박과 같은 정신적 고통을 유발하는 것
- **방치** — 음식이나 의료 관련 서비스를 제공하지 않거나, 유기하는 것과 같이 돌봄제공의 의무를 수행하지 않는 것
- **재정적 학대** — 재산이나 기금을 부적절하거나 불법적으로 사용하는 것

학대의 증거를 기반으로 접근해야 한다. 학대를 경험하는 평가대상자들은 즉각적인 손상의 위험이나 다른 심각한 건강 문제가 있을 수 있다. 그리고 학대는 심리적 건강, 사회적 참여, 지역사회 참여와 같은 다른 측면의 삶에도 영향을 미친다. 학대가 중단되었다 하더라도 심각한 우울증이나 자살 사고의 재발(recurrence of suicidal ideation, 자살경향성)과 같은 심각한 정신과적 증상을 포함한 외상 후 스트레스 장애의 위험에 대해 지속적인 관심이 필요하다.

케어의 전반적 목표

- 평가대상자가 자신의 복지(welfare)를 결정하고, 이러한 결정의 결과를 이해할 수 있는 능력에 대해 평가함
- 평가대상자에게 처해 있는 위험의 정도를 확인함
- 사회적 서비스, 의료 서비스, 보호를 위한 법적 지시, 평가대상자의 거주지 이동과 같은 즉각적인 중재의 필요성을 결정함
- 학대와 관련한 장기간의 정신과적 건강 결과를 모니터링함

학대 관계 CAP Trigger

학대 관계 CAP은 방치나 학대를 받는 상황에 있거나 향후 이러한 위험이 큰 평가대상자들을 선별한다. 중장기 목표는 학대로 인한 심리사회적 결과를 관리하는 것이고, 단기 목표는 현재 상황이 즉각적인 개입이 필요한 것인지 결정하는 것이다. 학대 관계 CAP이 도출된 평가대상자의 1/3은 90일 이후에는 더 이상 이 CAP이 도출되지 않았다는 연구가 있다. 그러나 학대의 심리사회적 결과에 대해 효과적으로 다루어지지 않는다면, 인생 전반에 걸쳐 우울, 불안, 사회 기능장애의 위험이 지속될 수 있다.

도출된 그룹 — 고위험 상태

이 하위 그룹은 다음의 두 가지 조건을 모두 만족하는 평가대상자들을 포함한다.

- 학대의 직접적인 징후가 **1개 이상** 나타난다.
  - 가족, 돌봄제공자, 가까운 지인을 두려워함
  - 갑자기 저하된 위생 상태, 단정치 못하거나 지저분한 외모
  - 방치되거나, 학대받거나, 구박받음
- 다음의 "스트레스 요인"이 **2개 이상** 나타난다.
  - 우울 — 우울측정척도(DRS) 점수가 3점 이상임
  - 영양 부족 — 다음과 같은 것들이 포함됨: 최근 눈에 띄는 체중 저하, 영양실조, 하루 한 끼 이하의 식사, 불충분한 수분 섭취, 체질량 지수 19 미만, 음식 섭취 감소
  - 가족이나 친구들에게 화를 내거나 그들과 갈등이 있음
  - 건강 문제 — 약물 치료 방침을 다 따르지 않거나, 의학적으로 불안정하거나, 스스로 표현한 건강 상태가 좋지 않음
  - 거주 환경이 필요를 충족시킬 수 없다고 여겨지거나, 평가대상자가 떠나는 것이 가장 좋을 것이라 여겨짐
  - 돌봄제공자가 힘들거나, 화를 내거나, 우울해함
  - 사회적 고립 — 활동 저하, 사회적 상호작용 감소, 외로움을 표현함

홈케어 서비스를 받는 평가대상자(모든 연령대)의 2~6%, 지역사회에서 독립적으로 생활하는 노인의 1% 미만이 "고위험 상태"로 도출된다.

도출된 그룹 — 중간 정도의 위험 상태

이 하위 그룹은 위의 두 가지 기준 중 오직 첫 번째만 충족하는 평가대상자들, 즉 학대의 직접적인 징후가 한 가지 이상 나타나지만, 두 가지 이상의 스트레스 요인은 나타나지 않는 평가대상자들이다.

홈케어 서비스를 받는 평가대상자의 1~6%, 지역사회에서 독립적으로 생활하는 노인의 1% 미만이 "중간 정도의 위험 상태"로 도출된다.

도출되지 않은 그룹

이 그룹은 도출되지 않은 다른 모든 평가대상자를 포함한다.

학대 행동인가? 행동이 학대적이거나, 방치하거나, 착취하는지 확인하기 위해서는 관찰된 행동의 빈도, 기간, 강도, 예상되는 결과 등을 평가해야 한다. 그리고 행동과 관련된 객관적인 정황뿐만 아니라 현재 상황에 대한 평가대상자의 시각도 고려되어야 한다. 평가대상자가 학대라고 생각하는가? 평가대상자는 교정하고자 하는 일련의 행동으로 받아들이고 있는가? 평가대상자가 행동을 그저 받아들이거나 덜 반응하게 하는 문화적 요인들이 있는가?

- **"고위험 상태" 하위 그룹** 즉각적인 신체적 정신 건강 문제를 유발할 수 있는 학대가 있을 가능성이 높다. 이러한 평가대상자들에게는 다음과 같은 요인을 고려한다.
  - 다른 사람으로부터의 신체적 학대를 포함하여, 돌봄제공자로부터의 폭력, 학대, 방치, 착취를 당했던 과거력이 있는가?
  - 공식적 서비스가 적절하고 믿을만한 수준으로 제공되고 있는가?
  - 담당 기관 직원은 문제를 알고 있고, 인식했던 문제를 다루는 데 필요한 단계적인 해결방법을 가지고 있는가?
  - 평가대상자는 학대적인 환경에서 즉시 멀어졌는가?
  - 돌봄제공자와 가족들은 학대를 이해하고 있고, 이 문제를 고치려고 하는가?
  - 평가대상자나 돌봄제공자는 약물 남용(substance abuse)이 있는가?
  - 평가대상자 자신이나 다른 사람을 위험에 빠뜨릴 만한 즉각적인 정신 건강 문제가 있는가?
- **"중간 정도 위험 상태" 하위 그룹** 평가자는 가능한 학대와 방치를 발견하기 위해 이 그룹을 가려내야 한다. 학대나 방치가 의심되기는 하지만 항상 사실인 것은 아니다. 초기의 학대 징후들이 사실은 다른 원인으로 인한 것인 경우가 종종 있다. 예를 들어, 돌봄제공자(또는 다른 사람들)가 평가대상자가 겪고 있는 정신 건강 문제로 인해 학대를 한 것으로 누명을 쓰는 경우도 있다. 때로 인지 기능 장애가 있는 평가대상자는 멍이든 원인을 기억하지 못할 수도 있다. 증거가 없으나 정황상 잠재적으로 학대가 있는 것으로 평가 내리기 위해서는, 다른 가능성을 먼저 검토해야만 한다. 그러나 이러한 정황에 대한 평가는 실제 일어났을 수도 있는 학대 사건이 뜻하지 않게 종결되지 않도록 하기 위해 가능한 한 철저하게 이루어져야 한다. 특별히 다음과 같은 것에 초점을 두어야 한다.
  - 현재 문제에 대한 즉각적이고 장기적인 배경(예: 학대와 관련한 가족의 과거력이 있는가?)
  - 학대, 방치, 착취의 위험(예: 평가대상자는 얼마나 취약한가? 평가대상자와 돌봄제공자 사이에 분명한 힘의 불균형이 존재하는가?)
  - 문제의 심각성 및 빈도
  - 위험의 긴박성(예: 현재의 환경에서 평가대상자에게 즉각적인 해를 미칠 수 있는 가능성은 어떠한가?)
  - 돌봄제공자의 관점(예: 돌봄제공자는 자신이 문제의 일부라고 느끼는가?)
  - 학대를 밝히거나 반응하는 것에 장애가 될 수 있는 문화적 요소

비위협적인 방법으로 평가대상자와 면담하기 초기에 가능할 것같지 않아 보여도, 평가대상자와의 면담은 단독으로(학대자라고 여겨지거나 가능성이 있는 사람 없이) 이루어져야 한다. 구박에 대한 평가대상자의 확인은 추후 조치를 결정하는 데 있어 중요한 요소이다. 평가대상자에게 학대 사건과 관련

하여 자신의 느낌을 표현해 보도록 요청한다. 평가대상자는 그 사건에 대해 강한 공포나 두려움을 표현하는가? 다른 심각한 인생의 사건에 대한 평가대상자의 반응은 어떠한가? 평가대상자가 구박받았다는 것을 부정할 때 평가자는 그 말이 진실인지 파악한다.

잠재적 학대에 대한 조사 학대가 있는지 확인하기 위해 건강 또는 사회복지 전문가, 친척, 돌봄제공자들에게 정보를 얻도록 한다. (적절하다면) 학대를 당하는 것으로 의심되는 개인과의 면담은 성공적인 중재 전략을 개발하는 데에 도움이 될 수 있다. 돌봄제공자에게 정기적인 면담 과정 중 일부는 평가대상자와 따로 진행할 것임을 알린다. 이렇게 하면서 돌봄제공자의 선의, 건강, 정신 및 감정 상태, 능력에 대해 평가한다.

재정적 자료, 소비 패턴, 문화와 가족마다의 기준에 대한 구체적인 정보가 없다면, 재정적 학대에 대해서는 평가하기 어려울 것이다. 기본적인 필요(예: 의료 서비스, 처방 약물, 난방, 음식)가 경제적인 어려움을 발생시켜서 재정적 학대가 발생하는 경우도 일부 있지만, 모든 경우에서 경제적 어려움이 재정적 학대의 원인인 것은 아니고, 재정적 학대를 당하는 모든 평가대상자가 경제적 어려움을 겪는 것도 아니다.

치료 학대, 방치, 착취에 대한 반응은 개별적인 사례, 학대의 심각성이나 잠재성, 해당 지역의 법률에 따라 다르다. 종종 사회복지기관은 평가대상자에게 향후 학대나 방치를 유발하는 요인들을 감소시키는 일을 한다. 가사 보조 서비스나 단기 보호는 돌봄제공자에게 평가대상자를 떠나 시간을 보내도록 도와줄 수 있다.

고위험 그룹에 나열된 스트레스 요인들은 모두 매우 흔한 문제이다. CAPs와 관련된 많은 것이 고려되어야 한다.

- 여기에 도출된 약 2/3의 평가대상자는 ADL 및 인지 기능 장애를 포함한 건강 문제를 가지고 있을 것이다.
- 1/2 정도는 사회적 고립, 우울, 불안, 삶의 즐거움 상실(무쾌감증), 가족에게 화를 내거나 그들과의 갈등 같은 영역에 문제가 있을 것이다.
- 약 30%의 평가대상자는 영양 부족이 있거나, 다른 주거지 이동이 필요한 것으로 확인되거나, 힘들어하고 화를 내며 혹은 우울한 비공식적 돌봄자에게 케어를 받고 있다.

이러한 문제를 해결하는 데에 도움이 되는 것으로 고려해야 할 관련 CAPs 사회적 관계, 활동, 비공식적 도움, 기분, 문제행동, 탈수, 인지 기능 손상, 영양 부족

케어 계획을 세우는 데에, 다음과 같은 문제들이 다루어져야 한다.

- 평가대상자가 갑자기 신체적 위험에 처했는가? 그렇다면 이 문제들을 다루기 위해 즉각적인 행동 중재가 이루어져야 한다. 이 단계에서는 평가대상자를 현재의 환경에서 즉각적으로 격리시키는 것이 포함될 수 있다. 학대를 가했던 사람의 향후 반응과 학대를 당해 왔던 평가대상자가 이러한 격리에 대해 어떻게 반응할지 고려한다.
- 평가대상자는 이 중재를 받아들일 것인가?
- 학대를 가하는 사람이 자신의 역할을 받아들이고 치료적 프로그램에 등록할 것인가?
- (조금 더) 공식적인 직접 케어 서비스를 제공하는 것이 현재 상황을 개선시킬 수 있는가?

- 돌봄제공자에게 현재의 부담감을 견디는 데에 도움이 되는 상담이나 의학적 치료가 효과적일 것인가?
- 학대 혐의가 입증되지 않을 것 같다면, 평가대상자에게 상담이나 정신과적 평가 및 치료가 효과적일 것인가?
- 평가대상자는 학대와 관련한 외상 후 스트레스의 증상을 보이는가? 그렇다면, 적절한 정신과적 케어를 위해 의뢰하는 것이 필요하다.

추후 관리 및 모니터링 주기적인 재평가는 모든 경우, 특히 학대의 증거가 결정적이지 않을 경우 필요하다. 평가대상자가 도움을 거절한다 하더라도 긴급 지원 번호나 적절한 의뢰에 관한 서면 정보를 제공하는 것은 여전히 효과적일 수 있다.

이전 평가에서 학대 관계 CAP이 도출되었던 평가대상자들에게 이 CAP이 더 이상 도출되지 않는다 하더라도 정신 건강 문제의 징후에 대해 모니터링하는 것은 중요하다. 학대 유무를 확인하는 데에 도움이 되는 이용 가능한 새로운 정보가 있을 것이다. 그리고 이전의 학대 사건을 유발했거나 촉진 요인이었던 상태가 재발되는지 지속적으로 관찰하고 다루어야 한다.

추가 자료

Clearinghouse on Abuse and Neglect of the Elderly (CANE): www.cane.udel.edu
Ontario Network for the Prevention of Elder Abuse: www.onpea.org

저자

John N. Morris, PhD, MSW
John P. Hirdes, PhD

Part III

사회생활 CAPs

13. 활동 CAP
14. 비공식 지지 CAP
15. 사회적 관계 CAP

Section 13

활동 CAP

문제

활동 CAP은 일부 인지 기능이 남아 있기는 하지만 활동이 저하되어 있거나, 활동 참여나 사회적 관계 맺기가 어려운 평가대상자를 판별한다. 케어의 목표는 이러한 평가대상자가 활동 참여(예: 카드놀이, 독서, 회상, 영화 보기) 정도를 늘릴 수 있는 전략을 찾아내는 것이다.

평가대상자의 기능 수행 능력과 이전의 참여 패턴에 의해 만들어진 제약 내에서 이루어지는 활동적인 삶의 방식은 긍정적인 인생관과 전반적인 자기존중감 및 행복감의 유지에 중요할 수 있다. 활동 CAP이 도출된 평가대상자의 약 2/3는 긍정적인 인생관을 유지하지도, 일상생활에서 의미를 찾지도 못할 것이다.

이러한 관점에서 볼 때, 중요한 것은 평가대상자들에게 관심을 가지고 다가가는 것이다. 그들의 일반적인 신체 및 인지 능력의 상태가 그들의 주변 사람들과 크게 다르지 않음에 대한 인식 또한 필요하다. 그러므로 결정적으로 중요한 과제는, 평가대상자들의 기타 복합적 문제(complicating problems)들을 밝혀내는 것이 아니라, 곧바로 그들을 다양한 취미 활동에 더욱 적극적으로 참여하도록 하는 것이다. 또한 동시에, 이들에게 제공되는 활동 프로그램은 평가대상자의 인지, 신체, 사회 능력에 맞게끔 조정되어야 한다.

활동 계획 수립에 있어서 중요한 것은, 돌봄제공자의 편향이 아니라 평가대상자 자신의 선호도를 고려하는 것이다(평가대상자가 선호하는 활동이 활동적인 것인지 아닌지에 상관없이). 활동은 평가대상자가 자신의 소망을 성취하고, 자신의 신체, 인지 기능을 활용하도록 하는 데에 초점을 맞추어야 하며, 재미있으면서 다른 사람들과 상호작용을 하는 기회를 제공해야 한다.

케어의 전반적 목표

- 평가대상자가 왜 활동이 위축되었는지 또는 다른 사람들과 어울리는 데에 어려움이 있는지 확인하기 위해 평가대상자와 대화하기
- 평가대상자가 활동에 참여하는 능력에 영향을 미치는 기능적·의학적·심리적 원인이 있을 경우, 이러한 원인을 다루기
- 평가대상자가 평소에 선호하는 활동 수준을 염두에 두고, 활동을 증가시킬 방법을 찾기
- 평가대상자가 성취할 수 있는 기회 제공하기

13

활동 CAP Trigger

도출된 그룹 이 그룹은 다음에 나열된 **세 가지 요인에 모두** 해당하는 사람들로 정의된다.

- 첫째, 평가대상자의 활동 참여 정도가 평소에 미치지 못한다.
- 둘째, 평가대상자는 일상적인 의사 결정을 위한 인지 기능이 어느 정도 남아 있다("0. 독립적임"부터 "3. 상당히 손상"까지의 점수).
- 셋째, 다음의 항목 중 2개 이상에 해당된다.
  - 활동에 대한 관심이 저하되어 있음
  - 사회적 상호작용이 감소되어 있음
  - 다른 사람들과 교제하는 것이 어려움
  - 계획적이거나 복잡한 활동을 하는 것이 쉽지 않음
  - 스스로 주도하는 활동을 하는 것이 쉽지 않음

장기요양시설에 거주하는 평가대상자의 약 25%가 이 그룹에 속한다.

도출되지 않은 그룹

다른 모든 평가대상자. 장기요양시설에 거주하는 평가대상자의 75%가 이 그룹에 속한다.

활동 CAP 가이드라인

활동 관련 문제를 가지고 있는 평가대상자에 접근하기

초기 평가 평가대상자가 구체적으로 선호하는 활동이 있는가? 이를 파악하기 위해 평가자는 평가대상자와 (또는) 평가대상자를 잘 아는 가족이나 친구와 대화해 보아야 한다(가족이나 친구들이 방문할 때. 그리고 이런 평가대상자의 약 80%는 가족들과의 관계가 돈독하다는 것을 기억해야 한다).

- 본 프로그램에 들어오기 전에 평가대상자가 선호하던 활동은 무엇이었는가?
  - 그 활동은 활동적인 것이었는가 아니었는가?(예: 평가대상자는 텔레비전을 보거나 책을 읽으면서 긴 시간을 보내곤 했는가?)
  - (가족과 함께였든 아니든) 집 이외의 곳에서 하는 활동이었는가?(예: 교회, 동호회, 운동, 여행, 외식 등)
  - 거의 전적으로 가족들(배우자, 자녀, 손주) 중심의 활동이었는가?
  - 거의 전적으로 비(非)가족/지역사회 서비스 봉사자 중심의 활동이었는가?
- 최근에 평가대상자는 어떤 활동에 참여하고 있는가?
  - 단독/그룹으로 하는 것이든, 자기 주도적/다른 사람의 계획에 의한 것이든 추구하고 있는 활동에 대한 포괄적인 목록을 작성한다.
  - 평가대상자를 만나러 오는 방문객이 있는가? 그렇다면 평가대상자는 그들과 어떤 활동을 하는가?
  - 평가 기간에 평가대상자는 어떤 종류의 계획된 프로그램에 참여하고 있는가?
  - 프로그램이 계절에 영향을 받기 때문에 계절에 따라 평가대상자의 프로그램 참여도가 변

화하는가? 또는 평가대상자의 활동 참여에 어떤 패턴이나 변화가 있는가?

- 평가대상자는 다른 어떤 활동에 참여하는 것에 관심이 있는가? 평가대상자가 현재 이용할 수 없거나 제공되지 않는다 하더라도 포함시킨다.
- 평가대상자는 다른 사람들에게 가르쳐 줄 수 있는 기술이나 지식이 있는가? 평가대상자는 브릿지나 체스를 할 줄 아는가? 평가대상자는 복잡한 서식(예: 세금 관련 서식) 작성과 관련한 것을 다룰 수 있는가? 평가대상자는 다른 사람들이 관심 있어 하는 주제(예: 야구)에 대해 잘 알고 있는가?

활동 참여를 저하시키는 문제의 특성 파악

- 활동의 필요 정도나 케어 계획을 위한 잠재적인 중재를 결정할 때 평가대상자가 "왜" 여가 활동에 참여하는지 또는 참여하지 않는지 파악하는 것은 중요하다.
  - 평가대상자는 신체 또는 인지 기능 때문에 망설이고 있는가? 체력, 이동성, 균형, 자기를 표현하는 능력, 타인을 이해하는 능력, 결정을 내릴 수 있는 능력과 관련된 이슈를 살펴본다.
  - 주도성이나 사회적 참여와 같은 심리사회적 안녕감 지표들을 고려한다.
  - 평가대상자는 환영받지 못한다는 느낌이 들었던 적이 있는가? 이미 활동에 참여하고 있는 사람들이 넘기 어려운 거리를 두고 있는가?
  - 평가대상자의 건강 상태가 장애 요인인가? 평가대상자는 실금이 있거나 통증 문제가 있는가?
  - 평가대상자는 건강 관련 장비의 부재로 인한 불안 혹은 당황스러움으로 인해 활동 참여를 방해받는가?(예: 튜브, 산소탱크, 장루, 휠체어)
  - 평가대상자는 활동 참여를 위한 자원이 부족한가?
  - 평가대상자가 거주 환경 내에 있는 다른 사람들을 알 수 있는 기회가 있는가?(예: 부엌 공유, 오후 티타임, 매월 생일 파티, 회상 그룹)
  - 문화적 기대가 평가대상자가 이용 가능한 활동 참여에 흥미를 갖는 것을 저해하는가?
  - 평가대상자는 항상 다른 사람들과 어울리는 것을 불편해했는가? 그렇다면 평가대상자에게 성공적으로 접근할 수 있는가(과거에는 성공했었는가)? 또는 평가대상자는 조금 더 수동적이거나 자기 주도적인 활동이 필요한가?
- 활동의 이용 가능성에 대한 문제가 있는가?
  - 평가대상자가 거주하고 있는 시설에 평가대상자가 관심 있어 하는 영역의 구조화된 프로그램(예: 게임, 운동, 종교적인 대화)이 없을 수도 있다.
  - 활동에 참여하는 것에 대한 부담을 줄임으로써 평가대상자의 활동 참여를 향상시키는 것이 가능한가?
  - 평가대상자는 독립적이고 자기 주도적인 활동을 위한 충분한 개인 시간을 가지고 있는가?
- 참여를 저해하는 환경 또는 인력과 관련한 문제가 있는가?
  - 평가대상자가 활동이 이루어지는 공간까지 이동하는 것을 저해하는 물리적인 방해 요소가 있는가?
  - 요양시설에 평가대상자의 사회 활동을 담당하는 전담 직원이 충분히 있는가?
  - 현재 활동 프로그램에서 직원은 다른 사람들과 어울릴 만한 시간적 여유가 없는가?

- 직원이 평가대상자의 취약한 특성에 대한 인식이 부족하여 평가대상자를 위협적으로 대하는가?

치료 및 모니터링 활동하지 않고 있거나 활동에 다시 참여하도록 하는 계획은 평가대상자의 강점과 선호와 잘 맞아야 한다. 너무 부담스러운 활동은 조금 더 심각한 활동 제한이 있는 평가대상자들을 제외시킬 수도 있고, 너무 쉬운 활동은 평가대상자를 동기부여 시키지 못할 수도 있다. 활동 프로그램은 재활 또는 기능 회복, 예방 또는 저하, 또는 단순 참여 증진과 같은 다양한 목적을 위해 사용될 수 있다. 활동 프로그램을 제공하는 것과 함께 여가 교육이 활동 저하를 감소시키기 위한 포괄적인 전략의 부분으로써 고려되어야 한다는 것을 인식해야 한다. 어떤 평가대상자들에게는, 치료 프로그램에 여가 활동이 재가 또는 장기요양시설에서의 평가대상자의 삶에 녹아들 수 있는 방법에 대한 교육 및 상담이 포함되어야 한다. 가족이 평가대상자의 여가 활동에 참여하도록 하는 중재는 특히 더욱 효과적이다.

- 수동적이고 자기 주도적인 여가 활동은 평가대상자를 다시 활동에 참여시키도록 하는 가장 쉬운 방법이다. 이러한 평가대상자의 약 90% 정도가 자신의 방에서 진행하는 활동에 대해 편안해한다. 활동 CAP이 도출된 평가대상자들이 관심 있어 하는 활동들로는 텔레비전 보기, 음악 듣기, 다른 사람과 일대일로 대화하기 등이 있다. 약간 적긴 하지만 도출된 평가대상자의 약 40%는 책읽기에 관심이 있다.
- 도출된 그룹에서 문화적 다양성이 있긴 하지만 상당한 비율의 평가대상자들은 다음과 같은 사회적이고 상호적인 활동을 선호하는 것으로 나타났다: 종교 관련 활동(50%), 카드놀이(40%), 공예(25%)
- 관심 있어 하는 신체 활동으로 운동(약 45%), 야외에서 걷기(25%)가 있다.
- 평가대상자의 강점과 선호에 맞춘 활동 프로그램
  - 이용 가능한 활동 종류가 평가대상자의 연령과 문화에 적합한지 고려한다.
  - 자신의 여가 활동과 비슷한 관심이 있는 다른 사람을 포함하는 것이 평가대상자에게 이로울 것인가?
  - 평가대상자가 당황해하거나, 모욕감이 들거나, 불편해하는 활동은 피한다. 그러한 반응은 개인의 성격뿐만 아니라 사회문화적 요인에 의해서도 영향을 받는다는 것에 주의한다.
  - 평가대상자에게 흥미 있고 도전이 될만한 활동을 알아보되, 평가대상자의 신체, 인지 능력을 넘어서지 않도록 한다.
- 정신 상태의 징후에 주의를 기울인다. 만약 평가대상자가 우울측정척도(DRS) 점수가 3점 이상이라면, 정신 건강 전문가에게 의뢰한다. 이것은 우울이 있음을 나타내는 징후일 수도 있으므로 적절한 중재가 필요할 것이다.
- 사회 활동에 대한 위축, 사회적 관계 저하 등의 증상들은 우울이나 조현병(schizophrenia, 정신분열증)과 같은 정신 건강 문제로 인한 결과일 수도 있다.
- 다른 평가대상자들, 가족, 직원들과의 지속적인 갈등은 평가대상자가 활동 프로그램에 참여하고 즐기는 것을 저해하는 심각한 장애 요인을 만들게 할 수도 있다. 만약 이러한 갈등이 지속된다면 해결할 수 있는 방법을 알아본다.
- 가족, 친구, 지역사회 단체, 자원봉사자들이 참여할 수 있는 방법을 찾아본다. 가족들이 방문하는 패턴에 대해 논의해 본다.

추가 자료

Mace N, Perschbacher R, Tuplin H, Westerman M, Carlson J, Schober G. 1997. Activities programming. In Morris JN, Lipsitz LA, Murphy KM, Belleville-Taylor P, eds. *Quality care in the nursing home*. St. Louis, MO: Mosby. **Note:** This chapter provides an overview of the problem and a detailed approach to clinical assessment, dealing with obstacles and challenges and tips for care planning.

McPherson BD. 1998. Studying aging processes: Theory and research. In *Aging as a social process*. New York: Harcourt Brace & Company.

Therapeutic Recreation Directory: www.recreationtherapy.com is a useful Web site that provides numerous suggestions for activity programs, relevant publications, and links to other related Web sites.

저자

John P. Hirdes, PhD
John N. Morris, PhD, MSW

Section 14

비공식 지지 CAP

문제

비공식 지지 CAP은 평가대상자가 타인의 도움이 필요로 하거나, 다른 기관들이 개입하여 도움을 제공해 주어야 하는 상황을 다룬다. 대부분 이러한 상황에서 평가대상자들의 필요는 비공식 도움망의 역량을 넘어선다. 비공식 케어는 가족, 친구, 이웃에 의해 평가대상자에게 제공되는 도구적·개인적 지지를 의미한다. 도구적 지지(IADL)는 식사 준비, 집안일, 재정 관리 등을 의미하며, 일상생활 지지(ADL)는 침대에서의 이동, 옷 입고 벗기, 화장실 사용하기 등의 활동을 의미한다.

독립적인 성인은 매일 개인적 활동(예: 목욕하기, 몸단장, 옷 입고 벗기) 및 도구적 활동(예: 집안 정리, 요리)에 일정 시간을 사용한다. 대개 이러한 도구적 활동 및 개인적 활동의 대부분을 자기 스스로 수행한다. 대표적인 예외 상황으로는 평가대상자가 다른 사람과 살면서 일부 일상생활을 나누어 하거나 다른 사람이 하는 경우이다.

그러나 노화가 진행되고 만성질환과 장애가 늘어나면서 도구적 활동은 가장 먼저 부분적 또는 전체적으로 개인적 자립도가 상실되는 영역이다. 이러한 상실이 일어나면 보통 가족이나 친구들이 평가대상자가 식사, 쇼핑, 교통수단 이용과 같은 활동을 수행하는 것을 도와주기 시작한다. 특별한 경우로, 현재 도와주고 있는 유료 가사도우미와 개인적으로 친밀한 관계가 형성될 경우 평가대상자는 추가적인 업무를 기대할 수도 있다. 이러한 활동을 수행하는 데 소요되는 총 시간은 이전과 비슷하지만, 현재 평가대상자의 활동이 줄어들었으며, 그 활동 시간은 가족이나 친구들이 더 수행하는 것으로 대체된다.

14

이러한 비공식적 지지 수준의 향상은 평가대상자와 가족 사이의 끈끈한 관계를 해치는 것은 아니다. 사랑과 의무감은 가족을 한 걸음 더 나아가게 한다. 그 과정은 대개 가족이 필요하다고 여겨지는 것을 함께 돕는 무언의 자연스러운 과정이다. 평가대상자는 위험하거나 불안정한 상태에 놓이지 않게 되며, 평가대상자에게 새로운 요구가 생기면 가족과 친구들은 대개 부족한 부분을 채워 주기 위해 함께 나아간다.

그러나 비공식 지지 CAP은 비공식적 도움 체계가 평가대상자의 모든 필요를 완전히 충족시키지 못하는 높은 위험에 처해 있는 평가대상자를 선별한다. 이러한 평가대상자를 구별해 내는 것은 평가대상자를 처음 봤을 때 평가대상자의 기능장애 수준에 관계없이 낮은 수준의 비공식적 도움을 받고 있는 것으로 보이는 것을 말한다.

비공식 지지 CAP은 스트레스나 어려움을 겪고 있는 비공식적 도움 제공자들을 따로 선별하지는 않는데, 이러한 요소가 평가대상자에게 제공되는 비공식적 케어의 수준을 결정하는 데에 중요하지 않기 때문이다. 비공식적 도움 제공자는 대개 스트레스와 어려움이 있다고 하더라도 지속적으로 평가대상자들을 도와주는 경향이 있다.

케어의 전반적 목표

- 평가대상자의 ADL, IADL 저하에 따른 케어 필요를 가족이 완전히 충족시켜 줄 수 있는지 파악하여, 평가대상자의 필요를 충족시키기 위한 가족(family)-기관(agency) 계획 수립하기
- 주요 비공식 돌봄제공자가 없는 평가대상자를 파악하고 공식적 케어 제공을 고려하기
- 향후 문제가 개선되어 필요가 감소될 수 있는 평가대상자를 파악하여, 가족이 단기적인 계획을 바탕으로 전진해 나아갈 수 있도록 도와주기

비공식 지지 CAP Trigger

비공식 지지 CAP은 현재 IADL에 도움이 필요한 평가대상자들을 식별해 내는데, 특히 가족이 평가대상자의 필요를 완전히 충족시켜 주지 못하는 평가대상자들에 초점을 둔다. 대개 비공식적 지지자인 가족 구성원들은 평가대상자의 필요에 공감하지만, 공식적 서비스 제공 기관들은 그러한 평가대상자들에게 더 높은 수준의 지지 서비스를 제공하기 위한 준비가 필요하다. 공식적 기관에 아직 연결되지 못한 경우 도움을 받을 수 있도록 가족들을 지원해 주어야 한다.

비공식 지지 CAP은 평가대상자의 비공식적 케어 망을 비난하거나 평가하기 위해 고안된 것이 아니다. 그보다는, 시간이 흐르면서 평가대상자의 기능이 저하됨에 따라 "지원(back-up)" 계획이나 케어에 있어서 대안이 있음으로써 유익을 얻을 수 있는 비공식적 지지망을 가진 대상자들을 식별하고자 한다. 이러한 상황에 놓인 비공식적 지지 시스템은 "불안정"하다고 할 수 있다.

도출된 그룹 — 다음 두 가지에 모두 해당되는 그룹

- 식사 준비, 집안일, 장보기, 교통수단 이용하기의 IADL 영역 중 한 가지 이상에서 수행 능력이 독립적이지 않은 경우(준비 과정 도움은 허용됨)
- 다음 중 두 가지 이상에 해당됨
  - 오랜 기간 또는 하루 중 거의 모든 시간을 혼자 지냄
  - 혼자 살거나 혈연 관계가 아닌 사람들과 공동생활을 함
  - 주요 비공식 도움제공자가 없음

지역사회에 거주하는 사람들에게, IADL 능력이 1점씩 감소된다는 것은 도구적 활동에서 개인의 자립도가 10%씩 감소되는 것으로 해석된다. 이 그룹에는 홈케어 서비스를 받는 평가대상자의 40%, 지역사회에서 독립적으로 생활하는 노인의 10% 정도가 포함된다.

이 CAP이 도출된 그룹에서 비공식적 지지 대체 정도(informal replacement levels)는 CAP이 도출되지 않은 평가대상자의 절반 이하 정도이다. 그러나 도출 요인에 변화가 있다면(예: 더 이상 혼자 살지 않음), 비공식적 지지 체계의 반응 정도가 변할 것이다. 그럼에도 불구하고 이 CAP이 도출된 평가대상자들은 IADL을 계속해서 스스로 수행하려고 하는 경향이 있다. 이는 평가대상자를 좌절시키고, 오히려 이러한 기능적인 활동을 잘 수행하지 못하게 한다.

홈케어 서비스에서 케어의 목표는 가족들의 잠재적인 반응에 차이가 있음을 파악하고, 가능한 공식적인 기능 유지 서비스를 제공하는 것이다. 그러한 서비스가 제공되면 평가대상자는 자신의 기능을 능가하는 활동을 수행하는 데에 도움을 받을 것이다.

도출되지 않은 그룹

다른 모든 평가대상자

비공식 지지 CAP 가이드라인

IADL과 ADL 기능 저하 확인, 케어 필요 확인, 가족이 이를 완전히 대체할 비공식적 케어를 제공할 수 없는지 확인 당면하고 있는 문제들의 특징을 파악하고, 다음과 같은 이용 가능한 대안들을 탐색하기 위해 가족(또는 평가대상자)과 논의해 본다.

- 평가대상자가 사랑하는 사람과 함께 이사 가는 것을 돕는다. 기관은 이사 시 필요한 도움을 고려할 수 있다.
- 평가대상자의 필요를 충족시키기 위한 가족-기관 간의 협동 계획을 수립한다. 이러한 계획을 수립하는 것은 종종 평가대상자가 공식적인 서비스를 이용할 수 있는 자격이 갖추어져야만 하고, 필요한 서비스 수준에 맞추어 서비스를 공급할 수 있는 지불 기제가 있을 때 가능하다. 아직 이러한 것이 확인되지 않았다면 서비스를 받기 위한 공식적인 신청 작업을 진행할 필요가 있다.
- 만약 조금 더 집중적인 공식 서비스를 선택할 수 없다면 가족들이 조금 더 지원해 줄 수 있는 영역을 탐색하도록 도와주어야 한다. 그리고 다른 CAPs를 검토하는 것은 평가대상자가 개선될 수 있는 가능성이 있는지 확인하는 데에 도움이 될 수도 있다. 만약 개선 가능성이 있다면 이는 도움을 늘리는 것이 일시적인 수단으로 고려될 수 있기 때문에 가족들에게 유용한 정보가 될 수 있다. 만약 개선 가능성이 없다면 조금 더 장기간의 도움을 제공할 필요가 있음을 예상해야 한다.
- 일부 가족은 중압감이나 부담감을 가질 수 있다. 이러한 상태를 완화시켜 준다면 가족들이 평가대상자를 위해 도움을 더 줄 수 있게 될 것이다. 첫 번째 단계로 학대 관계 CAP을 검토하고, 만약 학대하고 있다면 이에 대해 우선적으로 다루어야 한다. 이러한 경우가 아니라고 한다면 다음 사항들을 고려한다.
  - 가족들이 그들의 건강을 향상시키거나 부담감을 경감시키기 위해 평가대상자 단기 보호(respite care) 기회를 가족에게 제공할 수 있는가?
  - 가족은 평가대상자의 상태에 대해 잘못 알고 있는가? 가족들의 접촉 정도를 늘릴 필요가 있는가? 평가대상자와 연락을 하는 가족 구성원들은 잠재적인 도움제공자와 가까이하고 있는가?
  - 가족들은 평가대상자를 도와줄 서비스에 대한 지불 능력이 있는가?
  - 평가대상자는 도와주려는 제안을 거부한 적이 있는가? 일부 평가대상자들은 비공식적이든 공식적이든 자신들의 필요를 해결해 주려는 노력을 거절할 수도 있다. 평가대상자가 도움을 거절한다면, 평가자나 가족들이 할 수 있는 일은 지켜보면서 상담에 적절한 시간

을 기다리는 것이다.

- 가족은 그들이 감당할 수 있는 이상으로 케어를 제공해야 할까봐 걱정할 수도 있는데, 간단한 교육을 통해 평가대상자가 향후 앞으로 어느 정도로 기능이 악화될 것인가에 대한 두려움에 대응하는 데에 도움이 될 수 있다.
- 일차적인 돌봄제공자는 특별한 케어 업무에 대한 특별한 교육과 잠정적인 감독이 필요하다(예: 새로운 개인적 케어 필요를 효과적으로 다룰 수 있는 방법, 주사 놓기, 새롭게 나타난 문제행동 다루기).
- 직접적인 상담과 지지 그룹에 참여하는 것은 가족들에게 스트레스와 부담감을 관리할 수 있는 효과적인 전략을 제공할 수 있다. 가족들에게 알츠하이머 가족 지지 모임이나 정신건강 기관과 같이 지역사회에 있는 이용 가능한 자원에 대해 알려주는 것은 도움이 될 수도 있다.
- 심각한 스트레스와 부담감을 경험하고 있는 돌봄제공자들은 이러한 문제가 다루어지지 않으면 비공식적 케어 제공이 감소될 수도 있다.

일차 비공식적 돌봄제공자가 없음 일차 비공식적 돌봄제공자가 없는 평가대상자 중 15%가 최소한의 비공식적 케어만을 받고 있다. 이 그룹에 속한 평가대상자 중 50%는 사별하였고, 22%는 결혼하지 않았고, 17%는 이혼하였다. 대부분(80%)은 개인 주택이나 아파트에 거주하고 있다. 이러한 평가대상자들은 건강이 악화됨에 따라 비공식 케어 증가를 경험하는데, 다른 CAP이 도출된 그룹과는 비슷한 수준이며 도출되지 않은 그룹에 비해서는 적은 수준이다.

- 누군가에게 일부의 비공식적 도움을 받고 있긴 하지만 일차적인 비공식 돌봄제공자가 없는 평가대상자의 경우에는 기관은 앞서 제시된 중재들을 탐색해 보아야 한다.
- 전혀 비공식적 도움을 받고 있지 못하면서 일차 비공식 돌봄제공자가 없는 평가대상자의 경우에는 공식적 케어 서비스가 필요할 것이다. 그러나 앞서 언급한 대로 일부 평가대상자는 계속해서 공식적·비공식적 도움을 거절할 수도 있다. 이러한 상황에서 시행할 수 있는 조치로는 약간의 감독을 하거나, 이에 대해 논의할 수 있는 적절한 시간을 기다리는 것 등이 있다.

향후 개선되어 도움이 덜 필요하게 될 평가대상자의 도출된 다른 CAP 검토 이러한 변화가 가능할 듯하면 가족들은 단기적으로는 조금 더 나아가려 할 것이고, 평가대상자가 조금 더 스스로 수행하게 되면서 장기간의 공식적 케어에 대한 평가대상자의 필요 수준은 감소될 수 있다.

- 특별히 이와 관계있는 CAPs로는 도구적 일상생활활동 CAP, 일상생활활동 CAP, 인지 기능 손상CAP, 예방 CAP, 문제행동 CAP, 기분 CAP, 섬망 CAP이 있다.

저자

John N. Morris, PhD, MSW
Naoki Ikegami, MD
John P. Hirdes, PhD
Jean-Claude Henrard, MD
Pauline Belleville-Taylor, RN, MS, CS

Section 15

사회적 관계 CAP

문제

대부분 성인들은 가족, 친구, 이웃들과 의미 있는 관계를 맺고 있으며, 사회적 관계에 참여하는 것은 인생에서 매우 중요한 측면이다. 이러한 관계에 어려움이 있으면 종종 삶의 다른 측면에까지 우울한 영향을 미친다. 평가대상자의 사회적인 관계 감소는 심리사회적인 건강, 기분, 문제행동, 신체 활동에도 영향을 미칠 수 있다. 반대로 신체 기능이나 인지 기능의 저하, 또는 통증이나 다른 건강 문제의 새로운 발생 또는 악화가 사회적 관계 및 기분에 영향을 미칠 수 있다. 또한 이는 평가대상자가 이사하거나 사랑하는 사람의 죽음을 경험하는 경우에도 발생할 수 있다.

외로움을 느끼는 많은 평가대상자는 이미 우울한 경우가 많은데, 어느 것이 먼저인가를 밝히는 것은 어렵다. 하지만, "사회적 관계 CAP"에서는 두 가지 모두 함께 치료되어야 한다는 점이 중요한 고려사항이다. 예를 들어 우울은 대인관계의 갈등으로부터 유발된 초조함이나 분노와 관련이 있을 수 있다. 좋은 사회적 관계는 스트레스의 나쁜 영향을 중화시키는 중요한 역할을 할 수 있다.

사회적 관계 CAP은 사회적 관계를 감소시키는 관련 요인을 밝혀내고, 사회적 관계를 촉진시킬 수 있는 중재 방안을 다룬다. 그러므로 사회적 관계를 위한 초기 중재는 사회활동의 재참여(social re-engagement), 기분, 문제행동을 드러내는 것에 초점을 둔다. 그러나 정신 건강 문제와 좋지 않은 건강상태와 같은 다른 촉진 요인도 함께 고려해야 한다.

15

케어의 전반적 목표

- 평가대상자가 다른 사람들(돌봄제공자 포함)과 어울릴 수 있는 방법을 찾아보기
- 평가대상자가 자신의 지지 그룹에 속해 있는 다른 사람들과 심각한 갈등이 있는지 알아보고 이에 대해 다루기
- 대인관계의 갈등을 악화시키거나 평가대상자가 사회 활동에서 위축되는 것을 촉진시키는 기존의 정신 건강 문제를 파악하기
- 평가대상자가 평소에 선호하는 관계 맺기 수준을 고려하면서, 평가대상자의 사회 활동 참여를 증진시킬 수 있는 방법을 찾아보기
- 기저질환인 우울증 치료하기 [기분 CAP 참고]

사회적 관계 CAP Trigger

도출된 그룹 — 다음에 제시된 세 가지 모두에 해당되어, 추후 케어 계획이 필요한 그룹

■ 외로움을 느낌(시설에서의 삶에서 관계 맺기를 추구할 수 없거나 사회 활동의 저하로 인해 좌절

하여, 평가대상자는 오랜 기간 혼자 지내 옴)*

- 적당한 수준의 인지 기능이 남아 있음[인지수행척도(CPS) 점수가 3점 미만임]
- 다른 사람을 이해하는 능력이 약간 남아 있음(다른 사람을 이해하는 능력 문항이 "4. 거의/전혀 이해할 수 없음" 미만임)

이 그룹에는 장기요양시설에 거주하는 평가대상자의 35%, 홈케어 서비스를 받는 평가대상자의 15%, 지역사회에서 독립적으로 생활하는 노인 중 15%가 해당된다.

도출되지 않은 그룹

도출되지 않은 모든 평가대상자. 이 그룹에는 장기요양시설에 거주하는 평가대상자의 65%, 홈케어 서비스를 받는 평가대상자의 85%, 지역사회에서 독립적으로 생활하는 노인의 85%가 해당된다.

사회적 관계 CAP 가이드라인

사회적 관계에 대해 고려하는 접근법 개요

지난 일생의 관계 패턴에 대해 확인한다.

- 평가대상자가 외로워하는지 평가한다.
- 외로움이 최근에 새롭게 나타난 것인지 평가한다. 일부 평가대상자들은 평생 사회적 참여가 낮았을 수도 있다. 또 다른 평가대상자들은 최근 줄어든 사회 참여와 이와 관련된 외로움이 급성기적인 건강 문제나 우울의 징후일 수도 있다.
- 평가 도구가 이러한 문항들을 포함하고 있지 않다면, 다음의 내용을 평가해 본다.
  - 평가대상자는 외롭다고 말하거나, 외로워 보인다.
  - 평가대상자는 사회 활동의 저하로 인해 괴로워한다.
  - 지난 몇 년 동안, 친척과 친구와의 일상적인 교류가 없었다.

사회적 교류에 나쁜 영향을 미칠 수 있는 요인의 특성을 확인한다.

- 건강 상태 요소
  - ADL이나 IADL 저하, 특히 이동
  - 건강 문제(예: 낙상, 통증, 피로)
  - 기분과 행동 문제. 일부 정신 건강 문제는 대인관계에 직접적인 영향을 미치는 다양한 형태로 나타날 수도 있고, 타인과의 접촉이 감소하는 것으로 나타날 수도 있다. 관심 있는 활동의 위축과 사회적 교류 감소는 정신 건강 문제의 증상일 수도 있다.
  - 의사소통, 시력, 인지 기능의 변화
- 환경적 요소
  - 거주지의 변화는 자율성 상실과 자아존중감의 감소를 가져올 수 있다.

* 이 괄호에 있는 기준은 도구에 외로움 항목이 없을 경우 적용한다.

- 가족 상황이나 사회적 인간 관계의 최근 변화(예: 가까운 가족 구성원이나 친구의 죽음)
    - 거주 환경에 아무도 없다는 것은 평가대상자의 비공식적인 일상의 교류에 영향을 줄 수 있다.
- 약물은 사회적 교류를 저하시키는 부작용이 있을 수 있다.

보충적 임상 관찰

평가대상자의 사회적 상호작용 형태의 변화는 단지 일시적인 것인가, 아니면 더 지속적인 특성의 것인가?

- 다른 사람들과의 갈등이 새롭게 나타났는가? 아니면 지속적으로 갈등이 있어 왔는가?
- 평가대상자는 새로운 상황에 적응하는 데에 지속적으로 어려움을 겪어 왔는가?
- 평가대상자는 예전에 중요했던 활동들에서 더 이상 즐거움을 느끼지 못하는가?
- 평가대상자는 최근의 질병 발생이나 기능 저하 이전에, 얼마나 자주 활동에 참여했는가?
- 평가대상자는 자신의 삶이 변하게 되어 괴롭다고 이야기하는가?
- 가족과 친구들은 평가대상자가 다른 사람들과 관계 맺는 방식이 변했음을 느끼는가?

평가대상자는 심리사회적 기능에서 강점이 드러나는가?

- 평가대상자가 특별히 다른 사람들과 상호작용하는 것이 더 수월해 보이는 활동이 있는가?
- 평가대상자가 자신의 긍정적이고 낙관적인 면을 드러내는 사람이 있는가?
- 현재는 없지만, 질병 이전에 어떤 긍정적인 특성이 있었는가?
- 평가대상자의 예전 삶에서 만족감을 주었던 것은 무엇인가?

평가대상자는 사회적 교류에 영향을 미칠 수 있는 정신 건강 혹은 정신질환 문제를 가지고 있는가?

- 평가대상자는 우울, 양극성 장애, 불안 장애, 조현병(schizophrenia, 정신분열증), 인격 장애 진단을 받은 적이 있는가?
- MDS 우울측정척도(DRS)를 계산해 본다. 3점 이상이면 잠재적인 우울을 나타낸다. [기분 CAP 참고]
- 평가대상자는 항정신성 약물이나 항우울제를 복용하고 있는가?
- 평가대상자는 정신과 약물을 복용하고 있거나 정신과 진단을 받음으로 인해 낙인 찍힌 듯한 기분이 드는가?
- 약물의 부작용이 사회적 상호작용을 저해하는가?
- 평가대상자에게서 문제행동의 빈도가 증가하고 있는가? [문제행동 CAP 참고]
- 평가대상자는 과거에 얽매여서 현재의 사회적 관계의 필요에 반응하고자 하지 않거나 반응하지 못하고 있는가?
- 지난 90~180일 동안에 인지 기능 상태가 저하되어 왔는가? 만약 그렇다면, 평가대상자의 인지 장애 정도의 중등도를 평가하기 위해 MDS 인지수행척도(CPS)를 사용한다.

다른 사람들과 교류하는 능력을 저해하는 상황적인 요인들이 있는가?

- 주요한 사회적 관계가 변하거나 종료된 적이 있는가?(예: 가족, 친구, 직원과의 헤어짐)
- 다른 사람을 만나거나 일상적인 활동을 하는 것에 영향을 미친 환경적인 변화가 있었는가?(예: 새로운 아파트로 이사, 새로운 방으로 이동, 같이 식사하는 사람의 변화)
- 평가대상자의 활동 프로그램 접근성에 변화가 있었는가?(예: 운동 능력, 이동 능력과 관련된 새로운 문제가 평가대상자가 다른 사람들과 어울리는 것을 저해함)
- 가족, 친구, 다른 지인들, 자원봉사자들의 방문 패턴이 변했는가?

치료 및 모니터링

치료 및 모니터링 — 케어의 다각적인 접근

- 평가대상자의 삶을 자극시키고 삶에 의미를 부가할 수 있는 나이에 적합한 활동에 참여하도록 한다. [추가적인 논의를 위해 활동 CAP 참고]
- 기분장애, 정신과적 증상, 문제행동을 치료한다. 특히 우울 증상을 감소시키는 것에 중점을 둔다.
- 만약 평가대상자가 DRS 3점 이상이었다면, 의사나 정신 건강 전문가에게 의뢰하도록 한다. 이는 적절한 중재가 필요한 우울이 있음을 나타내는 것이다. [기분 CAP 참고]
- 평가대상자가 자신의 질병을 넘어서 자신의 인생을 조금 더 충분히 경험하도록 돕는다.
- 강점을 기반으로 한다 — 즐거워하는 활동을 늘리고, 일정한 패턴을 따라하는 새로운 활동을 시작한다. 평가대상자가 편안해하는 사람과의 만남을 늘린다.

평가대상자가 가족과 친구와의 교류가 제한된 상황에 있을 때에는 긍정적인 사회적 상호작용을 촉진한다.

- 가족과 친구들이 평가대상자의 삶에 더 참여하도록 격려한다.
- 지지 그룹이나 케어 직원이 평가대상자와 개인적인 교류를 할 수 있도록 격려한다.
- 평가대상자를 편안해하고, 평가대상자가 편안해하는 자원봉사자들을 참여시킨다.
- 평가대상자의 가족과 친구들이 평가대상자의 삶에 참여할 수 있는 의미 있는 긍정적인 활동을 찾아본다.
- 평가대상자가 참여하고 싶은 또는 참여하고 싶지 않은 활동의 종류를 결정하도록 평가대상자와 직접 의논한다.
- 평가대상자와 함께 그(그녀)의 삶에 대해 이야기를 나누도록 다른 사람들을 격려한다. 회상은 평가대상자가 정체성을 새로 형성할 수 있도록 한다.

추가 자료

Morris JN, Gwyther L, Gerstein C, Murphy K, Levine D. 1997. Psychosocial well-being. In Morris JN, Lipsitz LA, Murphy KM, Belleville-Taylor P, eds. *Quality care in the nursing* *home.* St. Louis, MO: Mosby. **Note:** This chapter provides information on how to conduct an in-depth evaluation of a person's psychosocial well-being as well as strategies for creating opportunities for relationships and activities, interventions to enrich family visits, and approaches to care at the end of life.

Stones MJ, Rattenbury C, Kozma A. 1995. Empirical findings on reminiscence. In Haight BK, Webster J, eds. *The art and science of reminiscing: Theory, research, methods, and application.* Washington, DC: Taylor & Francis. **Note:** This book provides a scientifically based approach to the use of reminiscence.

저자

John P. Hirdes, PhD
Michael J. Stones, PhD
Jean-Claude Henrard, MD
John N. Morris, PhD, MSW

Part IV

임상적 문제 CAPs

16. 낙상 CAP
17. 통증 CAP
18. 압박성 궤양 CAP
19. 심장호흡기계 상태 CAP
20. 영양 부족 CAP
21. 탈수 CAP
22. 경관영양 CAP
23. 예방 CAP
24. 적절한 투약 CAP
25. 흡연과 음주 CAP
26. 요실금 CAP
27. 배변 상태 CAP

Section 16

낙상 CAP

문제

낙상은 평가대상자가 의도하지 않게 낮은 곳(예: 바닥이나 땅)으로 위치가 변경되는 것으로 정의된다. 낙상은 평가대상자 연령의 증가에 따라 질병의 유병과 사망의 주원인이 되고 있으며, 젊은 취약계층의 평가대상자들에게도 부상의 중요한 원인이 되고 있다. 낙상 과거력이 없는 평가대상자를 위한 낙상 위험 요인과 관련한 중재는 여러 가지 낙상 관련 영역의 목표들(예: 운동, 균형, 섬망, 약물 상호작용)에 초점을 두고 있다. 여러 CAP이 이러한 문제들에 대해 언급하고 있지만, 낙상 CAP은 낙상이 없었던 평가대상자에게는 도출되지 않으며 오히려 낙상의 과거력이 있어 추후 낙상의 위험성이 높은 평가대상자들에게 초점을 두고 있다.

낙상 발생률은 평가대상자가 얼마나 쇠약한가에 달려있으므로 평가대상자가 어디에 거주하는가 그리고 어떠한 서비스를 제공받을 수 있는가에 따라 달라진다. 향후 6개월 동안 낙상의 기대 발생률(expected fall rates)은 거주 환경에 따라 달라진다: 장기요양시설에서는 40%, 홈케어에서는 35%, 지역사회에서 독립적으로 거주하는 노인에게는 20~30% 정도이다. 물론 6개월 내 낙상을 하는 평가대상자들 대부분은 한 번의 낙상을 경험할 것이고, 그중 10% 정도의 평가대상자들은 고관절 골절과 같은 심각한 부상을 경험할 것이다.

낙상은 기능 저하의 지표이고, 다른 증상들(예: 섬망, 약물 부작용, 탈수, 감염)과 함께 나타난다. 낙상 CAP은 낙상 평가에 대해 체계적으로 접근할 수 있도록 하고, 잠재적인 낙상을 예방하는 전략을 세울 수 있도록 하며, 케어 계획을 제공한다.

16

케어의 전반적 목표

- 낙상을 유발시킬 수 있는 기저 위험 요인을 파악하고 변경함
- 안전한 환경에서 안전한 방법으로 (평가대상자의) 활동을 증진시킴
- 낙상, 실금, 기능 저하의 공통적인 발생 경로를 인식함. 낙상 예방은 낙상만을 예방하는 단순한 목적이 아니라 신체적인 활동을 증진시키고 삶의 질을 향상시키는 더욱 포괄적인 목표의 일부분임

낙상 CAP Trigger

낙상 CAP은 특별한 추후 관리가 요구되는 두 그룹의 평가대상자들로 도출된다.

도출된 그룹 — 향후 낙상 발생 고위험군(낙상 과거력이 여러 번 있음)

장기요양시설에 거주하는 평가대상자의 7%, 홈케어 서비스를 받는 평가대상자의 12%, 지역사회에서 독립적으로 거주하고 있는 노인의 3%에서 이 그룹이 도출된다. 장기요양시설에서는 이 그룹에 도출된 약 40%의 평가대상자에게, 홈케어 서비스를 받는 65%의 평가대상자에게 90일 이내에 낙상이 발생하는 경향이 있다.

도출된 그룹 — 향후 낙상 발생 중위험군(낙상 과거력이 한 번 있음)

장기요양시설에 거주하는 평가대상자의 15%, 홈케어 서비스를 받는 평가대상자의 15%, 지역사회에서 독립적으로 거주하고 있는 노인의 10%에서 이 그룹이 도출된다. 장기요양시설에서는 이 그룹에 도출된 25%의 평가대상자에게, 홈케어 서비스를 받는 40%의 평가대상자에게 90일 이내에 낙상이 발생하는 경향이 있다.

도출되지 않은 그룹

낙상 과거력이 없는 평가대상자. 장기요양시설에 거주하는 평가대상자 중 78%, 홈케어 서비스를 받는 평가대상자 중 78%, 지역사회에서 독립적으로 거주하고 있는 노인 중 83%가 이 그룹에 해당된다.

낙상 CAP 가이드라인

케어 계획 시 일반적으로 고려해야 할 점

- 낙상이 발생하는 환경에 대해 평가해 보았는가?
- 평가대상자의 낙상 촉진 요인에 대해 평가해 보았는가?
- 평가대상자의 골다공증에 대해 평가해 보았는가? 제대로 관리되고 있는가?
- 낙상 예방 전략으로 억제대는 피하여야 한다. 억제대는 낙상 위험 요인 감소나 낙상으로 인한 심각한 손상을 감소시키는 것과 전혀 관련이 없다. 낙상의 위험성이 약간 증가하더라도 평가대상자가 움직일 수 있는 권리가 먼저 고려되어야 한다.
- 평가대상자에게 걷기 프로그램이나 근력 프로그램, 균형 프로그램이 필요한가?
- 의사는 평가대상자의 낙상 발생에 대한 영향을 평가하기 위해 내부적인 촉진 요인(예: 균형, 걸음, 체력, 감각 인식, 인지)을 포함하여, 평가대상자가 최근에 복용하고 있는 약물을 검토했는가?
- 혈압(특히 자세 변경으로 인한)이나 심장 문제를 밝혀낼 수 있는 프로그램이 있는가? 의사는 평가대상자의 혈압과 관련한 문제에 대해 검토해 보았는가?
- 의사는 평가대상자의 비타민 D 부족 가능성에 대해 검토해 보았는가?

평가 및 케어 계획

낙상 과거력을 제외한, 낙상의 분명한 예측인자가 되는 공통의 위험 요인들이 다음에 나열되어 있다. 낙상 CAP이 도출된 평가대상자들은 한 가지 이상의 위험 요인을 가지고 있을 것이다. 수정 가능한 위험 요인들은 다음과 같다.

- 신체 활동 수행 장애: 균형, 보행, 근력, 근지구력
- 시력장애
- 인지장애
- 체위성 저혈압(실신하는 경향이 있음)
- 심장부정맥(cardiac arrhythmia, 심부정맥)
- 약물(예: 벤조다이아제핀)
- 환경적인 요인
- 신체 활동 저하
- 골관절염이나 다른 질환으로 인한 통증
- 파킨슨병, 간질, 당뇨, 알코올중독, 뇌졸중과 같은 질병
- 비타민 D 부족

낙상 과거력에 대해 집중한다.

낙상 과거력은 향후 발생할 낙상의 가장 정확한 예측 인자이다. 낙상이 또 발생할 위험성이 높은 평가대상자는 종종 비슷한 환경하에 놓여 있다. 특히 여러 차례 낙상이 있었던 평가대상자들에게는 더욱 그러하다. 평가대상자의 낙상 과거력은 평가대상자, 가족, 돌봄제공자와 함께 검토하고, 의무/일상기록에 있는 내용 또한 검토되어야 한다. 보통 최근 1년 동안의 과거력을 검토하는 것으로 충분하다.

- 낙상이 발생했던 순간의 상황은 어떠했는가?
  - 언제 발생했는가? 밤이었는가? 낮이었는가? 정확한 시간은?
  - 낙상으로 인한 손상이 있었는가?
  - 낙상이 어디서 발생했는가?(침실, 욕실, 거실, 복도, 계단, 집 밖이었는가?)
  - 낙상이 복용하고 있는 약물과 관련이 있는가?
- 낙상 발생 이후로 케어 계획이 변경되었는가? 이러한 변화된 케어 계획은 현재 상황에도 여전히 적용 가능한가? 아니면 케어 계획을 바꿀 필요가 있는가?

평가대상자는 신체 활동을 수행하는 데에 장애(예: 균형, 보행, 근력, 지구력 결손)가 있는가?

앉고, 일어서고, 걷고, 옆으로 돌 때 아래와 같이 균형 문제가 있음을 나타내는 징후가 있는지 살펴본다. 또한 보행과 근력은 비타민 D와도 관련되어 있으므로 항상 이에 대해 고려해야 한다.

- 평가대상자는 앉아 있는 동안 균형을 유지하는 데에 어려움이 있는가?
- 평가대상자는 의자에서 일어설 때 몸을 흔들거나 의자의 팔걸이를 밀어내면서 일어서야 할 필요가 있는가?
- 평가대상자는 서 있는 자세를 유지하는 것에 어려움이 있는가?
- 평가대상자는 보행 문제(예: 보행 보조 도구나 옆에서 도와주는 사람이 있음에도 불안정한 보행, 느린 보행, 잔 보행)가 있는가?
- 한쪽 다리가 다른 쪽 다리에 비해 짧아, 평가대상자가 걸을 때 균형을 잘 잡지 못하는가?

- 평가대상자는 근골격계 문제[예: 척추후만증(척추가 굽음), 장기간의 침상안정으로 인한 고관절 약화, 다리가 짧아짐]가 있는가?
- 평가대상자는 비타민 D 결핍인가?

보행 시 도움이 필요하거나 보행이 불가능한 평가대상자를 위한 케어 계획

균형, 움직임, 지구력 향상을 위한 전략은 일상적인 활동에 적용이 되어야 한다.

- **평가대상자가 가벼운 두통(light-headedness) 증상 없이 적어도 2분 동안 서 있는 자세를 유지할 수 있는지 파악한다.** 평가대상자에게 두 시간마다 일어설 기회를 제공하기 위해 일상생활활동 안에 화장실 사용이나 다른 일상 수행 과제와 같은 활동을 포함시킨다.
- **불안하기는 하지만 스스로 일어서려고 노력하는 평가대상자들의 경우에는 잘 지켜보면서 주기적으로 화장실에 데려다 준다. 손잡이가 적절하게 위치하고 있는지 확인한다.**
- **하루에 두 번 정도 운동 삼아 걷도록 한다.** 거주하고 있는 주변 환경의 거리를 측정하여 실제 걸었던 최대 거리를 파악한 후 기록하여 관리하도록 한다. 또한 일상생활의 일부로 식당이나 화장실까지 걷도록 한다.
- **특히 의자에 털썩 앉는 경향이 있는 평가대상자들은 정기적으로 앉는 자세를 조정해 주도록 한다.** 자세를 교정할 때, 평가대상자에게 의자 등에 기대거나 손잡이를 잡지 않고 앉거나 균형을 잡는 것과 함께, 일어서고 균형을 잡아 볼 수 있는 기회를 제공해 주도록 한다.
- **휠체어를 스스로 움직이도록 격려한다.** 평가대상자 스스로 혹은 다른 사람이 신호를 주거나 해서 휠체어로 이동한 거리를 기록한다. (휠체어를 타고 성공적으로 이동하려면 우선 휠체어가 좋은 상태여야 한다. 발은 바닥에 닿을 수 있어야 하고, 적어도 한 손은 바퀴와 브레이크에 닿을 수 있어야 한다.) 도움이 있으면 걸을 수 있는 평가대상자는 평가대상자의 양쪽 다리 혹은 한쪽 다리와 한쪽 팔을 사용하여 집 주변을 휠체어로 움직임으로써 근지구력 향상에 도움을 줄 수 있다.
- **균형, 근력, 유연성을 기르기 위한 활동 프로그램에 평가대상자를 참여시키도록 한다.** 질병이나 다른 상태 변화로 인한 활동 저하 상태 이후와 낙상 이후, 신체 활동 수행을 위한 특별 중재를 실시하는 것을 고려해 본다.
- **노인센터, YMCA, 지역사회센터에서 제공하는 신체 활동 프로그램, 백화점 매장 걷기, 타이치이(tai chi), 요가, 댄스 등은 균형 감각을 유지하거나 향상시킬 수 있는 활동이다.**

평가대상자에게 시력 문제가 있는가?

시야 결손, 빛의 인식을 제한하는 백내장, 잘 맞지 않는 안경 등이 특히 흔한 이유이다. 평가대상자의 과거력을 검토해 보고 아래의 내용을 평가해 본다.

- 평가대상자는 시력 문제에 대한 평가를 받아 본 적이 있거나, 안과적인 진단을 받은 적이 있는가? 케어 계획이 이러한 상태의 의학적·환경적 치료의 관점에서 변경되었는가? 평가대상자는 당뇨병을 앓고 있는가?
- 평가대상자는 글씨를 읽는 것을 제외한 다른 이유로 안경을 사용하고 있는가? 충분한 교정시력을 위해 최근 안경 착용에 대해 검진받아 본 적이 있는가?
- 평가대상자는 시야의 한쪽 편에 있는 물건을 보지 못하는가?
- 거주 공간의 불충분한 조명이 시력에 영향을 미치는가?

시력장애가 있는 평가대상자를 위한 케어 계획

- **앞을 똑바로 바라보면 무엇이 보이는지 평가대상자에게 물어본다.** 평가대상자가 자신의 시야에서 볼 수 있는 범위를 파악하고, 이에 따라 필요한 물건들(예: 이동 보조 도구, 접시)을 놓아둔다.
- **대조적인 것과 표면의 질감을 구분할 수 있는 능력에 대해 평가대상자에게 물어본다.** 시력장애가 있는 평가대상자들은 걸어갈 때 높낮이(예: 계단)나 바닥의 상태(예: 말랐거나, 젖었거나 또는 빙판인 도로)의 변화를 파악하는 데에 어려움이 있다. 어떤 경우에는 주변 환경을 변화시켜 주는 것이 도움이 될 수 있다(예: 계단에 테이프로 표시해 두기). 장소에 대해 알려주고 이동 관련 훈련을 하는 것은 방향 찾는 데에 도움이 되며 외부 환경 상태에 대한 인식을 향상시킬 수 있다.
- 평가대상자가 볼 수 있는 것들에 대해 상기시켜 주면서 **평가대상자가 거주하고 있는 환경에 대해 인식하는 것을 연습한다.** 암시나 인식 훈련을 위해 시각적 신호주기(visual cueing)를 해 본다.
- **시각적 신호주기(visual cueing)를 위해 작업치료 전문가의 조언을 구한다.** 작업치료사들은 한쪽 신체를 쓰지 못하거나 한쪽 시야만 남아 있는 상태를 다루고 상담해 주는 전문가들이다. 이러한 장애들은 보통 뇌졸중으로 인해 발생한다.
- 평가대상자가 작년에 안과 검진을 하지 않았다면 **안과의사나 검안사에게 의뢰하는 것을 고려한다.**
- **만약 시각적 문제나 변화가 새롭게 감지된다면 의사나 검안사에게 의뢰한다.**

평가대상자에게 신경학적 질환(예: 진전과 강직이 있는 파킨슨병)이나 한쪽 신체가 약화된 뇌졸중이 있는가?

평가대상자에게 대사성 질환[예: 알코올중독, 당뇨(저혈당)]이 있는가?

평가대상자에게 인지장애(낙상의 중요한 위험 요인 중 한 가지)가 있는가?

평가대상자의 과거력을 검토하고, 다음의 내용을 확인한다.

- 평가대상자에게 기억 또는 일상적인 의사 결정을 위한 인지 수행에 장애가 있는가?
- 평가대상자가 배회하는가? 평가대상자가 걸어 다닐 수 있을 정도로 주변 환경은 안전한가?
- 평가대상자는 자신이 실제로 할 수 있는 능력보다 더 높은 수준으로 자신을 평가하는가?(평가하는 것 같은가?) 충족되지 못한 필요(예: 소변을 보고 싶음) 때문에 위험한 문제행동(예: 혼자 일어서기, 혼자 침대 밖으로 나오기)이 발생하는지 고려한다. 이러한 필요를 일상적인 케어 계획에 포함시키면(예: 주기적인 배뇨 계획을 수립) 평가대상자가 이러한 위험한 행동을 하려고 하는 것을 예방할 수 있다. 마찬가지로 돌봄제공자는 평가대상자가 자신의 신체적 제한에 대해 어떻게 인식하고 받아들이고 있는지 파악해 볼 필요가 있다.
- 평가대상자가 복용하고 있는 약물을 검토한다. 평가대상자의 의식, 인지 능력, 판단, 감각 수준에 영향을 미칠 수 있는 약물이 있는지 찾아본다.

인지 기능 장애가 있는 평가대상자를 위한 케어 계획

- **거주하고 있는 공간을 배회하는 것을 운동 관련 활동으로 정한다.** 바쁘고 활동적인 상태를 유지하려는 목적 있는 과제에 평가대상자를 참여시킨다.
- **평가대상자가 위험에 빠질 수 있는 행동**(예: 통증을 호소함, 목이 마르거나 배가 고픔, 화장실에 가고 싶음)**은 일어나지 않도록 피한다.**
- **평가대상자가 활동성과 움직임을 유지하도록 하며, 균형 감각을 향상시킨다.** 인지 기능 장애가 있는 평가대상자들은 운동을 배우거나 이동을 위한 보조 도구의 사용법을 배우는 데 더 어려움이 있지만, 연습과 반복을 통해 향상될 수 있다. 평가대상자들은 좀 더 오랜 기간이 걸리거나 더욱 강도 높은 중재가 필요하다. 평가대상자들은 그들이 과거에 했던 활동들에 더 잘 반응할 수도 있다. 그런 활동들이 무엇이었는지 찾아본다.

의학적 평가: 평가대상자는 혈압, 부정맥, 특별히 느린 심박동과 관련한 문제가 있거나 낙상을 유발시킬 수도 있는 약물을 복용하고 있는가?

- 심박동이 지나치게 느리거나 불규칙적인지를 측정해 본다.
- 평가대상자에게 체위성 저혈압(체위 변화 시 혈압이 감소함)이 있는지 확인하기 위해 누워 있을 때, 앉았을 때, 서 있을 때 각각 혈압을 측정해 본다.
- 식후 저혈압이 있는지 평가하기 위해 식전과 식후 20분의 혈압을 비교해 본다.
- 평가대상자가 신경이완제, 불안완화제, 안정제/수면제, 항우울제 약물을 복용하고 있는가? 평가대상자는 수면제를 정기적으로 복용하고 있는가? 그렇다면, 이러한 약물을 얼마 동안 복용해 왔는가? 정기적으로 투약되고 있는가? PRN으로 필요시에 투약되고 있는가? PRN 약물은 낙상의 위험을 높일 수 있다. 만약 신경이완제 약물이 투약되었다면 부작용을 알아내기 위해 행동 매핑(mapping) 과정을 고려해 본다.
- 평가대상자가 저혈압을 유발시킬 수 있는 심혈관계 질환 약물, 만성폐쇄성폐질환(COPD) 약물, 이뇨제를 복용하고 있는가?

의학적 문제와 관련한 케어 계획

- 평가대상자가 침대나 의자 끝에서 균형을 잡도록 충분한 시간을 주면서, **천천히 일어서는 것을 일상적으로 도와주거나 교육시킨다.**
- **매일 탄력스타킹을 신는 것을 고려한다.**
- **평가대상자에게 과식을 피하도록 하고** (적은 양을 자주 먹도록 함) 식사 후에는 휴식을 취하도록 한다.
- **혈압의 변화를 유발할 수 있는 모든 투여 약물에 대해 검토한다.** 복용법대로 약물, 용량, 복용 시간을 변경한다. 약물 부작용을 최소화하기 위한 시간대에 복용하는가? 예를 들어, 저녁에 이뇨제를 복용하는 것은 밤에 소변 보는 횟수를 증가시키고, 밤에 침대 밖으로 나오는 것은 평가대상자의 낙상 위험을 높인다. 가능하다면 아침 투약을 고려해 본다.

낙상 발생을 촉진시킬 수 있는 환경적 요인에 대해 검토한다.

- 유해 요인을 찾아보고, 적절한 보조 장치와 공간/구조적인 장치들(예: 손잡이 바)이 적절하게 위치하고 있는지 확인한다.

환경적 요인과 관련한 케어 계획

- 환경 상태를 평가하고 다음과 같은 것들을 제공한다.
  - 밤과 낮에 각각 맞는 적절한 조명
  - 눈부심을 일으키는 물건의 제거
  - 적절한 높이의 침대와 의자
  - 욕실에 적절한 손잡이 바, 난간, 장치를 설치
  - 반짝이는 마룻바닥/카펫 제거, 미끄럼 방지 바닥재(nonskid strips)
- 복도, 침실, 욕실에 장애물이 있나 확인한다.
- 휠체어나 워커를 사용하는 평가대상자들은 안전하게 움직일 만한 충분한 공간이 필요하다. 반경 1.5m 정도가 대부분의 휠체어 사용자들에게 적절하다.
- 최근 주변 환경에 변화(예: 새로운 곳으로 이사)가 있었는지 확인한다. 만약 평가 대상자가 이사를 했다면 새로운 환경에 대해 잘 인식하고 있는가?
- 평가대상자가 적절한 보행 보조 도구를 가지고 화장실에 들어가는가? (입구의 폭이 90cm 이하이면 문제가 될 수도 있다)
- 평가대상자가 밤에 어두운 환경에서 잠이 덜 깬 상태로 화장실에 가기보다는 침상 변기를 사용해야 하는가?
- 평가대상자는 다른 방식(의자나 휠체어)으로 앉는 것이 필요한가? 치료사는 평가대상자의 신체 상태에 가장 적절한 앉는 방식을 결정한다.
- 보조 도구들을 적절하게 사용하고 있는가?
- 보조 도구들의 상태는 괜찮은가? 가끔 평가대상자들은 자신들의 키와 체중에 맞지 않는 지팡이, 워커, 휠체어를 사용하기도 한다. 평가대상자의 상태가 변했거나 새로운 도구가 필요하다고 여겨질 만한 다른 이유가 있는가?
  - 보조 도구가 평가대상자에게 처음인가? 평가대상자는 도구를 어떻게, 언제 사용하는지, 그리고 어떠한 안전 조치가 있어야 하는지에 대한 추가적인 훈련이 필요한가?
  - 평가대상자를 도와주고 있는 사람은 평가대상자가 어느 정도의 도움이나 감독이 필요한지 알고 있는가?
- 적절하게 잘 맞는 신발을 신고 있는지 확인한다.

장기요양시설이나 지원주거시설에서 낙상이 있었다면, 즉각적으로 건강 문제를 우선 순위로 두고 케어 계획을 변경한 후 이를 향상시킬 수 있도록 이전에 있었던 위험 요인들에 대해 검토한다. 관찰할 내용은 다음과 같다.

- 평가대상자의 평소/초기의 활력 징후 패턴과 비교한다. 의사에게 이전 활력 징후와 현재의 활력 징후를 보고할 준비를 한다.
- 기관별 조치로 사건보고서를 작성할 준비를 한다.

- 다음과 같은 증상이 관찰된다면 바로 의사에게 연락하도록 한다.
  - 비정상적 활력 징후
  - 탈수(가능하다면 BUN/Cr 비율 활용. 아니면 소변량이나 액체를 마시는 패턴의 변화에 대해 평가)나 감염이 의심됨
  - 정신 상태의 변화
  - 움직임이나 말하기의 변화
  - 예전의 활동 수준으로 회복할 수 없음
  - 부상의 징후
  - 낙상 발생을 촉진시킬 수 있는 약물의 사용
  - 알코올 남용
- 만약 위에 나열된 증상이 현재 전혀 없다면, 낙상이 일어났던 상황에 대해 계속적으로 평가한다. 필요하다면 이 평가를 위해 약사에게 의뢰하는 것도 고려해 본다.
  - 특히 **새로운** 약물 사용이나 용량, 새로운 복합 투약에 주의하여 평가대상자의 투약 약물을 검토한다. 이러한 변화와 증상이 시작된 시점 사이의 시간을 알아본다.
  - 의사와 함께 모든 검사 결과를 검토한다.
  - 평가대상자에게 낙상이 어떻게 발생했는지 설명해 달라고 요청한다.
  - 평가대상자의 낙상에 수반되는 기능 상태 저하를 피할 필요에 대해 평가한다. 부상, 질병으로 인한 활동 감소, 또 낙상할 것에 대한 두려움은 모두 기능 저하를 촉진할 수 있다. [일상생활활동 CAP 참고]

낙상이 발생한 이후의 케어 계획

- **약물 자체나 약물의 투약 시간, 용량을 변경하는 것을 고려한다.**
- **필요하다면 현재 상태의 변화를 평가하고 중재 계획을 세울 수 있는 물리치료사나 작업치료사에게 의뢰하는 것을 고려한다.**
- **평가대상자가 예전의 활동 수준으로 회복하는 것을 도울 수 있도록 추가적인 지도나 프로그램을 포함하는 케어 계획으로 수정한다.** 자신감을 갖고, 낙상과 관련한 잠재적인 문제들을 수정하고, 낙상 때문에 발생한 손상으로 인해 새롭게 적응해야 하는 것에 대해 참작하도록 한다.

추가 자료

American Geriatrics Society, British Geriatrics Society and American Academy of Orthopedic Surgeons. 2001. Panel on fall prevention: Guideline for the prevention of falls in older persons *JAGS* 49: 664–72. **Note.** These comprehensive clinical practice guidelines are the most up-to-date in print and are the results of a collaborative effort between the American Geriatrics Society, the British Geriatrics Society, and the American Association of Orthopedic Surgeons.

American Medical Directors Association. 2003. *Clinical practice guidelines; Falls and fall* *risk,* 2nd ed. Columbia, MD: AMDA.

American Medical Directors Association. 2004. Clinical practice guidelines: Osteoporosis, falls and fall risk. Slide presentation in-service. www.amda.com

Lipsitz LA, Burrows A, Kiel D, Kelley-Gagnon M. 1997. Falls. Morris JN, Lipsitz LA, Murphy KM, Belleville-Taylor P, eds. *Quality care in the nursing home.* St. Louis, MO: Mosby. **Note:** This chapter walks the reader through a step-by-step approach to assessment of persons at risk for falling and provides numerous care-planning suggestions.

MacRae PG, Asplund LA, Schnelle JE, Ouslander JG, Abrahase A, Morris C. 1996. A walking program for nursing home persons Effects on walk endurance, physical activity, mobility, and quality of life. *JAGS* 44: 175–80.

Ray WA, Taylor JA, Meador KG, Thapa PB, Brown AK, Kajihara HK, Davis C, Gideon P, Griffin MR. 1997. A randomized trial of a consultation service to reduce falls in nursing homes. *JAMA* 278: 557–62.

Schnelle JF, MacRae PG, Ouslander JG, Simmons SF, Nitta M. 1995. Functional incidental training, mobility performance, and incontinence care with nursing home persons. *JAGS* 43: 1356–60.

Tinetti ME, Gordon C, Sogolow E, Lapin P, Bradley EH. 2006. Fall-risk evaluation and management: Challenges in adopting geriatric care practices. *The Gerontologist* 46: 717–25.

저자

Katherine Berg, PhD, PT
Lewis A. Lipsitz, MD
Palmi V. Jonsson, MD
Margaret Kelley-Gagnon, RN
Beryl D. Goldman, PhD, RN
Katharine M. Murphy, PhD, RN
John N. Morris, PhD, MSW
Katarzyna Szczerbińska, MD, PhD
Knight Steel, MD

Section 17

통증 CAP

문제

통증은 "실제 혹은 잠재적인 조직 손상과 관련이 있는 불유쾌한 감각과 정서적 경험"으로 정의된다. 통증은 주관적인 경험이며, "언어적 의사소통을 못 하는 것이 통증이 없거나 통증을 경감시키는 치료를 받을 필요성을 부정하는 것은 아니다"(국제통증연구협회, International Association for the Study of Pain — IASP).

통증은 근골격계(예: 관절염, 골절, 말초혈관질환으로 인한 손상, 상처), 신경계(예: 당뇨성 신경병증, 대상포진), 암과 같은 다양한 생리학적 시스템과 조직의 손상에 의해 영향을 받는다. 통증의 강도(중증도)는 주관적인 문제이고 손상된 조직이나 시스템의 형태나 범위와 꼭 비례하는 것은 아니다.

통증 CAP에서 평가하는 중요한 문제로는 새로운 통증의 발현, 통증의 강도, 현재 통증 치료 방법, 인지 기능이나 의사소통 장애로 제한된 통증 자가보고 등이 있다.

또한 통증은 다른 부분의 문제를 함께 증가시키는데 무력감, 불안, 우울, 활동 감소, 식욕 감소, 수면장애 등을 유발한다. 그러므로 통증 관리는 통증이 없는 상태를 넘어 평가대상자의 삶의 질과 기능 수준에 초점을 둔 다른 중재나 치료도 포함해야 한다.

통증은 적절한 때에 조절되어야 하는데, 특히 최근에 통증이 시작된 경우는 더욱 그러하다. 통증 관리는 평가대상자와 가족, 돌봄제공자와 함께 다학제적으로 접근하여 협력해야 한다. 그리고 더욱 효과적이려면 비공식 돌봄제공자와 평가대상자는 적절한 시기에 통증의 증상과 징후에 대해 의사와 다른 케어팀에 이야기해야 한다.

17

케어의 전반적 목표

- 통증의 기저 원인을 밝혀내고 이를 치료함
- 일상생활을 수행하고 활동적인 사회생활을 영위할 수 있는 능력을 최적화함
- 고통을 경감시킴
- 치료의 효과와 부작용을 모니터함
- 통증과 다른 문제(예: 우울, 금단, 기능 저하)의 관련성에 대해 인식함. 통증 관리는 신체 활동과 삶의 질을 향상시키는 더 폭넓은 목표의 일부분으로 검토되어야 함

통증 CAP Trigger

통증 CAP은 장기요양시설, 홈케어, 지원주거시설, 후급성기 케어, 지역사회 건강 평가에 모두 적용된

다. 통증 CAP의 목적은 통증과 통증이 유발하는 문제들을 적절한 시기에 평가하고 관리하는 데에 있다.

통증 CAP은 통증을 치료할 수 있는 가능성보다는 보고한 통증의 강도에 따라 특별한 추후 관리가 필요한 2개의 그룹으로 도출된다. 사실 어느 그룹으로 도출되더라도 통증이 완치되는 평가대상자는 거의 드물다. 그러므로 통증 CAP의 주요 목적은 평가대상자의 전반적인 상태를 개선시키는 것이다.

도출된 그룹 — 고위험군

(통증이 매일 또는 그보다 적은 빈도로 발생하더라도) 강도가 강하고 지독하거나 몹시 괴로운 통증이 있는 평가대상자들이다. 장기요양시설에 거주하는 평가대상자 중 약 5%, 홈케어 서비스를 받는 평가대상자 중 25%, 지역사회에서 독립적으로 거주하고 있는 노인 중 4% 정도가 이 그룹에 포함된다. 장기요양시설에서는 이 그룹에 도출된 45%의 평가대상자가 90일 이내에 통증이 개선되고, 15% 정도는 통증이 없는 상태가 된다. 홈케어 서비스를 받는 15%의 평가대상자가 통증이 개선되나, 통증이 완전히 사라지는 평가대상자는 약 5%뿐이다.

도출된 그룹 — 중위험군

약하거나 중등도의 통증을 호소하는 평가대상자들이다. 장기요양시설에 거주하는 평가대상자 중 약 12%, 홈케어 서비스를 받는 평가대상자 중 25%, 지역사회에서 독립적으로 거주하고 있는 노인 중 15% 정도가 이 그룹에 포함된다. 장기요양시설에서는 이 그룹에 도출된 35%의 평가대상자가 90일 이내에 통증이 개선되고, 15% 정도는 통증이 없는 상태가 된다. 홈케어를 받는 14%의 평가대상자가 통증이 개선되나, 통증이 완전히 사라지는 평가대상자는 7% 정도이다.

도출되지 않은 그룹

다른 모든 평가대상자

통증 CAP 가이드라인

통증에 대한 추가 평가

통증의 빈도 및 강도

통증을 관리하기 위해 다음의 내용을 포함하는 철저한 평가가 필요하다.

1. 통증의 강도, 위치, 빈도, 특징에 대한 구체적인 과거력을 파악한다.
2. 정확한 신체 검진을 실시한다.
3. 적절한 검사를 수행한다.
4. 통증이 감정 상태나 선호에 영향을 미칠 수 있는 정도를 파악한다.
5. 평가대상자의 기능 수행 상태를 관찰한다.
6. 현재 수행하고 있는 통증 중재를 검토하고 효과와 부작용(있을 경우)에 대해 평가한다.

통증 평가 시 추가로 고려해야 할 사항

- 통증의 형태나 새로운 통증이 기존 상태로 인한 변화라고 추측하지 않는다. 새로운 통증이 있거나 원래 있던 통증의 패턴이 변화할 때마다 새롭게 철저한 평가를 실시해야만 한다.

- 통증은 노인이나 만성질환이 있는 평가대상자들에게 많이 나타나므로 정기적으로 모니터링하여 다섯 번째 활력 징후처럼 다루어져야 한다.
- interRAI 도구를 이용한 평가 후에 평가대상자가 쉽게 이용할 수 있는 보조적인 통증 평가 도구(다음 본문에 그 예가 제시됨)를 활용하여 평가대상자에게 통증의 중증도를 매겨 보도록 하면서 추후 확인을 한다. 평가대상자가 평가하는 가장 낮은 단계와 가장 높은 단계에서의 통증 강도를 포함한다. 질문은 간단하면서 구체적이어야 하며 통증에 대한 평가대상자의 언급은 액면 그대로 받아들여야 한다. 만약 평가대상자가 잘 이해하지 못한다면 더 간단하거나 다른 단어를 사용한다. 일정 시간에 따른 통증의 변화를 보기 위해 다른 보조 평가 도구 및 inteRAI 통증 문항을 정기적으로 사용해 본다. 중재의 효과를 평가하기 위해 통증 평가표에 이러한 내용을 기록한다. 보조적인 통증 평가 도구로는 시각통증척도(visual analogue scale, 평가대상자에게 10cm 선에 현재의 통증 강도를 표시하도록 함), 점수평가척도(numerical rating scale, 통증이 전혀 없으면 0점, 가장 심한 통증이면 10점일 때, 현재의 통증은 어떠한가를 표현함), 언어묘사척도(verbal descriptive scale, 약함, 중등도, 심함, 끔찍함, 몹시 괴로움), 얼굴그림통증척도(faces pain scale, 웃는 표정부터 극한 통증의 표정까지를 보여줌) 등이 있다. 또한 언어적인 표현이 어려운 평가대상자들을 위한 특별한 통증 평가 도구도 개발되어 있다.
- 약물 중재를 받고 있는 평가대상자에게는 정기적인 통증 평가가 권장된다. 이는 필요한 진통제의 용량을 조절하는 데에 도움이 된다.

통증의 빈도 및 강도를 관찰 통증을 적절하게 관리하기 위해 평가대상자의 신체 수행 상태를 지속적으로 관찰하는 것은 중요하다. 만약 평가대상자가 언어적으로 의사소통을 못 하거나, 증상을 설명하는 능력이 부족하거나, 증상을 잘 호소하지 않는 경향이 있다면, 관찰하는 것이 통증을 평가하는 유일한 방법이다.

평가자는 통증을 표현하는 데에 영향을 미칠 수도 있는 문화적 요소들에 민감해야 한다. 일부 문화권에서의 극기(stoicism)를 지향하는 경향은 평가대상자가 통증을 표현하는 것을 어렵게 할 수도 있다. 또한 직원들이나 비공식 돌봄제공자들이 문화적 규범에 기반을 두어 예상보다 건강 문제에 대해 과도하게 표현하는 평가대상자들의 통증 징후를 부적절하게 폄하하는 경향이 있을 수도 있다.

평가대상자의 통증 호소/통증의 징후를 확인하고 이러한 통증이 신체 기능의 변화와 연관이 있는지 확인하기 위해 일상적인 활동[예: 아침간호(morning care), 물리치료]을 하는 동안 관찰을 해 본다. 그러한 직접 케어를 제공하는 가족과 같은 사람들에게 물어보고 이러한 사람들이 관찰할 내용을 기록해 두도록 한다.

비언어적인 통증의 징후

- 표정(예: 얼굴을 찡그림)
- 소리(예: 한숨, 신음)
- 자세(예: 몸을 감싸고 있음, 뒤틀린 자세, 팔/다리의 운동이 제한, 휴식 시간의 증가)
- 평소와 다름(예: 침대에 주로 누워 있음, 일상생활활동 참여가 줄어들거나 느려짐, 식사나 수분 섭취의 감소)
- 정신 상태의 변화(예: 불안정함, 혼란)
- 공격성의 징후(조짐)

통증의 위치, 형태, 외부 상태에 대한 반응을 평가 평가대상자가 통증을 느끼는 위치를 가능한 한 정확하게 파악한다. 통증이 있는 위치는 통증에 대한 케어 계획을 수립할 때 중요할 수 있다(예: 말초혈관질환이나 관절염으로 인한 통증은 중재를 계획하는 데에 영향을 미칠 수 있다).

- 통증이 지속적인지, 시간에 따라 변하는지, 아니면 간헐적인지 알아본다. 만약 간헐적이라면, 통증이 발생하는 빈도, 지속 시간, 어떤 때에 발생하는지 평가대상자에게 물어본다. 평가대상자의 통증에 대한 경험은 장소, 시간, 활동에 따라 다양할 것이다.
- 통증이 어떠한지 평가대상자에게 물어본다. "어떤 단어가 통증을 표현하는 데에 가장 적합할까요?"와 같이 물어본다. 평가대상자의 통증에 대한 묘사는 치료를 계획하고 통증이 신경병증인지(타는 듯한, 핀이나 바늘로 찌르는 듯한, 쿡쿡 쑤시는 듯한, 둔한), 근골격계와 관련한 것인지(경련과 같은, 쥐어짜는 듯한, 욱신거리는, 찌르는 듯한), 내장 기관에 관련된 것인지(경련과 같은, 조이는 듯한) 파악하는 데에 도움이 될 수 있다.
- 어떻게 하면(예: 이동하거나, 가만히 앉아 있거나, 한 자세로 가만히 있을 때, 진통제를 복용하면, 투약 스케줄 대로 복용하면, 통증이 발생했을 때 약을 먹으면) 통증이 경감되거나 악화되는지 물어본다. 계획된 진통제 프로그램을 수행하면서 기대한 만큼 통증이 감소되었는가? 어떤 행동이 통증을 경감시키는지 그리고 악화시키는지 기록해 둔다.

여기서 논의되는 모든 정보는 신체 검진과 적절한 검사 결과에 있는 내용과 연관되어 있어야 한다.

선호하는 치료 방법 평가 평가대상자와 함께 (적절하다면 가족과 함께) 치료법 선택에 대해 논의하고 선호하는 방법이나 기대에 대해 물어본다. 평가대상자의 선호를 존중하는 것은 치료법에 대한 순응도와 치료 목표 달성을 향상시킬 수 있다. 예를 들어, 임종을 준비하고 있는 말기 질환 평가대상자가 각성 수준을 저하시키는 용량의 진통제를 복용하기보다 약간의 통증이 있는 것을 선호하는 경우가 흔하다.

통증 관리

약물적 중재

평가대상자가 통증 클리닉이나 통증 지원팀(pain outreach team)에 의뢰되는 것을 선호하는지 고려해 본다. 의사들은 대개 새로운 통증이 나타났거나 만성통증이 갑자기 악화된 것을 파악했다면 약물 치료를 처방한다. 평가대상자는 오랜 기간 처방된 약물치료 없이 매일 발생하는 통증을 경험하고 있었을 수도 있지만 이렇게 방치되어서는 안 된다. 새로운 약물을 투약하기 전에 일반 의약품, 대체 의약품, 한약제 등 평가대상자가 복용하고 있는 모든 약물을 확인하고 검토한다. 그리고 일정 기간 안에 평가대상자가 바라는 통증 경감 정도에 따라 통증 개선 목표를 설정하는 것도 중요하다.

의사들은 다른 임상 직원(예: 간호사)이나 가족들만큼 평가대상자의 일상생활에 치료 중재의 결과를 모니터링할 기회가 많지 않다. 그러므로 간호사와 가족 구성원들은 평가대상자와 이야기하고 새로운 약물의 효과를 관찰할 수 있는 중요한 위치에 있다. 평가대상자와 가장 가까운 돌봄제공자들은 어떤 진통제가 시작되었는지, 효과가 어떠한지[세계보건기구(WHO)에서 발간한 진통제 투약 단계(analgesic ladder)에 나와 있음. 다음 표 참고], 얼마나 빨리 효과 발생을 기대할 수 있는지, 어떤 부작용들을 모니터링해야 하는지 알고 있어야 한다. [적절한 투약 CAP 참고]

약물 치료는 통증 관리의 가장 중요한 부분이므로 치료의 기본적인 개념을 잘 따라야 한다.

- 경구 투약은 투약하기 가장 편리하고 비용 효과적인 방법이다.
- 정확한 시간에 따른 투약(by the clock)은 필요에 따른 투약(as needed)이 아니라 24시간 내내 효과를 내도록(around-the-clock) 투약하는 것을 의미하며, 이는 개별 진통제 용량이 일정한 수준으로 통증을 조절하는 것을 가능하게 해 준다. 그러나 심한 통증의 경우에는 적은 용량의 자가 투약 진통제(예: 진통제자가조절펌프, patient-controlled morphine pump)가 더욱 적절하게 통증을 조절하기도 한다.
- 투약은 WHO 진통제 투약의 3단계(WHO Three-Step Analgesic Ladder)를 응용할 수 있다(다음 표 참고). 전통적인 진통제와 함께 일부 다른 종류의 약물도 통증 경감 효과를 낼 수 있음을 알아둔다. 항우울제를 사용하거나 신경병증성 통증을 조절하여 통증의 역치(평가대상자가 통증으로 불편함을 느끼는 시점)를 높임으로써 통증 관리를 증진시킬 수 있는 방안에 대해 의사에게 의뢰하는 것을 고려한다.
- 평가대상자에게 가장 적절한 한 가지 진통제를 선택하고, 필요시 용량을 늘리거나 줄이도록 한다. 초기에 한 가지 약물만을 사용하면 부작용을 발견하기가 더욱 수월하다. 하지만 가장 효과적인 한 가지 진통제를 선택하는 것은 꽤 어려울 수 있다. 최근엔 많은 약물이 더 나은 통증 조절[돌발적 통증(breakthrough pain)의 경우에는 가장 빨리 이용 가능한 약물을 처방하는 것이 중요함]을 위해 복합제(co-formulated) 형태로 나오는 경향이 있다.
- 통증이 적절하게 조절되지 않을 경우, 약물의 용량이나 강도(마약성 진통제의 경우)를 높인다. 돌발적 통증을 조절하기 위해서는 현재 투여하고 있는 마약성 진통제의 1/3 정도를 추가한다.
- 진통제의 부작용을 예방하고 치료한다. 원치 않는 부작용을 조절하기 위한 약물을 함께 투약하여 예방해야 한다(WHO Ladder — 아래 표 참고). 부작용은 종종 노인이나 취약한 평가대상자들에게 중추신경계의 변화로부터 발생한 역효과(adverse effects, 예: 섬망, 안절부절못함, 졸려 함)로 나타나는 경향이 있다. 다른 흔한 증상으로는 위장관계 증상(예: 오심, 구토, 위장자극, 변비)이 있다.

만성 통증에 대한 WHO LADDER 권고 사항의 적용

약한 통증에서 중등도의 통증

1단계: "비마약성" 진통제: Paracetamol/Acetaminophen, aspirin, 다른 NSAIDs(NSAIDs — **주:** 여기에서는 WHO 접근과는 다르게, 많은 노인 통증 전문가는 위장관계나 신장계, 섬망 등의 부작용을 고려하여 NSAIDs를 이 목록에서 빼고 있음).
궤양 예방제 투약

중등도의 통증이 지속될 때

2단계: "약한" 마약성 진통제. (사용 금기가 아니라면) 변 완화제 투약

2단계 약물로도 완화되지 않는 중등도의 통증에서 심한 통증

3단계: "강한" 마약성 진통제. (사용 금기가 아니라면) 변 완화제 투약, 필요시 오심을 위한 약물 투여 고려. **주:** 아직도 널리 쓰이고 있긴 하지만, 약한 마약성 진통제와 강한 마약성 진통제의 구분은 최신 기준에 따른 것이 아니다. 3단계의 강한 마약성 진통제는 약한 용량으로 다른 약물과 배합되어 나오기 때문에 지금도 종종 2단계 약제, 정확히 말해 약한 마약성 진통제로 구분되기도 한다.

비약물적 중재

비약물적 접근은 다음과 같은 이유 때문에 통증 관리에서 중요하다.

- 약물의 효능과 함께 상승작용을 낼 수 있다.
- 일반적으로 부작용이 거의 없다.
- 평가대상자와 가족이 참여 및 통제하는 느낌이 들도록 해 준다.
- 기능 상태의 저하, 기분, 사회적 고립에 대해 다루게 된다.

평가대상자, 가족, 직접 케어 직원 교육

- 통증과 장애가 정상적인 노화의 일부라는 잘못된 인식을 없앤다.
- 통증의 원인, 통증 평가의 결과, 치료의 목적, 다학제적 케어 계획, 예후, 치료 방법의 선택, 부작용에 대해 논의한다.

다음과 같은 접근법을 고려

- 안전과 관련된 평가(예: 낙상, 손상)를 위한 물리치료, 작업치료 및 기타 치료, 관절 부동 상태 유지, 체력이나 지구력 훈련, 기타 통증 관리 기술
- 물리치료(예: 열치료, 냉치료, 마사지)
- 이완요법 및 전환요법[예: 명상, 음악, 대화, 오디오 북(audio book) 활동을 개인, 그룹, 일대일로 함]
- 다른 요법으로는 침술, 타이치이(tai chi), 기타 보완요법이 있다.
- 평가대상자가 현실적으로 구체적인 목표(예: 30m 걷기, 일주일에 세 번 활동에 참여하기)를 세울 수 있도록 돕는다.
- 평가대상자에게 심리적·사회적 지지를 추가할 필요가 있는지 고려한다.

통증으로 인한 원치 않는 결과를 예방

- 통증과 기능 수준과의 관계에 특별히 주의를 기울인다. [일상생활활동 CAP 참고]
- 통증과 우울의 관계에 특별히 주의를 기울인다. 만성 통증이 있는 평가대상자들은 우울증이 나타나는 경향이 있으므로 이러한 평가대상자들은 항상 우울에 대해 평가를 해 보아야 한다. [“기분 CAP”, 특히 우울측정척도(Depression Rating Scale, DRS)를 참고하고, 통증과 우울의 관계가 쌍방향이라는 것을 기억한다.]
- 기저질환과 동반질환을 적극적으로 관리한다.
- 통증으로 인한 다른 부정적 결과를 예방하기 위해, “문제행동 CAP”과 “사회적 관계 CAP”을 참고한다.

추가 자료

American Geriatric Society Panel on Chronic Pain in Older Persons. 1998. The management of chronic pain in older persons. *JAGS* 46(5): 635–51.

Bair MJ, Robinson RL, Katon W, Kroenke K. 2003. Depression and pain comorbidity. *Arch Intern Med* 163: 2433–45.

Bernabei R, Gambassi G, Lapane K, et al. 1998. Management of pain in elderly persons with cancer. *JAMA* 279(23): 1877–82. **Note:** This paper describes the prevalence and predictors of daily cancer pain and analgesic treatment using MDS pain and drug data from five states. Findings: 26% of persons in pain received no treatment; others were inadequately treated, especially older and minority persons.

Farrell MJ, Katz B, Helme RD. 1996. The impact of dementia on the pain experience. *Pain* 67: 7–15.

Finne-Soveri UH, Ljunggren G, Schroll M, Jonsson PV, Hjaltadottir I, El Kholy K, Tilvis RS. 2000. Pain and its association with disability in the institutional long-term care in four Nordic countries. *The Canadian Journal on Aging* (Suppl 2) 19: S38–49.

Scherder E, Oosterman J, Swaab D, Herr K, Ooms M, Ribbe M, Sergeant J, Pickering G, Benedetti F. 2005. Recent developments in pain in dementia. *BMJ* 330: 461–64.

Stolee P, Hillier LM, Esbaugh J, Bol McKellar L, Gauthier N. 2005. Instruments for the assessment of pain in older persons with cognitive impairment. *JAGS* 53: 319–26.

Zyxzkowsa J, Szczerbińska K, Jantzi MR, Hirdes JP. 2007. Pain among the oldest old in community and institutions. *Pain* 129(1–2):167–76. Epub 2007, January 23.

임상실무지침, 매뉴얼, 웹사이트

American Pain Society. A multidisciplinary educational and scientific organization serving people in pain by advancing research, education, treatment and professional practice. www.ampainsoc.org

City of Hope Pain Resource Center. Serves as a clearinghouse to disseminate resources to help institutions improve pain management. Over 300 materials can be found on this site. http://prc.con.org

Griffie J, Matson S, Muchka S, Weissman D. 1998. Improving pain in the long-term care setting: A resource guide for institutional change. Medical College of Wisconsin, Milwakee, WI. Division of Hematology/Oncology, 9200 W. Wisconsin Ave., Milwaukee, WI 53226. (414) 805-4605.

Griffie J, Muchka S, Weissman D. 2000. Nursing staff education resource manual: Pain management 101: A six session in-service education program in pain management for long-term care facilities. Medical College of Wisconsin, Milwakee, WI. Division of Hematology/Oncology, 9200 W. Wisconsin Ave., Milwaukee, WI 53226. (414) 805-4605.

International Association for the Study of Pain: www.iasp-pain.org

McCaffery M, Pasero C. 1999. *Pain: Clinical manual.* St. Louis, MO: C.V. Mosby.

Palliative Medicine Program at the Medical College of Wisconsin. Develops, implements, and disseminates innovative educational and clinical care programs. This website offers resource materials, analgesic guidelines, and information on institutional pain management. www.mcu.edu/pallmed

Rochon T, Patry G, DeSilva D. 2001. *Pain relief resource manual.* Brown University Center for Gerontology and Health Care Research, Providence, RI. (401) 863-9628.

U.S. Department of Health and Human Services. 1992. *Clinical practice guidelines: Acute pain management.* (AHCPR Publication No. 92-0032). Washington, DC: U.S. Government Printing Office. (Also available online at www.nlm.nih.gov)

U.S. Department of Health and Human Services. 1994. *Clinical practice guidelines: Management of cancer pain.* (AHCPR Publication No. 94-0592). Washington, DC: U.S. Government Printing Office. (Also available online at www.nlm.nih.gov)

저자

Aida Won, MD
Harriet Finne-Soveri, MD, PhD
Dinnus Frijters, PhD
Giovanni Gambassi, MD
Katharine M. Murphy, PhD, RN
John N. Morris, PhD, MSW

Section 18

압박성 궤양 CAP

문제

압박성 궤양은 압력 혹은 전단력과 마찰력이 더해진 압력으로 인해 주로 뼈 돌출 부위의 피하조직에 발생한 국소적인 손상으로 정의된다(www.npuap.org). 다양한 촉진 요인이나 혼란 요인이 압박성 궤양과 관련 있지만, 이런 요인들의 중요성에 대해서는 아직 명확하게 설명되지 않고 있다.

압박성 궤양은 피부의 국소 부위에 가해진 압력으로 인해 발생한다. 단지 피부에만 국한되는 것이 아니라, 뼈를 포함한 진피 부위에도 발생할 수 있다. 압박성 궤양은 손상된 조직의 깊이에 따라 단계가 나뉜다. 그리고 압박성 궤양은 주로 뼈가 돌출된 부위, 특히 천골(sacrum)이나 대전자(greater trochanter) 부위에 발생한다.

만약 평가대상자가 압박성 궤양을 가지고 있지 않다면, 케어의 목표는 압박성 궤양의 발생을 예방하는 것이다. 압박성 궤양을 가지고 있다면, 케어의 목표는 이를 치료하는 것이다. 이러한 케어의 목표들이 항상 달성될 수 있는 것은 아니지만, 이를 위해 항상 노력해야 한다.

압박성 궤양의 단계가 높을수록 상태가 더 심하고 치유하는 데에 오랜 시간이 걸림을 의미한다. 치유되는 데에 오랜 시간이 걸릴 수도 있고, 손이 많이 가고, 비용이 많이 들 수도 있다. 아래의 압박성 궤양의 단계는 피부 손상의 심각도에 따른 구분으로 널리 쓰이고 있는 것이다.

- 1단계: 피부가 손상되지는 않았지만 압력으로 인해 다음과 같은 피부의 변화가 하나 이상 관찰됨: 피부 온도(따뜻하거나 차가움), 조직 경도(consistency, 딱딱하거나 물렁한 느낌), 감각(통증, 가려움). 피부색이 밝을 경우 궤양은 지속적인 피부 발적으로 나타나지만 피부색이 짙은 경우 궤양은 지속적으로 붉을 수도, 푸를 수도, 자줏빛을 띨 수도 있으며, 단지 주변 피부색과 다르게 나타날 수도 있음
- 2단계: 표피나 진피 혹은 두 조직 모두에 부분적인 손상이 있음. 궤양은 표면으로 드러나며 임상적으로는 피부의 벗겨짐, 수포가 터짐, 얕게 파인 부분(crater) 등으로 나타남
- 3단계: 피부의 전층이 소실되어 피하조직이 손상되거나 궤사(세포가 죽음)에까지 이를 수 있으나 그 밑의 근막(fascia)까지는 손상되지 않아 뼈, 힘줄(tendon), 근육이 노출되지는 않음. 궤양은 임상적으로 깊게 파인 부분(crater)으로 나타나는데 주변 조직의 잠식(undermining)이 있을 수도 있고 없을 수도 있음
- 4단계: 피부의 전층이 소실되고, 광범위한 조직 궤사나 근육, 뼈, 지지 조직(예: 힘줄, 관절낭)의 손상이 있음. 잠식(undermining)과 동로(sinus tracts) 또한 4단계 궤양과 관련이 있을 수도 있음
- 평가 불가(새로운 interRAI suite 도구에만 포함): 궤양이 괴사성 조직에 덮여 있어 단계를 구분할 수 없음

압박성 궤양은 통증과 고통, 자신 또는 타인의 감염 위험의 증가, 사망과 같은 부정적인 결과들과 관련이 있다. 압박성 궤양이 있는 평가대상자는 없는 평가대상자에 비해 사망 위험이 세 배나 높다.

케어의 전반적 목표

- 압박성 궤양 발생 예방
- 궤양 부위를 개방시키지 않으면서 국소 상처 부위와 피부 환경을 최적화시킴
- 육아 조직(granulation tissue)이 있는 궤양 기저부를 청결하게 함
- 육아 조직이 잘 자라날 수 있도록 피부 환경을 습윤한 상태로 유지
- 압박성 궤양 치유 과정을 관찰
- 압박성 궤양의 악화나 새로운 궤양의 발생을 예방
- 압박성 궤양 발생의 징후 발견을 위해 정기적으로 피부 관찰

압박성 궤양 CAP Trigger

압박성 궤양 CAP으로 도출된 그룹은 특별 추후 관리(specialized follow-up)가 필요한 평가대상자의 구분에 따라 3개의 하위 그룹으로 나뉜다. 특별 추후 관리는 현재 존재하는 압박성 궤양을 치유하거나 발생을 예방하기 위한 케어를 의미한다. 특별 추후 관리는 궤양/상처 관리에 전문성이 있는 임상 전문가(의사, 상처 관리 전문가, 간호사)에게 의뢰하는 것을 포함할 수도 있다.

도출된 그룹 — 2단계 이상의 압박성 궤양이 있고 케어의 목표가 치료임

어떤 서비스 프로그램에서든지 압박성 궤양을 가진 평가대상자의 비율은 이를 예방하려는 돌봄제공자(직원)들의 노력에 따라 달라진다.

장기요양시설 세팅에서는 이러한 비율의 범위가 넓은데, 어떤 요양시설에서는 2단계 이상의 압박성 궤양을 지닌 평가대상자의 비율이 낮지만 어떤 시설에서는 높다. 장기요양시설에서는 입소 당시 압박성 궤양이 있는 평가대상자를 포함하여 이 그룹에 속하는 비율이 평균 10%가 이 그룹에 속한다.

홈케어에서는 2~8%의 평가대상자가 2단계 이상의 압박성 궤양을 가지고 있을 것이다. 지역사회에 독립적으로 거주하는 노인 중에는 이러한 경우가 드물다.

케어 성과: 향후 90일 이내에 홈케어를 받는 2단계 이상의 압박성 궤양을 가진 평가대상자 중 45%가 개선이 되는 반면, 장기요양시설의 2단계 이상의 궤양을 가진 평가대상자 중 약 60%가 개선될 것이다.

도출된 그룹 — 2단계 이상의 압박성 궤양이 없지만, 그러한 궤양이 발생할 위험이 있음

다음의 2개의 하위 그룹이 이 목록에 포함됨

도출된 그룹 — 1단계의 압박성 궤양이 있음

90일 이내에 2단계 이상의 욕창으로 악화되는 평가대상자의 비율은 평가대상자가 속한 프로그램의 형태에 따라 다르다. 장기요양시설에서는 약 4%의 평가대상자가, 홈케어에서도 비슷하게 4%의 평가대상자가 이 그룹에 속한다. 지역사회에서 독립적으로 생활하는 노인들 중에는 이 그룹에 속하는

경우가 흔치 않다.

케어 성과: 장기요양시설에서는 이 그룹에 속한 평가대상자 중 약 15%가 이후 90일 이내에 2단계 이상의 압박성 궤양으로 악화될 것이고, 홈케어 서비스에서는 약 7%가 악화될 것이다. 동시에 1단계 압박성 궤양이 있던 많은 평가대상자(장기요양시설에서는 약 67%, 홈케어에서는 약 45%)가 90일 이내에 욕창이 없는 상태로 치유될 것이다.

도출된 그룹 — 압박성 궤양은 없지만, 다음의 위험 요인들이 있음

"침상에서의 움직임"이나 "이동하기" 문항이 "의존"이나 "활동 수행한 적 없음"으로 체크되고, 압박성 궤양의 과거력 있음, 유치도뇨관이 있음, 울혈성 궤양(stasis ulcer)이 있음, 또는 상처 간호를 받고 있음 같은 위험 요인이 한 가지 이상 있을 때에 해당한다. 장기요양시설에 있는 평가대상자 중 4%가 홈케어 서비스를 받는 평가대상자의 3%가, 그리고 지역사회에 독립적으로 생활하는 노인 중 1% 이하가 이 위험 그룹에 속한다.

케어 성과: 장기요양시설에서는 이 그룹에 속한 평가대상자 중 약 15%, 홈케어 서비스를 받으면서 이 그룹에 속한 10%의 평가대상자가 90일 이내에 압박성 궤양이 발생할 것이다.

도출되지 않은 그룹

압박성 궤양이 없거나 압박성 궤양의 위험 요인도 없는 그룹이다. 장기요양시설에 있는 82%의 평가대상자, 홈케어 서비스를 받는 90%의 평가대상자, 지역사회에서 독립적으로 생활하고 있는 노인의 99%가 이 그룹에 속한다.

압박성 궤양 CAP 가이드라인

궤양 관리

입소 또는 프로그램을 시작할 당시 궤양이 있었던 평가대상자의 경우는 다음을 기록한다.

욕창의 위치, 크기, 단계, 삼출물의 유무와 형태, 냄새의 유무, 주변 피부에 대한 기록. 가능하다면 궤양의 사진을 찍도록 한다.

가피(eschar, 검은색의 죽은 조직)가 있는가? 노란 조직(slough, 부육 조직)이 보이는가?

- 이러한 조직의 제거 방법이나 제거의 필요성에 대해 확인하기 위해서는 의사나 상처 관리 전문가에게 의뢰가 필요하다. 손상되거나 괴사된 조직의 제거(debridement)에는 외과적 또는 화학적 방법을 사용한다.

상처 부위에 감염이 있어 보이는가?

- 만약 궤사 부위에 감염이 있다고 여겨질 경우[예: 악취가 있음, 통증의 증가, 주변 피부에 발적 또는 열감이 있음, 농(pus)이 관찰됨], 의사나 상처 관리 전문가들이 고려해야 하는 치료의 종류는 다음과 같다.
  - 국소 또는 전신적 항생제

- 제거(debridement)
- 만성적 상처의 경우, 항생제 내성이 있는 균이 증가되어 있을 때 은(Ag)이 함유된 드레싱(silver impregnated dressing) 재료를 선택하는 것이 좋음

육아 조직[granulation tissue, 새로운 모세혈관의 형성과 섬유아세포(fibroblast)로 인한 울퉁불퉁한 선홍색의 조직]이 보이는가? 이것은 치유가 일어나기 위해 결정적으로 중요하다.

- 상처 관리 제품을 적용할 때마다 상처를 관찰하고 육아 조직이 있는지 그리고 상처가 예상한 대로 치유되고 있는지 기록한다.
  - 만약 상처의 상태가 악화되고 있다면 의사나 상처 관리 전문가에게 의뢰할 필요가 있다.
- 육아 조직이 보이기 시작하면 케어의 목표는 깨끗하고 습윤한 환경을 유지시키는 것이다. 이에 도움이 되는 제품들은 다음과 같다.
  - 고분자 필름과 폼(polymer films and foams)
  - 하이드로겔(hydrogels)
  - 하이드로콜로이드(hydrocolloids)
  - 알지네이트 또는 흡수제(alginates or absorptive beads)
  - 복합체(combination products)
  - 은 함유제(silver impregnated products)
- 궤양의 깊이를 측정하고 기록하는 것은 적어도 일주일에 한 번 이상은 해야 한다. 육아 조직, 부육 조직, 가피, 감염의 증상이 있는지 기록한다. 경과 모니터링 도구를 적용하도록 한다.

치료를 실시함에도 불구하고 궤양이 치유되고 있는 징후가 보이지 않는다면, 상태를 악화시킬 수 있는 다음과 같은 요인들을 고려한다.

- 감염의 임상적인 증상은 없지만 박테리아 수치가 높은가? 상처에 삼출물이나 괴사성 조직, 부육 조직이 있는가? 상처 배지에 너무 많은 육아 조직이 있거나 악취가 나는가? 이러한 증상이 있다면 전문가에게 의뢰해야 한다.
- 골수염(뼈의 감염)이 있는가? 추가적인 진단적 검사가 필요할 수도 있다.
- 동반된 질환이나 상태가 있는가? 당뇨, 암, 스테로이드의 사용과 같은 많은 급성, 만성적 상태는 치유를 어렵게 만들 수도 있다.
- 평가대상자가 말기 상태인가? 그렇다면 치료의 목표를 안위(comfort) 제공으로 변경하는 것을 고려한다.
- 체위 변경이 계획대로 적용되고 있었는가? 체위 변경을 통해 상처 부위의 압력을 없애 주어야 하고, 궤양 발생의 위험이 있는 부위도 압력을 최소화시켜 주어야 한다.
- 평가대상자가 압력 감소를 위한 특수 매트리스를 필요로 하는가? 적절한 매트리스 표면 선택을 위해 의뢰가 필요할 수도 있다.
- 영양 부족이 있었는가? 효과에 대한 자료가 충분하진 않지만 비타민과 미네랄(예: 아연, 비타민 C) 보충을 고려해 본다. [영양 부족 CAP 참고]
- 치유에 충분한 정도로 단백질을 섭취하는가? 다른 금지 사유가 없다면, 일반적으로 체중 1kg당 1.25g의 단백질을 섭취하는 것이 권장된다. 영양사에게 의뢰하였는가? [영양 부족

CAP 참고]

- 드레싱을 할 때 통증이 있는가? 기저 감염 그리고 뼈나 조직의 손상에 대해서도 평가한다. [통증 CAP 참고]
- 평가대상자가 궤양 때문에 우울해하거나 실망하고 있는가? 만약 적절하다면, 치료 계획에 대해 그리고 치유 과정이 지연될 가능성 등에 대해 평가대상자와/또는 가족 및 돌봄제공자와 상담(counseling)을 한다. [기분 CAP 참고]

압박성 궤양이 발생할 가능성이 있는 평가대상자에게는 다음과 같이 치료한다.

외부적 위험 요인을 평가한다.

- 압력
  - 평가대상자는 신체 일부 부위에 가해진 압력을 충분히 제거하기 위해 움직일 수 있는가? 그렇지 않다면 돌봄제공자가 평가대상자를 움직여 주어야 하는가?
  - 평가대상자는 대부분 시간을 침대나 의자에서만 지내는가?
  - 매트리스나 방석이 압력을 감소시켜 주기에 적절한가? 특수한 압력 감소용 매트리스나 방석이 제공될 수 있는가?
  - 만약 평가대상자가 독립적으로 움직일 수 없다면 정기적으로(예: 2시간마다) 체위 변경을 실시해 줄 수 있는가?
  - 평가대상자와 가족에게 주로 압력을 받는 부위를 관찰해야 하는 필요성에 대해 이해시킨다.
- 마찰력(friction)과 전단력(shearing forces)
  - 평가대상자가 침상에서 미끄러져 내려오는가?
  - 침상에서 움직이거나 이동할 때 도움이 필요한 평가대상자를 들지 않고 끌어서 이동하는가?
- 피부침연(maceration, 과도한 수분으로 인해 피부가 손상됨)
  - 특히 변실금이나 삼출물(wound drainage), 발한 등으로 인해 평가대상자가 지속적으로 젖어 있는가?

내부적 위험 요인을 평가한다.

- 변화된 정신 상태
  - 섬망이 기동성을 저해하는가? [섬망 CAP 참고]
  - 인지 기능 저하가 기동성을 저해하는가? [인지 기능 손상 CAP 참고]
  - 가능한 범위 내에서 정신 상태 변화가 일어나게 된 기저 원인에 대처한다.
- 부동상태(immobility, 평가대상자가 스스로 체위를 변경할 수 없음)
  - 평가대상자의 부동상태가 뇌졸중, 다발성 경화증, 고관절 골절과 같은 상태로 인한 것인가?
  - 물리치료, 작업치료를 최대한 받아 보았는가?
  - 평가대상자의 부동상태가 다른 원인으로 인한 것인가?
    - 평가대상자가 자신이나 타인에게 심각한 손상을 입힐 만한 위험이 있지 않은 이상, 신체적 억제는 없어야 하며 특히 통제의 수단으로 사용되어서는 안 된다. [신체적 억제 CAP 참고]
    - 기동성(mobility)을 제한하는 약물[예: 향정신성 약물(psychotropics), 마약성 진통제(opi-

oids)]의 용량을 줄이거나 사용을 중단하는 것을 고려한다. [적절한 투약 CAP 참고]

- 실금: 변실금은 압박성 궤양 발생과 관련이 있을 수 있다. [배변 상태 CAP 참고]
  - 계획된 배변 프로그램을 시도해 보았는가?
- 부족한 영양 [영양 부족 CAP 참고]
- 말초혈관 질환이나, 당뇨 등 감각을 저하시키는 원인이 되는 추가적인 질병 상태에 대해 의사나 다른 의료인과 상의한 적이 있는가?
- 비활동(inactivity)
  - 평가대상자의 신체 활동 수준을 제한하는 것은 무엇인가?

추가 자료

Baranoski S, Ayello EA. 2003. *Wound care essentials: Practice principals.* Springhouse, PA: Springhouse. **Note:** A practical guide to wound care, especially pressure ulcers.

Bergstrom N, Bennett MA, Carlson CE, et al. 1994. Treatment of pressure ulcers. *Clinical practice guideline,* no. 15. Rockville, MD: US Department of Health and Human Services. Public Health Service, Agency for Health Care Policy and Research. AHCPR publication No. 95–0652. **Note:** Extensive literature review and grading of the evidence regarding treatment.

Brandeis GH, Powell JW. 1997. Pressure ulcers. In Morris JN, Lipsitz LA, Murphy KM, Belleville-Taylor P, eds. *Quality care in the nursing home.* St. Louis, MO: Mosby, 303–14. **Note:** This chapter provides an overview of pressure ulcers with emphasis for the nursing home person.

European Pressure Ulcer Advisory Panel (EPUAP): www.epuap.org

Folkedahl BA, Frantz RA, Goode C. 2002. *Treatment of pressure ulcers: Research-based protocol.* The University of Iowa, Gerontological Nursing Interventions Research, Research Dissemination Care. **Note:** This protocol provides helpful information for assessing and monitoring pressure ulcers and risk factors for development. www.nursing.uiowa.edu

Hess CT. 2004. *Clinical guide: Wound care.* Philadelphia, PA: Lippincott, Williams and Wilkins. **Note:** A practical guide to wound care, especially pressure ulcers.

National Pressure Ulcer Advisory Panel. Pressure Ulcer Scale for Healing (PUSH) Tool version 3.0. 9/15/98. **Note:** The PUSH tool is copyright by NUPAP. www.npuap.org

National Pressure Ulcer Advisory Panel. Supplementary Surface Standards, Terms and Definitions 8/29/2006. Internet address: www.npuap.org

Reddy, R, Sudeeo SG, Rochon PA. 2006. Preventing pressure ulcers: A systematic review. *JAMA* 296: 974–84.

Registered Nurses Association of Ontario (RNAO). 2002. Assessment and management of stage I to IV pressure ulcers. (August) 104 pp. [70 references].

Thomas DR. 1997. Pressure ulcers. In Cassel CK, Cohen HJ, Larson EB, et al., eds. *Geriatric medicine,* 3rd ed. New York: Springer. 767–84. **Note:** General review of the subject of pressure ulcers.

저자

Gary H. Brandeis, MD
Harriet Finne-Soveri, MD, PhD
John N. Morris, PhD, MSW
Sue Nonemaker, RN, MS
Knight Steel, MD
Pauline Belleville-Taylor, RN, MS, CS

Section 19

심장호흡기계 상태 CAP

문제

심장호흡기계 상태 CAP은 평가대상자에게 발생할 가능성이 있는 심혈관계 또는 호흡기계 문제에 대해 평가하고 관리할 필요성을 임상 전문가들에게 알려준다. 모두는 아니지만, 심장호흡기계 문제를 가진 많은 평가대상자는 이미 의사의 치료를 받고 있을 것이다. 그리고 일부 평가대상자들은 의학적 중재나 다른 중재가 필요한 새로운 증상이 발현되거나 기존 증상이 악화되기도 한다.

심장 질환의 유병률은 노령화에 따라 급속히 증가한다. 서구 사회에서는 심장 질환을 가진 75%의 노인이 60세 이상이고, 75세 이상 노인의 20%가 심장 발작이나 협심증의 과거력을 가지고 있다. 고혈압이 있는 많은 노인은 갑작스러운 혈압의 변화나 새로운 약물의 사용으로 인해 증상을 보일 수도 있다. 만성폐쇄성폐질환(COPD)은 특히 흡연하거나 특정 업종에 종사하는 근로자들에게 많이 발생한다.

힘이 들 때 나타나는 숨가쁨이나 흉통과 같은 몇 가지 징후와 증상들은 분명히 심장호흡기계의 문제에 기인한다. 그러나 전신적인 피로와 같은 일부 경우는 심장호흡기계와의 관련성이 명백하지 않을 수도 있다. 게다가 폐렴과 같은 급성 질환의 증상들은 COPD와 같은 만성질환의 여부를 확인하기 어렵게 할 수도 있다. 이러한 모든 문제는 평가대상자의 삶을 심각히 제한하므로 모니터링 및 관리되어야 한다.

케어의 전반적 목표

- 지역사회에서 노인들을 위해 일하는 비의사 인력들(nonphysicians)이 잠재적인 심혈관계 또는 호흡기계 증상을 밝혀낼 수 있도록 지원함
- 심혈관계 또는 호흡기계 문제가 있으나 적극적인 케어를 받지 않고 있던 평가대상자들을 의사나 다른 임상 전문가에게 의뢰함

심장호흡기계 상태 CAP Trigger

노인들은 심혈관계 및 호흡기계 질환을 치료하고 있을 수도 아닐 수도 있다. 그리고 평가대상자들은 심장호흡계 자가관리 프로그램이나 기타 다른 중재 프로그램에 참여하고 있을 수도 아닐 수도 있다. 심장호흡기계 질환 때문에 기능 제한이 있는지를 알아채지 못할 수도 있으며 이러한 기능장애는 노화 때문에 발생한 것일 수도 있다. 숨가쁨과 같은 많은 증상에 이미 익숙해져 견딜만할 수도 있다. 그러므로 심장호흡기계 상태 CAP은 심장호흡기계 증상에 관련하여 의사의 케어를 받고 있는 평가대상

자까지 모두 포함하여, 현재 심장호흡기계 증상이 있는가를 판별해 낸다.

도출된 그룹 다음의 증상이 있는 평가대상자

- 흉통
- 숨가쁨
- 부정맥
- 어지러움
- 다음에 해당하는 검사 결과가 하나라도 있음(이 문항들은 interRAI 평가 도구에는 포함되어 있지 않고, 평가자나 의사가 처방하거나 검사를 시행했을 경우에만 이용 가능함. 이러한 결과들은 정상 범위로 간주되어서는 안 됨).
  - 수축기 혈압(SBP) > 200mmHg 또는 < 100mmHg
  - 호흡수(RR) > 20회/분
  - 심박수(HR) > 100회/분 또는 < 50회/분
  - 산소포화도(SPO2) < 94%

심장호흡기계 상태 CAP이 도출된 그룹은 장기요양시설에 거주하는 평가대상자의 15%, 홈케어 서비스를 받고 있는 평가대상자의 약 40%(흉통 9%, 숨가쁨 25%, 부정맥 15%, 어지러움 20%), 지역사회에서 독립적으로 생활하고 있는 노인의 35%(흉통 4%, 숨가쁨 15%, 부정맥 10%, 어지러움 20%) 정도가 해당된다.

도출되지 않은 그룹

위에서 언급된 증상을 가지고 있지 않은 평가대상자

심장호흡기계 상태 CAP 가이드라인

심장호흡기계 증상이 있는가를 평가하는 것은 매우 중요하다. 그러한 증상이 있는 많은 평가대상자는 긴급한 주의가 필요하고 증상의 원인에 따라 다양한 치료법들이 있기 때문이다. 예를 들어 심부전(heart failure)은 대개 치료에 상당히 오랜 기간이 걸리기는 하지만, 운동의 지구력과 피로도의 측면에서 삶의 질을 향상시킬 수 있다. 그리고 어떤 증상들은 심장호흡기계 질환으로 인한 것으로 제대로 인식되지 못할 수도 있다. 예를 들어, 종종 혈압이 떨어져 발생하는 증상인 약한 두통, 어지러움, 실신 등은 심장 판막의 기형이나 부정맥으로 인해 발생할 수도 있는데, 이 두 가지 원인 모두 적절한 의학적·수술적 중재로 치료 가능할 수 있다.

종종 평가대상자들은 심혈관계 질환과 호흡기계 질환을 모두 가지고 있을 수 있다. 심혈관계 및 호흡기계 질환과 관련된 주요 증상 및 징후들은 다음과 같다.

- **심혈관계 질환**: 숨가쁨(호흡곤란), 흉통, 심계항진, 하지 부종, 가벼운 두통, 현기증(dizziness), 실신
- **호흡기계 질환**: 숨가쁨, 기침, 가래, 객혈(coughing up blood), 천명음, 흉통. 때때로 평가대상자들은 "충분한 공기를 들이마시지 못하는 것 같다"고 말한다. 이러한 증상이나 징후의 원

인을 파악하기 위해 철저한 의학적 검진이 필요하다.

이러한 증상이 있다면 의사가 이러한 증상을 알고 있는지 그리고 치료를 받고 있는지 평가대상자에게 물어본다. 평가대상자의 대답에 관계없이 이러한 증상들이 있다는 것은 의사와 더 많은 논의를 해야 함을 의미한다.

아래에 기술된 내용은 이러한 증상들에 대한 추가 정보이다. 이는 의사가 평가대상자와 함께 이 문제에 대해 논의할 때 도움이 되기 위함이다. 그러나 일차적인 목표는 평가대상자가 의사를 찾아가도록 납득시키는 것임을 기억한다.

부정맥 새롭게 발현한 부정맥에 대해서는 평가해 보아야 한다. 예를 들어 만약 이것이 심방세동을 반영한 것이라면 평가대상자는 뇌졸중의 위험이 증가한 상태이다. 그러나 심방세동은 부정맥의 많은 요인 중 하나이다.

기침, 가래, 천명음 가래가 있을 수도 없을 수도 있는 기침은 보통 기도가 자극이 되었을 때 발생하며, 이는 가장 흔한 호흡기계 증상이다. 기침은 보통 상부 호흡기계의 바이러스 감염으로 인해 발생한다. 박테리아 감염에 의한 가래는 종종 색깔이 있으며 걸쭉하고 끈적거린다. 갈색, 분홍 또는 어두운 색을 나타나는 것은 혈액 때문일 수도 있다. 피가 섞인 가래는 급성 감염, 만성 감염(예: 결핵), 종양, 폐의 혈전이나 의학적 평가가 반드시 필요한 다른 많은 상태로 인해 발생할 수 있다. 그리고 기침은 약물로 인해 발생할 수도 있는데, 고혈압이나 울혈성 심부전 치료에 사용이 권장되는 약물이 대표적이다. 대부분 담배를 많이 피우는 사람들은 만성적으로 기침을 한다. 다른 원인으로는 폐렴, 기관지염, 울혈성 심부전, 경증 천식, 그리고 흔하지는 않지만 종양 등이 있다. 천식이나 폐기종 같은 만성 폐질환이 있는 사람들은 천명음을 호소할 수도 있는데, 이는 특히 숨을 내쉴 때 공기 배출에 어려움을 느끼는 것으로 보통 귀에 들릴만한 소리가 동반된다. 만약 천명음이 새로 발생했거나 심각해졌다면 긴급한 의료적 조치가 필요하다.

이와 비슷하게 가래의 양이 증가하거나 가래의 양상이 변화하는 것에 대해서도 의사의 평가가 필요하다.

흉통 흉통은 언제나 철저한 의학적 평가가 필요한 증상이다. 보통 흉통의 원인은 자세한 과거력이나 신체 검진을 통해 파악이 가능할 수 있다. 그러나 대개 진단을 내리기 위해 심전도뿐만 아니라 1개 이상의 혈액 검사, 방사선 검사 혹은 내시경 검사가 필요하다.

심장(허혈) 질환의 전형적인 통증은 쥐어짜는 날카로운 통증이다. 보통 가슴 중앙부에서 나타나지만 목구멍, 한쪽 또는 양쪽 팔, 턱이나 아랫니 또는 등에 통증이 있다고 보고되기도 한다. 운동을 하거나 심계항진이 있을 때 통증이 나타날 수 있으며, 비슷한 상황에서 재발할 수 있다. 가벼운 증상으로 나타나면 이는 거의 알아채기 어렵거나 소화불량으로 인한 증상이라고 부정확한 진단을 내리기도 한다. 흉통은 계속 지속될 수도 있고 일시적일 수도 있다. 그리고 심장에서 발현한 통증인지 아닌지 감별을 어렵게 하는 흉통의 다른 원인도 있는데, 식도 질환, 호흡기 감염(chest infection), 폐색전(폐가 혈전으로 막힘), 대동맥 박리(대동맥 벽이 찢어짐), 목이나 등의 관절염 등이 포함된다. 그러므로 흉통은 즉각적인 의학적 평가가 요구된다. 특히 흉통이 새로 나타났거나, 점점 더 악화되거나, 빈도가 증가되거나, 휴식 시에 발생하거나, 지속 시간이 길어지거나(10분 이상), 가벼운 두통이나 호흡곤란과 같은 다른 증상이나 징후와 동반된다면 더욱 주의가 필요하다.

실신(syncope or blackout) 갑작스럽게 의식을 잃었다가 깨어나는 것(기절 또는 실신)은 종종 심장 발작이나 부정맥과 같은 심혈관계 문제로 인해 발생한다. 다른 원인으로는 혈액 손실로 인한 저혈압, 탈수, 자세 변경, 약물이나 약물의 변경, 기침이나 배변 후 또는 식후 심장혈관 반사(cardiovascular reflex) 등이 있다. 현기증이나 가벼운 두통, 실신의 경험이 있다면 반드시 의사에게 의뢰해야 한다. 만약 평가대상자가 이뇨제를 먹고 있거나 수분 섭취가 감소했었다면 탈수를 의심해 본다.

발목 또는 무릎의 부종 손가락으로 눌렀을 때 울퉁불퉁해지는 발목이나 다리의 부종은 다양한 의학적 상태로 인해 발생한다. 흔한 원인으로는 간 또는 신부전을 비롯하여 심부전이나 정맥 질환이 있다. 만약 부종이 최근에 발생했고 통증이 있다면, 정맥 내에 염증이 있거나 혈전이 원인일 수 있다. 만약 부종이 새로 나타나거나, 통증이 있거나, 일측성(unilateral)이거나, 악화되거나, 부종이 발목 위로 더 퍼졌거나 삼출물이 새어 나온다면, 의사에게 의뢰해야 한다.

숨가쁨(호흡곤란) 숨가쁨은 심장 또는 호흡기 질환의 가장 흔한 증상 중 하나이다. 만약 숨가쁨 증상이 최근에 나타났거나, 악화되었거나, 밤에 증상이 나타나 진정시키기 위해 평가대상자가 앉거나 서 있거나, 평가대상자가 똑바로 누울 수 없거나, 천명음이나 객혈, 흉통과 같은 다른 증상이 함께 나타난다면 의사에게 의뢰할 필요가 있다.

심계항진(palpitation) 심계항진은 자신의 심박동을 느낄 수 있음을 의미한다. 대부분 이 증상은 빠르거나 불규칙한 심박동과 관련되어 있으므로 자세한 평가를 해 보아야 한다. 만약 심계항진이 최근에 발생했거나, 빠르거나, 실신, 현기증(sense of faintness), 흉통 같은 다른 증상과 관련되어 있다면 즉각적인 의뢰가 필요하다.

고혈압 수축기 혈압이 ≥140mmHg 또는 이완기 혈압이 ≥90mmHg으로 상승하면 대부분의 노인들에게는 의학적 평가와 치료가 필요하다. 만약 200mmHg보다 높은 혈압이 발견된다면 즉각 의사에게 의뢰해야 한다.

저혈압 수축기 혈압이 <100mmHg 또는 누워 있다가 일어나 앉을 때 수축기 혈압이 20mmHg 이상 감소하는 것으로 이는 실신, 뇌졸중, 심장 발작 또는 기타 심각한 상태를 유발할 수 있다. 저혈압은 탈수, 혈액 손실, 약물 등으로 인해 발생할 수도 있다. 즉시 여러 차례 측정하여 혈압을 확인하고 평가대상자를 의사에게 의뢰할 필요가 있다.

호흡부전 증상 임상 전문가들이 주의를 기울여야 하는 다양한 호흡부전 증상들이 있다. 호흡수의 증가, 청색증, 늑간이 움푹 들어감(intercostals indrawing), 앞쪽으로 기댄 자세, 부속근의 사용 등이 그 예이다.

- 청색증은 손발톱바닥(nail beds)이나 입술 또는 다른 부위의 피부가 푸른색으로 변하는 증상이다. 이는 산소 수치가 낮다는 것을 나타내므로, 호흡기 또는 심혈관계 상태가 좋지 않다는 것을 의미한다. 단, 청색증은 어두운색의 피부를 가진 평가대상자에게는 항상 신뢰할 수 있는 증상은 아니다.
- 늑간이 움푹 들어감(intercostals indrawing)은 숨을 들이쉴 때 늑간 부위가 가슴 쪽으로 빨려 들어가는 증상이다. 이는 호흡 근육이 피로함을 나타낸다.

- 앞으로 기댄 자세는 호흡계를 최대한 효율적으로 사용하기 위한 노력이다.
- 역설 호흡(paradoxical breathing)은 흡기 시 복부가 나오지 않는 것으로 횡격막이나 주요 호흡근의 약화를 나타내기도 한다.

흡연 흡연은 심장이나 폐 질환의 원인으로 오랫동안 알려져 왔다. 수십 년간 흡연 후에라도 금연하는 것이 적극 권장된다. 예를 들어 몇 달만 금연을 하더라도 수술 후 합병증의 위험을 낮출 수 있다.

운동과 교육 프로그램 평가대상자들은 ADL이나 IADL 중재 CAP이 도출될 수도 있다. [일상생활활동 CAP과 도구적 일상생활활동 CAP 참고] 심혈관, 호흡기, 신경학적 장애가 있는 많은 평가대상자에게 안전하고 효율적인 방법으로 생리학적 모델에 기초한 훈련 프로그램을 실시하는 것이 효과가 있음을 입증하는 연구들이 증가하고 있다. 만성폐쇄성폐질환(COPD)이 있는 평가대상자들을 위한 프로그램에는 운동뿐만 아니라 교육, 자가관리 훈련, 심리적 지지 등이 포함된다. 이러한 프로그램의 목적은 신체적 기능 및 지구력을 향상시키고, 평가대상자들이 증상 악화 시의 초기 증상에 대해 인지하여 불필요한 응급실이나 외래 방문을 줄이는 데에 있다.

추가 자료

American College of Cardiology/American Heart Association Web site for guidelines: www.acc.org

Global Initiative for Chronic Obstructive Lung Disease (GOLD) Web site:
www.goldcopd.com/ and more specifically the guidelines
www.goldcopd.com/Guidelineitem.asp?l1=2&l2=1&intId=989

Hunt SA, Baker DW, Chin MH, Cinquegrani MP, Feldman AM, Francis GS, Ganiats TG, Goldstein S, Gregoratos G, Jessup ML, Noble RJ, Packer M, Silver MA, Stevenson LW. 2001. ACC/AHA guidelines for the evaluation and management of chronic heart failure in the adult: A Report of the American College of Cardiology/American Heart Association Task Force on Practice Guidelines (Committee to Revise the 1995 Guidelines for the Evaluation and Management of Heart Failure).

Miriam Hospital Physical Activity Research Center: www.lifespan.org/behavmed/researchphysical.htm

University of Rhode Island Cancer Prevention Research Center: www.uri.edu/research/cprc/transtheoretical. htm

저자

Iain Carpenter, MD, FRCP
Lewis Lipsitz, MD
Knight Steel, MD

Section 20

영양 부족 CAP

문제

영양 부족 CAP은 체질량지수(Body Mass Index, BMI)로 측정하며, "의학적으로 권장되는" 수준의 체중보다 적게 나가는 평가대상자들의 영양상 보충에 초점을 두고 있다. 추후 관리를 위해 영양 부족 CAP이 도출된 평가대상자들 중 일부는 영양 부족의 위험을 가지고 있는 반면, 일부는 유의미한 체중 저하가 있어 실제로 영양 부족의 상태에 있다.

체중 감소는 다음과 같은 많은 원인으로 발생한다: 건강한 식단으로 식사하는 방법에 대한 지식 부족, 씹거나 삼키는 기능 문제, 경관영양 시 타인의 도움 필요, 인지 기능이나 의사소통 능력의 저하, 의학적 상태(예: 근육 문제), 식욕 문제(예: 조기 포만감), 우울, 불안, 행동 문제와 같은 기분장애, 약물, 제한된 식사 선택, 환경적 요소(예: 재정 부족이나 작동하지 않는 기구들)

영양 부족으로 인해 발생하는 많은 부작용이 있는데 어떤 경우는 조기 사망에 이를 수도 있고, 다른 경우에는 지속적인 체중 감소, 기능 저하, 심장 문제, 피부 문제, 감염의 위험이 있을 수 있다. 동시에 말기 혹은 말기 이전(preterminal) 질병 상태의 평가대상자들에게는 우선 전반적인 케어 계획을 고려할 필요가 있다. 이들에게 적극적인 영양 공급 관련 중재를 하는 것은 적절하지 않을 수 있다.

케어의 전반적 목표

- 가능하다면 영양 부족이나 영양 부족의 위험 요인인 기저 질환, 상태, 약물에 대해 파악하기
- 적절한 칼로리를 섭취하여 추가적인 체중 감소나 저체중을 예방할 수 있는 적절한 치료 계획 실시하기
- 영양 부족으로 인한 부정적인 결과들을 예방하여 삶의 질 향상시키기

20

영양 부족 CAP Trigger

영양 부족 CAP은 세 단계가 있는데, 이는 모두 평가대상자의 키에 대한 체중의 비(ratio)인 체질량 지수(BMI)를 기초로 한다. 그러므로 영양 부족 CAP을 도출하기 위해 필요한 유일한 문항은 평가대상자의 체중과 키이다.

동시에 CAP은 키와 체중 문항이 정확하게 측정되었다는 것을 전제로 하는데, interRAI 평가 도구들은 이 문항들의 작성 방법에 대해 상세한 설명을 제공하고 있다.

도출된 그룹 — 고위험군(High Risk)

이 그룹은 **두 가지**, 즉 기초 BMI가 19 미만이고, 조만간 사망의 가능성이 없어 보이는 조건을 **모두**

만족시키는 평가대상자를 포함한다. 이러한 평가대상자들은 보통 저체중으로 간주된다.

BMI는 또한 영양 부족의 정도를 나타내기도 한다: BMI<16 심각한 영양 부족, 16≤BMI<18 중간 정도 영양 부족, BMI=18 약간 영양 부족

이 그룹에 속한 약 50% 정도의 평가대상자가 음식 중 25% 이상을 먹지 않고 남기며, 이들은 향후 다른 평가대상자에 비해 체중이 감소할 가능성이 더 높다.

장기요양시설에 있는 평가대상자의 10%, 홈케어 서비스를 받는 평가대상자의 8% 정도가 이 그룹에 속한다.

도출된 그룹 — 중간 정도의 위험군(Medium Risk)

이 그룹은 **두 가지**, 즉 기초 BMI가 19~21이고, 조만간 사망의 가능성이 없어 보이는 조건을 **모두** 만족시키는 평가대상자를 포함한다.

관행적으로 저체중이라고 판단하지는 않지만 장기요양시설에서 이 그룹에 속한 평가대상자의 20% 정도가 다음 interRAI 평가를 실시할 때까지 BMI가 18 미만으로 저하될 것이다. 이 그룹에 속한 40%의 평가대상자가 대부분 식사 시 25% 이상의 음식을 먹지 않고 남긴다. 여기에는 장기요양시설 평가대상자의 약 18%와 홈케어를 받는 평가대상자의 14%가 속한다.

도출되지 않은 그룹

위의 그룹에 도출되지 않은 모든 평가대상자가 속한다. 장기요양시설에 거주하는 평가대상자 중 73%가, 홈케어 서비스를 받는 평가대상자 중 78%가 이 그룹에 속한다.

영양 부족 CAP 가이드라인

아래에는 영양 부족과 관련된 문제들이 나열되어 있는데, 해당되는 사항이 있다면 평가대상자의 케어 계획에 반영되어야 한다.

우선 평가대상자가 거의 끼니마다 상당량의 음식을 먹지 않고 남기는지 확인한다. 그런 평가대상자 중 절반 정도에 영양 부족 CAP이 도출된다. 만약 그렇다면 평가와 케어의 핵심은 이 상태를 교정하는 것이다. 이를 교정하기 위한 적극적인 계획이 수반되지 않는다면 대부분 평가대상자들이 앞으로도 상당량의 음식을 먹지 않고 남기는 것이 지속될 것이다. 음식을 남기는 평가대상자들을 음식을 남기지 않는 평가대상자들과 비교했을 때, 다음과 같은 증상이 나타날 확률이 더욱 높다: 비정상적 검사 결과(70% VS 40%), 새로운 약물을 시작한 상태일 확률(60% VS 30%), 심혈관계 문제가 있을 확률, 예를 들어, 고혈압(51% VS 29%), 울혈성심부전(23% VS 10%), 최근 들어서 ADL의 감소(31% VS 10%)

음식을 남기지 않는 평가대상자들에게 평가의 핵심은 그들이 현재 어떤 것을 먹고 있는지 확인하는 것이다. 모든 저체중 평가대상자들과 같이 그들에게도 복합 탄수화물(complex carbohydrates), 통곡물(whole grains), 채소, 과일, 단백질, 일부에게는 지방 등이 효과적일 수 있다. 그러나 이는 영양 부족 CAP이 도출된 평가대상자는 상당히 실천하기 어렵다. 이러한 평가대상자들에게는 더 많은 열량(평균 여성에게는 하루 최소 1,600칼로리, 평균 남성에게는 2,000칼로리)을 섭취하도록 하는 것이 핵심이다. 그렇게 하기 위해서는 평가대상자의 음식에 대한 선호에 대해, 그리고 칼로리 섭취를 천천히 늘리기 위해 무엇부터 시작해야 하는지에 대해 대화해 보아야 한다.

현재 식사 패턴에 대한 평가

식사 때 제공되는 음식을 끝까지 먹지 못함

단 며칠이라도 충분하지 못한 양의 음식 섭취는 급속한 체중 감소와 컨디션 저하와 같은 상태로 이어질 수 있다. 안타깝게도 영양 부족 CAP이 도출된 평가대상자의 40% 이상이 정기적으로 상당량의 음식을 먹지 않고 남길 것이다. 그러므로 음식 섭취를 정기적으로 모니터링하는 것은 중요하다.

- 간단한 모니터링 질문: 평소에 하루 동안 제공되는 끼니와 식간에 제공되는 보충식의 횟수를 세어 본다(예: 아침, 점심, 저녁 식사 각 1회, 하루에 제공되는 간식 횟수). 음식 중 얼마만큼을 남기는가? 남기는 음식 종류에 정해져 있는가(예: 고기, 감자, 파스타, 빵, 채소, 과일)? 평가대상자는 가공식품을 먹는 것을 선호하지 않는가?
- 제공되거나 이용 가능한 음식들이 평가대상자가 선택한 것과 맞지 않거나[예: 고기가 없음(no meats), 맛이 없음(flavorless)], 알레르기나 음식 불내성을 배려해 주지 않거나(예: 락토스 불내성 식단이 아님), 종교적 교리나 음식의 질이 평가대상자와 맞지 않는다(예: 배우자가 차려 주던 것과 다름).
- 식사 사이 간격, 특히 마지막 저녁 식사와 다음 날 아침 첫 식사 사이의 공복 시간
- 식욕을 저하시킬 수도 있는 새로운 약물이나 치료의 적용 [적절한 투약 CAP 참고]
- 간식 섭취나 하루 세 끼 이상의 식사를 하려 하지 않음
- 음식이 식단에 대한 특별 요구를 만족시키지 못함

현재 식사 패턴 변경 시 고려해야 하는 요소

평가대상자의 음식에 대한 선호도 평가 음식의 종류, 향신료의 종류, 먹고 싶어하는 시간, 먹기 싫어하는 것 등을 포함한다.

연하 곤란(swallowing problems, dysphagia) 연하 기능의 기계적인 문제는 보통 여러 의학적 상태나 치료(예: 식도염, 방사선으로 인한 손상, 목이나 식도 부위의 암, 뇌졸중, 파킨슨병, 게실염이나 협착, 이물질, 말기 치매) 중 1개 이상의 요인과 관련 있다. 만약 연하 곤란이 있다면 연하 기능 평가를 위한 의뢰를 고려하도록 한다.

- 고려해야 할 증상으로는 특정 음식에 대한 거부, 식사를 천천히 함, 입 안쪽이나 가슴 쪽으로 음식이 달라붙는다는 호소, 음식을 삼키거나 누우면 발생하는 통증, 음식 섭취 시 기침을 하거나 사래 걸림, 음식물의 역류 등이 있다.
- 특별식을 하는 중이라면 평가대상자는 이러한 형태의 식사를 하지 않고는 먹고 삼키는 것이 가능한가? 이러한 한 가지 형태의 음식을 섭취하는 것은 평가대상자들의 섭취량을 저하시킬 수 있다.
- 만약 역류(reflux)로 인한 식도염이 있다면 이를 치료하는 것이 연하 문제를 해결하는 데 도움이 될 것이다.

치아 문제 치아 문제에는 여러 원인(예: 부서지거나 조각난 치아, 잇몸 출혈, 헐렁한 의치, 구강내 병변, 구강 건조, 불량한 구강 위생 상태)이 있을 수 있다.

- **깨지거나 조각난 치아** 깨진 치아가 있는 평가대상자는 전문가의 관리가 필요하다.

- **잇몸의 출혈** 치아 주변의 출혈은 잇몸의 염증(치은염, gingivitis), 치아 주변 뼈까지 손상이 된 염증(치주염, periodontitis), 전신적인 질병이나 약물 때문에 발생할 수 있다.
- 구강 위생의 일반적인 절차에 주의를 기울여야 한다.
- 출혈이 있다면 대개 의료인의 전문적인 관리가 필요하다.
- **헐겁거나 궤양이 발생한 의치 문제** 궤양을 발생시킨 의치는 보정이 필요한지 바꿔야 하는지에 대해 알아보기 위해 치과 의사의 평가가 필요하다.
- **입술이나 구강내 병변[입술 포진(cold sore), 단순 포진(fever blister), 구내염(canker sore), 구강 안에 새롭게 발생한 혹(lump)]** 음식을 씹는 데 영향을 미치는 다양한 입술이나 구강 병변들이 있다. 치과 의사나 의사는 2주 이내에 완전히 낫지 않은 병변들에 대해 평가해 보아야 한다.
- **미각, 후각의 문제** 노인들은 종종 맛을 보거나 냄새를 맡는 것에 대한 어려움을 호소한다. 이런 문제를 발생시키는 가장 흔한 원인 중 하나는 불량한 구강 위생 상태이다.
- **구강 건조** 구강 건조는 여러 가지 약물 사용(multiple medications), 질병, 머리나 목 부위 방사선 치료, 탈수 등으로 인해 발생한다. 보통 이러한 문제를 발생시키는 약물로는 항고혈압제, 항불안제, 항우울제, 항정신병제, 항콜린제, 항히스타민제 등이 있다. [적절한 투약 CAP 참고]

식사 시 타인의 도움이 필요 인지 기능이나 신체 기능 손상으로 인해 스스로 식사하는 능력이 저하될 수 있다.

- 인지 기능 손상은 음식을 먹는 행위 자체에 집중하거나 식사하는 데 필요한 순서를 이해하는 능력의 저하와 관련되어 있다.
- 신체 기능 손상은 관절염, 구축, 팔의 관절 운동 범위의 감소와 같은 상태와 관련된 근골격계 문제, 앉아 있을 수 없거나 팔다리가 없는 경우 등이 포함된다.

치료 방법으로는 타인이 도와주거나, 보장구를 사용(prosthetic strategies)하거나, 재조정/재훈련(re-condition/retraining) 등을 실시할 수 있다. 식사를 전적으로 타인에게 의존하는 평가대상자에게 급식을 시행하는 데에는 30~45분 정도가 소요될 수 있다. 보장구에는 특수 장비[예: 손잡이가 두터운 특수 수저(weighted spoon)], 평가대상자의 잔존 능력을 활용하여 먹을 수 있는 음식의 공급[예: 음식 질감을 변경한 메뉴, 간단히 손으로 먹을 수 있는 음식(finger foods)] 등이 포함된다. 재훈련은 작업 치료사의 자문을 받아 이루어져야 한다.

질병 상태 급성이나 만성질환, 특히 암은 식욕이나 음식에 대한 흥미를 저하시키거나, 요구되는 특수 영양 이나 필수 영양으로 인해 평가대상자의 영양적 필요도에 영향을 미칠 수 있다. 고려해야 할 상태나 질병은 다음과 같다.

- 치매 및 기타 신경학적 질병들, 관절염, 천식, 만성폐쇄성폐질환, 심장 질환, 간 질환, 신장 질환, 암, 당뇨, 갑상선 질환, 치아 또는 구강 상태
- 최근에 발생한 급성 질환이나 수술은 체중을 감소시킬 수 있다. 이런 문제가 기저 질환 자체 때문이 아니라 수술 후 경과로 나타날 수도 있다. 그런 평가대상자는 적절한 영양이나 운동

프로그램으로 효과를 볼 수 있다.

- 열이나 감염을 포함하는 모든 급성질환, 상태, 통증, 특히 위장관계 통증

인지 문제 및 의사소통 문제 불충분한 음식 섭취와 체중 감소는 평가대상자의 인지 기능 저하[특히 인지수행척도(Cognitive Performance Scale, CPS)가 4~6점인 평가대상자, 이는 간이정신상태검사(Mini Mental State Examination, MMSE) 점수가 10점 미만임을 뜻함] 정도와 관련되어 있다. [인지 기능 손상 CAP과 의사소통 CAP 참고] 그 기제는 다양하지만, 스스로 먹고, 씹고, 삼키는 행동의 신호를 주는 기능의 저하, 먹는 것 자체의 즐거움 감소, 먹고 싶은 음식을 찾아 배회하는 것과 같은 다양한 형태의 타인에게 피해를 주는 행동 등이 있다. 일차적인 중재 전략은 이와 같이 상태에 따라 달라질 수 있으며, 신체적으로 공격적인 평가대상자에게 비위협적인 접근을 하거나 모든 종류의 음식을 대부분 다 먹도록 유도하는 계획을 적용한다.

우울 일부 평가대상자들에게 우울은 음식 섭취량을 감소시키는 원인이 될 수 있다. interRAI 우울측정척도(Depression Rating Scale, DRS)로 3점 이상인 경우 임상적으로 우울과 관련되어 있을 가능성이 높다. [기분 CAP 참고]

투약 약물 부작용은 대개 되돌릴 수 있는 음식 섭취량 감소의 원인이다. 일부 약물은 식욕이나 미각, 후각의 변화를 유발시키거나 또는 위장관계에 부작용을 일으켜 음식 섭취량을 변화시키는 것으로 알려져 있다. 그리고 약물은 영양소의 흡수, 대사, 배설에 장애를 일으킬 수도 있다. 반면에 평가대상자가 음식과 관련한 일상생활(예: 장보기, 요리하기)을 하는 데에 제한이 생기는 것은 증상(예: 통증)이 기대할 만한 수준으로 완화되지 않기 때문에 발생할 수 있다. 그러므로 처방 약물은 의사가 검토해 보아야 하며 필요하다면 부작용이 적은 약물로 변경해야 한다.

- 다음의 약물들은 영양과 관련한 케어 계획의 수정을 필요로 한다: 이뇨제, 일부 심장 약물, 항염증 약물, 항파킨슨 약물 [적절한 투약 CAP 참고]

특별식의 필요 평가대상자가 어떤 종류의 특별식을 먹고 있는지, 그 식단을 계속 유지할 필요가 있는지 확인한다. 필요시 영양사에게 의뢰한다.

- 당뇨식, 다양한 종류의 음식을 제한
- 체중 증가 식단
- 치료식 — 잘게 다지거나 혼합된 고칼로리 또는 고단백 식사

물리적 환경 및 사회적 환경 정상적인 식사를 하기 위해서는 완벽한 영양소 공급 이상의 것이 필요하다. 심리사회적 환경은 물리적 환경과 함께 식사하는 사람을 포함하여 평가대상자의 식사 경험과 잘 맞도록 해야 한다.

향후 모니터링

- 음식을 먹지 않고 남기는가
- 체중 감소가 지속되는가
- 평가대상자가 식사 보조 도구(adaptive equipment)를 얼마나 잘 사용하는가

- 식사 시 귀띔이나 도움이 지속적으로 필요한가
- 연하 곤란 문제가 급작스럽게 혹은 지속적으로 발생하는가
- 음식에 대한 선호가 변화하는가
- 제공되는 음식의 "에너지 밀도(energy density)"는 어떠한가

추가 자료

National Institute for Health and Clinical Excellence Quick Reference Guide. 2006. (February). Oral nutrition support, enteral tube feeding, and parenteral nutrition. www.guideline.gov/summary/summary.aspx?doc_id=8739#s24

저자

Gunnar Ljunggren, MD, PhD
Harriet Finne-Soveri, MD, PhD
John N. Morris, PhD, MSW

Section 21

탈수 CAP

문제

탈수 CAP은 케어 전문가에게 탈수의 가능성을 평가할 필요성을 알려준다. 보통 신체는 세포 안과 혈관에 일정량의 수분을 포함하고 있는 것이 정상이다. 이를 위해서는 섭취하는 수분의 양과 신장을 통해 배설되고 호흡, 땀, 대변으로 배출되는 수분의 양이 균형을 유지해야 한다. 탈수는 평소 적절한 양의 수분을 보유하고 있던 평가대상자가 수분 배출량이 섭취량보다 많아진 상태를 의미한다.

신체 검진은 평가대상자가 탈수 상태에 있다는 정보를 제공해 줄 수 있다. 그러나 노인 평가대상자들에게 있어서는, 피부를 꼬집어 보았을 때 접히는 정도나 입안 점막이 건조해 보이는가를 평가함으로써 탈수를 진단하는 방법은 일반적으로 권장되지 않는다. 임상 검사가 탈수 여부를 알려주는 중요한 수단이 될 때가 종종 있다. 탈수된 평가대상자는 BUN/Cr 수치가 보통 25 이상으로 상승해 있고, 혈액내 헤모글로빈 농도 역시 상승해 있다. 대부분의 경우 혈청내 나트륨 농도가 증가하는데, 신체가 염분보다 수분을 더 많이 배출하기 때문이다. 탈수가 심각하면, 평가대상자의 혈압은 낮아지고 맥박은 빨라질 수 있다.

탈수는 위장염, 설사, 감염, 신장 질환, 과도한 이뇨제 사용 등의 많은 의학적 상태와 관련되어 있다. 노인 평가대상자들은 매우 더운 여름에 수분 섭취를 적절히 증가시키지 않으면 탈수가 일어날 수도 있다. 수분 공급은 경구나 정맥내를 통해 이루어질 수 있는데, 이는 탈수의 원인과 상태의 중증도에 따라 결정된다. 또한 신장 기능, 그리고 혈청내 나트륨과 칼륨 수준을 적절히 모니터링하는 것도 종종 필요하다.

케어의 전반적 목표

- 탈수의 기저 원인 발견 및 치료
- 수분 손실 정도에 따른 치료 과정을 통해 평가대상자에게 수분 공급
- 적절한 수분 균형을 회복하고 유지하기 위한 모니터링과 임상 검사에 관한 적절한 계획 수립
- 탈수와 관련된 합병증(예: 저혈압, 낙상, 섬망, 변비) 예방
- 주로 지지적인(supportive) 치료를 받는 평가대상자에게 안위 제공하기

탈수 CAP Trigger

탈수 CAP은 interRAI 평가 도구에 있는 두 항목(탈수와 수분 부족)에 근거한다. 두 가지 모두 유병률이 상대적으로 낮다. interRAI 평가 도구에 기록된 탈수의 범위는 1% 미만에서 약 5%까지며, 수분 부족의 범위는 일반적으로 3~10% 정도이다. 두 가지 문제가 동시에 나타난다면, 임상적으로 더욱 심각한 문제일 가능성이 높다. 탈수 CAP은 두 가지 수준 — 정도가 심한 그룹과 정도가 낮은 그룹 — 으로 도출된다. 탈수 정도가 심한 그룹의 평가대상자들은 한 가지 이상의 분명한 탈수 원인이나 합병증을 가지고 있다. 의사는 이들의 임상 경과를 즉시 검토해야 한다. 탈수 정도가 낮은 그룹의 평가대상자들 역시 면밀한 임상적 감독이 필요하기는 하지만, 수분 섭취량의 증가와 면밀한 모니터링으로 충분할 수도 있다.

90일 이후에는 (이 두 가지 항목에 근거해) 탈수라고 평가되었던 평가대상자의 절반가량은 대체로 더 이상 탈수가 아닌 것으로 평가된다. 따라서 이 CAP의 주요 사항은 다음과 같다. 첫째, 이러한 문제를 가진 평가대상자가 실제 치료가 필요한지 주의깊게 살펴본다. 둘째, 평가대상자에게 적절히 수분 공급이 되고 있는지, 임상적으로 문제가 있는 평가대상자가 적절히 관리되고 있는지 살펴본다.

도출된 그룹 — 고위험군

우선 탈수로 평가된, 그리고/또는 수분 섭취가 불충분하다고 평가된 평가대상자들이 이 그룹에 속한다. 두 번째로, 아래에 나열된 탈수 원인이나 탈수 합병증 중 한 가지 이상이 있는 평가 대상자들이 이 그룹에 속한다.

- 설사
- 구토
- 섬망(예: 다음에 나열된 증상 중 1개 이상이 최근에 발현함: 쉽게 산만해짐, 안절부절못함, 정신기능 상태가 변화함, 기면 상태, 혼란스러운 대화, 변화된 인식)
- 발열
- 현기증
- 실신(syncope)
- 변비
- 체중 감소(지난 30일 이내 5% 이상)

장기요양시설에 거주하는 평가대상자 중 2~6%가, 홈케어 서비스를 받는 평가대상자 중 1%가, 지역사회에서 독립적으로 생활하는 노인의 1% 미만이 이 그룹에 속한다.

도출된 그룹 — 저위험군

탈수로 평가된, 그리고/또는 수분 섭취가 불충분하다고 평가된 평가대상자들이 이 그룹에 속한다. 그러나 이들은 위에 나열한 상태 중 어느 항목에도 해당되지 않는다. 장기요양시설에 거주하는 평가대상자 중 약 2%가, 홈케어 서비스를 받는 평가대상자 중 4%가, 지역사회에서 독립적으로 생활하는 노인의 1% 미만이 이 그룹에 속한다.

도출되지 않은 그룹

위에 해당되지 않은 모든 평가대상자. 장기요양시설에 거주하는 평가대상자 중 약 97%가, 홈케어 서비스를 받는 평가대상자 중 94%가, 지역사회에서 독립적으로 생활하는 노인의 99%가 이 그룹에 속한다.

탈수 CAP 가이드라인

평가대상자가 자신의 치료에 참여할 수 있는 능력의 확인

현재 어디에 거주하고 있는가와 관계없이, 탈수 CAP이 도출된 많은 평가대상자는 신체 기능 또는 인지 기능 문제를 가지고 있을 것이다. 케어 계획을 수립하는 첫 번째 단계는 문제의 심각성, 그리고 평가대상자가 이의 해결에 의미 있는 역할을 수행할 수 있는 가능성을 평가하는 것이다. 탈수 CAP에서는 평가대상자가 다음 세 가지의 능력을 가지고 있다면 의미 있는 역할을 수행할 수 있다고 본다.

- 첫째, 평가대상자의 인지수행척도(CPS) 점수가 4점 미만이다.
- 둘째, 평가대상자는 다른 사람의 신체적인 도움 없이 자신의 거주 공간에서 (걷거나 휠체어를 타고) 이동할 수 있고, 스스로 적절한 수분을 섭취할 수 있는 능력이 있다.
- 셋째, 평가대상자는 탈수와 그 원인이 적절하게 다루어지도록 하기 위한 적절한 모니터링 활동에 참여할 것이다.

이 정의는 장기요양시설에 거주하면서 탈수 CAP이 도출된 평가대상자의 20%, 홈케어 서비스를 받고 있으면서 탈수 CAP이 도출된 평가대상자의 70%, 지역사회에서 독립적으로 거주하면서 탈수 CAP이 도출된 모든 노인에게 적용된다.

평가와 케어 계획 시 의사와의 의사소통 및 참여

초기 관리 임상전문가는 탈수 CAP이 도출되었다는 것을 기록해야 하고, 탈수의 정도, 그리고 탈수 CAP의 고위험군인지 아니면 저위험군인지에 대해 평가대상자를 평가해야 한다. 평가대상자가 고위험군 탈수 CAP이 도출될 경우, 즉각적인 조치가 필요하다. 임상전문가는 이러한 결과를 의사에게 알려야 한다. 그리고 의사는 탈수에 영향을 주었거나 원인이 된 요인들에 주의를 기울여야 한다. 정보가 많을수록 적절한 시기에 적절한 치료 중재를 결정하는 것이 수월해진다. 예를 들어, 평가대상자가 미열이 있고(이는 고위험 탈수 CAP에 해당함) 이뇨제를 복용하고 있는데 수분을 충분히 섭취하고 있지 않았다는 것을 안다면, 이는 향후 치료 방향을 결정하는 데에 도움이 될 것이다.

임상적인 관찰(많은 부분이 interRAI 평가에서 나옴)

탈수가 있음을 나타내는 증상이 있는가?

- 빈맥이 있거나, 곧게 선 자세일 때(upright position) 맥박이 갑작스럽게 증가함
- 저혈압이 있거나, 곧게 선 자세일 때(upright position) 혈압이 20mmHg 이상 변함
- 평가대상자가 무기력(lethargic), 혼란(confused) 또는 섬망(delirious) 상태인가?

감염의 증상이 있는가?

- 특히 발열, 기침, 기면 상태, 배뇨장애, 정신 상태 변화, 설사 또는 구토가 있는가?

평가대상자의 구강 섭취량의 변화

- 평가대상자는 식사의 25% 미만 정도만 섭취하고 음식을 남기는가?
- 평가대상자는 적절한 양의 수분을 섭취하고 있는가?
- 평가대상자는 과도한 양의 변 완화제를 복용하고 있는가?
- 평가대상자에게 연하 곤란 문제가 있는가?
- 평가대상자가 목마르다고 말하는가?
- 평가대상자가 실금에 대한 두려움 때문에 수분 섭취를 제한하는가?

탈수와 관련있을 수 있는 다른 문제들

- 평가대상자가 이뇨제를 복용하고 있는가? 또는 최근에 이뇨제의 복용량을 늘렸는가?
- 평가대상자는 수분 제한 상태에 있는가?
- 평가대상자는 새로 처방된 식단에 따라 먹고 있는가?
- 평가대상자는 식이 제한 상태에 있는가?
- 섭취/배설량을 기록하고 있는가?
- 평가대상자는 탈수의 가능성을 높인다고 알려진 질병을 가지고 있는가?
- 평가대상자는 탈수의 과거력이 있는가?
- 평가대상자는 복통이 있는가?(설사, 오심, 구토의 동반 여부 관계없이)

정상적인 수분 균형 유지에 장애가 될 수 있는 질병

- 평가대상자는 당뇨가 있는가? 또는 당뇨로 인해 약물 처방이 변경되었는가?
- 평가대상자는 연하 곤란 문제로 인해 필요시 수분 섭취를 늘리는 데에 제한이 있는가?
- 평가대상자는 심각한 단계의 신부전이나 신장 질환이 있는가?
- 평가대상자는 어떤 이유에서든지 무기력한(lethargic) 상태에 있는가?
- 변비나 분변 매복, 체중 감소가 새롭게 나타났는가?
- 평가대상자에게 충분한 수분 섭취를 어렵게 하는 문제행동이 있는가?
- 최근 뇌졸중에 걸렸거나 정신 상태에 변화가 발생한 소견이 있는가?
- 평가대상자는 의학적으로 불안정한 상태인가?
- 평가대상자는 최근에 탈수를 촉진시킬 만한 급성적인 사건(예: 고관절 수술)이 있었는가?
- 최근에 ADL이 저하되었는가?
- 평가대상자는 식사에 특별히 많은 시간이 소요되는 질병(예: 파킨슨병)이 있는가?
- 평가대상자는 어떠한 이유에서든지 최근에 스테로이드 복용을 중단했는가?(이는 긴급한 의

학적 중재를 필요로 할 수도 있다.)

추가 자료

Fish LC, Davis KM, Minaker KL. 1997. Dehydration. In Morris JN, Lipsitz LA, Murphy KM, Belleville-Taylor P, eds. *Quality care in the nursing home.* St. Louis, MO: Mosby. **Note:** This chapter provides a comprehensive approach to assessment and management of dehydration in the nursing home. Case examples are presented.

Mentes JC. 1998. *Hydration management research-based protocol.* The University of Iowa Gerontological Nursing Interventions Research Center, Research Dissemination Core. **Note:** This protocol provides helpful information for developing a comprehensive care plan for persons with dehydration. www.nursing.uiowa.edu

Mentes J, Buckwalter K. 1997. Getting back to basics. Managing hydration to prevent acute confusion in frail elders. *Journal of Gerontological Nursing* 23(10): 48–51.

Palmer JB, Drennan JC, Baba M. 2000. Evaluation and treatment of swallowing impairments. *Am Fam Physician* (April 15) 61(8): 2453–62.

Weinburg A, Minaker K, The Council on Scientific Affairs, American Medical Association. 1995. Dehydration: Evaluation and management in older adults. *JAMA* 274: 1552–56.

Weinburg A, Pals J, Levesque P, Beals L, Cunningham T, Minaker K. 1994. Dehydration and death during febrile episodes in the nursing home. *JAGS* 42: 968–71.

저자

Kenneth L. Minaker, MD
Knight Steel, MD
John N. Morris, PhD, MSW

Section 22

경관영양 CAP

문제

경관영양 CAP은 경관영양을 하고 있는 평가대상자에게 도출되는데, 경관영양의 사용이나 향후 경관영양의 제거와 관련한 문제들을 다룬다.

장기요양시설에서의 대부분 경관영양은 위벽을 통해 삽입된 경피적내시경위루관[percutaneous endoscopic gastrostomy (PEG) tube]을 통해 이루어진다. 가끔 공장관[jejunostomy tube (J-tube)]도 사용되는데, 이것은 PEG 튜브와 비슷하지만 위를 지나 공장(jejunum)에 관을 삽입하는 것이다. PEG 튜브와 J-튜브 모두 장기간(2주 이상) 사용을 목적으로 만들어진다. 코를 통해 위까지 삽입되는 비위관[nasogastric (NG) tube]은 단기간의 급성 상태나 장기간의 경관영양을 시작하기 전에(예: 급성 뇌졸중 이후) 시험적으로 사용된다. 이러한 관들은 불편하고 코나 식도에 자극을 줄 수 있으며, 평가대상자의 품위에 손상을 준다. 따라서 2주 이상 사용하지 않도록 권고된다. 경관영양 CAP은 영양 공급관의 장기간 사용에 주로 초점을 두고 있다.

장기요양시설이나 지역사회에 거주하거나, 홈케어 서비스를 받는 평가대상자에게 식사나 연하 문제를 일으키는 원인은 몇 가지가 있다. 경관영양 CAP에 있는 정보들은 각 그룹의 특별한 임상적 고려 사항들이나 평가대상자의 폭넓은 케어의 목표(예: 평가대상자의 안위, 혹은 생명 연장)에 맞추어 조정되어야 한다. 예를 들어, 심각한 치매는 불가역적으로 진행되는 질병 상태이므로, 이러한 평가대상자의 식사 문제는 임종 케어의 맥락에서 고려될 필요가 있다. 반면에 급성 뇌졸중 환자의 경우 연하곤란은 가역적일 가능성이 있는 합병증인데, 이런 경우 경관영양은 일시적으로만 필요할 것이다. 파킨슨병이나 다른 운동신경원 질환을 가진 평가대상자는 장기간의 식사 관련 중재가 필요한 만성적 연하 문제가 있을 수 있다. 마지막으로 두경부암은 구조적인 합병증을 야기할 수 있고, 이로 인해 식사 문제가 생길 수 있다. 어떤 경우든지 임상적 상황의 독특성, 선택할 수 있는 치료 옵션들, 평가대상자의 선호도를 고려한 후, 임상전문가, 케어를 받는 평가대상자, 그리고 적절한 경우 가족 구성원들이 함께 식사 문제에 대한 의사 결정을 내려야 한다.

경관영양에 대한 진실

- 경관영양을 하는 것이 중증 치매가 있는 평가대상자의 **생존율**을 향상시킨다는 증거는 없다.
- 경관영양은 위 내용물이나 구강 분비물의 **흡인을 예방하지 못한다.** 영양 공급을 위한 영양 공급관 삽입 이전에 흡인이 일어났던 평가대상자들은 관이 있어도 흡인이 계속될 가능성이 높다.
- 관을 통한 영양 공급과 **욕창** 예방과의 관계는 증명되지 않았다.
- 가족 구성원들 중에는, 경관영양을 하지 않으면 말기 상태의 평가대상자가 **배가 고프거나 갈증**을 느낄 것이라고 걱정하는 경우가 많이 있다. 하지만 말기 상태의 평가대상자들은 얼음 조각을 주거나 글리세린을 발라 주는 것으로 경감될 수 있는 허기와 갈증은 느끼지 않는 것으로 알려져 있다.

케어의 전반적 목표

- 영양 방식에 대한 결정은 무엇보다 중요한 케어의 목표에 부합되어야 함
- 중증 치매 평가대상자에게 경관영양은 최소화해야 함
- 영양 공급관을 사용하고 있는 평가대상자가 경관영양 관리, 적절한 영양 유지, 합병증 예방을 위해 적절한 케어를 받고 있는지 확인
- 경관영양을 계속 유지하는 것이 적절한지 정기적으로 검토
- 유지하는 것이 적절하지 않다면, 경관영양의 단계적 중단을 검토

경관영양 CAP Trigger

경관영양을 하고 있는 모든 평가대상자는 검토를 위한 경관영양 CAP이 도출될 것이다. 그러나 이 그룹은 평가대상자의 인지 기능에 따라 아래와 같이 둘로 나뉜다.

도출된 그룹 — 약간의 인지 기능이 남아 있음

이 그룹은 두 가지 요소에 의해 결정된다.

- 평가대상자는 영양 공급관을 가지고 있다.
- 평가대상자는 일상적인 의사 결정을 위한 인지 기능이 적어도 약간 남아 있다("0. 독립적"부터 "3. 상당한 손상"까지의 점수).

이 그룹은 경관영양에 대한 결정에 참여할 가능성이 보다 높다. 이들은 대부분 다른 사람을 이해하고 다른 사람을 이해시키는 능력을 약간은 지니고 있다.

이 그룹은 장기요양시설에 거주하는 평가대상자의 3%, 홈케어 서비스를 받는 평가대상자의 1%에서 도출되나, 지역사회에서 독립적으로 생활하고 있는 노인에서는 거의 도출되지 않는다.

도출된 그룹 — 인지 기능이 없음

이 그룹은 두 가지 요소에 의해 결정된다.

- 평가대상자는 영양 공급관을 가지고 있다.
- 평가대상자는 일상적인 의사 결정을 위한 인지 기능이 남아 있지 않다("4. 심각한 손상"이나 "5. 의식불명, 코마"의 점수).

이 그룹에는 심각한 문제가 있는 평가대상자들이 해당될 것이다. 이들은 다른 사람들과 의사소통할 수 있는 능력이 거의 또는 전혀 남아 있지 않다. 대부분 평가대상자는 모든 일상생활활동에서 기능적으로 의존적인 상태(ADL 자기 수행 정도에서 "6. 전적 의존")이다. 이 그룹에 속한 평가대상자의 80% 이상이 앉아 있을 때 균형을 잡지 못하고, 연하곤란이 있으며, 배뇨 조절을 하지 못한다.

이 그룹은 장기요양 시설에 거주하는 평가대상자의 3%, 홈케어 서비스를 받는 평가대상자의 1%에서 도출되나, 지역사회에서 독립적으로 생활하고 있는 노인에서는 거의 도출되지 않는다.

도출되지 않은 그룹

도출되지 않은 모든 평가대상자(영양 공급관이 없는 평가대상자). 장기요양시설에 거주하는 평가대상자의 94%, 홈케어 서비스를 받는 평가대상자의 98%, 지역사회에서 독립적으로 생활하는 노인의 대부분이 이 그룹에 포함된다.

경관영양 CAP 가이드라인

경관영양을 하는 평가대상자들에 대한 평가 및 관리 시 보건 의료팀 간의 협력

경관영양을 하는 것은 복잡한 문제이다. 경관영양을 하고 있는 평가대상자를 적절히 평가하고 케어하기 위해서는 많은 분야의 전문성이 필요하다. 간호사는 가장 주요한 역할을 수행하며, 팀의 다른 전문가가 필요한 때를 파악해야 하는 자리에 있다. 간호사는 의사와 영양사에게 현재의 케어 문제, 합병증, 경관영양의 적절성에 대해 알려줄 준비가 되어 있어야 한다. 영양사는 정기적으로 경관영양을 하는 평가대상자들이 필요에 맞게 적절한 섭취를 하고 있는지 확인하기 위해 추후 관리하는 것이 권고된다. 관련된 다른 분야 전문가로는 언어치료사(speech and language pathologists, 식사하기와 연하 능력을 평가하기 위해), 작업치료사(흡인을 예방하는 자세 훈련, 연습을 위해), 사회복지사와 성직자들(윤리적 딜레마와 심리사회적 지지를 위해)이 포함될 수 있다.

심리사회적 문제들이 고려되었는가? 먹는 것은 즐거운 사회 활동이며, 다른 사람의 식사를 돕는 행위는 돌봄제공의 상징이다. 독립적으로 음식을 먹을 수 있는 능력의 상실은 평가대상자와 가족 구성원 모두에게 부정적인 사회심리적 결과를 가져올 수 있다.

- 우울의 징후를 모니터링한다. [기분 CAP 참고]
- 경관영양을 하는 평가대상자가 사회적으로 어울릴 수 있는 다른 방법들을 고려한다.
- 사회복지사나 성직자, 의료팀의 다른 구성원들이 감정적이고 사회적인 지지를 제공한다.

간호 관찰

경관영양을 하고 있는 평가대상자들에 대한 지속적인 관리

경관영양을 하고 있는 평가대상자들의 일상적인 관리는 다음의 내용을 포함해야 한다.

- 관을 삽입한 피부 주변은 청결해야 한다.
- 관을 삽입한 피부 주변에 출혈 징후나 국소적인 감염(예: 발적, 부종, 화농성 삼출물)이 있는지 확인한다.
- 위장관 폐색의 증상들(복부팽만, 통증, 경련성 통증, 딱딱한 복부, 장음의 소실, 구토, 다량의 잔여물, 설사, 배변 활동 저하, 장폐색)을 모니터링한다.
- 수분 섭취 상태[탈수(dehydration)나 체액 과부하(fluid overload), 구토]를 모니터링한다.
- 관이 제대로 위치하고 있는지 모니터링한다.

■ 영양 공급관을 통해 영양보충제(nutritional supplements)를 지속적으로 또는 하루에 여러 차례 한 회 분량씩을 공급해 준다. 영양 보충제의 선택 및 투여 형태는 의사의 처방에 따라 의사나 영양사에 의해 결정된다.

정기적인 평가와 의뢰는 다음의 내용을 포함해야 한다.

■ 적어도 한 달에 한 번씩 체중을 체크한다.

■ 전해질, 혈청 알부민, 헤마토크릿을 모니터링하기 위해 정기적으로 검사를 실시한다.

■ 영양사는 정기적인 평가를 실시한다.

■ 구강을 통한 영양 섭취 가능성에 대해 주기적으로 평가한다. 언어치료사 또는 작업치료사 가 이러한 평가를 도와줄 수 있다.

■ PEG 튜브나 J-튜브는 정기적으로 교환한다. 교환과 관련한 프로토콜(예: 3개월마다)은 각각의 프로그램이나 시설에 따라 다를 수 있다.

경관영양의 합병증을 파악하고 예방하기

일상적인 평가에서 다음에 해당하는 경관영양으로 인한 직접적인 합병증이 있는가?

합병증	평균 발생률(%)	징후	고려해야 할 중재
감염			
경증	4	관 삽입 주변 연조직염(cellulitis)	국소 항생제 연고
중증	1	발열, 저혈압, 발한	의사에게 의뢰
출혈			
경증	<1	관 삽입 주변 출혈	의사에게 의뢰
중증	거의 0	저혈압, 헤마토크릿 감소, 선홍색 출혈	의학적 응급상황; 평가대상자를 안정시키고 의사에게 의뢰
설사와 복통	12	통증, 설사, 탈수	폐색 징후*를 찾기 위해 복부 검진 의사에게 의뢰 위장관계 감염을 의심 영양사에 의뢰(보충제의 변경이 필요할 수도 있음)
오심과 구토	9	오심, 구토, 복부팽만, 탈수	잔여물* 체크, 천천히 주입*, 폐색 징후*를 찾기 위해 복부 검진, 흡인 예방 의사와 영양사에게 의뢰
경미한 관 문제	4		모든 사항은 의사에게 의뢰되어야 함
위치 이동		관이 제 위치에 있지 않음	영양 공급관 교환(가끔 유치도뇨관이 사용됨)
폐색		보충제의 흐름에 장애	물이나 진저에일(ginger ale)로 관을 씻어 내기
누출		관 주변으로 새어 나옴	관을 교환할 필요가 있을 수도 있음(가끔 유치도뇨관이 사용됨)
주요한 영양 공급관 문제 (장천공)	<1	장음 소실, 복부 긴장, 오심, 구토, 설사 또는 배변 없음(장폐색), 저혈압	의학적 응급 상황 즉각 의사에게 의뢰

* **정의**
폐색 징후: 복부 경련, 구토, 복부 팽만, 소실되거나 과도한 장음, 복부 압통(abdominal tenderness) 등이 있음
잔여물: 영양 공급을 하기 전에 위에서 흡인된, 위에 남아 있는 음식물의 양
천천히 주입: 처방된 주입 속도보다 천천히 영양물을 주입함

경관영양과 관련하여 다음과 같은 심각한 합병증이 있는가?

- **흡인** — 경관영양은 평가대상자의 흡인을 예방해 주지 않는다. 영양 공급관을 삽입하기 이전에 흡인이 있던 평가대상자들에게는 구강 분비물과 위 내용물이 반복적으로 흡인이 될 높은 위험성이 여전히 남아 있다. 종종 무증상 흡인(silent aspiration)이 발생한다. 흡인은 평가대상자들을 불편하게 할 뿐만 아니라 흡인성 폐렴을 유발할 수도 있다.
- **경관영양을 하고 있는 평가대상자들이 흡인을 예방하기 위한 전략**
  - 경관영양 시 적절한 주입 속도를 결정한다(의사와 영양사에게 의뢰).
  - 과도한 잔여물이 있는지 모니터링한다.
  - 필요시 구강 흡입(suctioning)을 실시한다.
  - 만약 입으로 음식을 먹는다면, 적절한 식사 방법을 적용한다. 필요시 영양사, 작업치료사 또는 언어치료사에게 의뢰한다.
- **흡인성 폐렴의 징후 및 증상**
  - 기침, 숨가쁨, 객담 증가
  - 발열, 호흡수 증가, 발한, 정신 상태 저하, 초조함(agitation)
  - 저혈압, 탈수 증상
- **검사 결과**
  - 백혈구 수 증가, BUN, Creatinine, 나트륨 수치 증가
  - 흉부 x-ray상 경화(consolidation)
  - 저산소증
- **고려해야 할 중재**
  - 평가대상자를 안정시킨다(예: 산소 공급 고려).
  - 의사, 호흡치료사에게 의뢰한다.
  - 평가대상자는 항생제나 정맥주사(Intra Venous, IV)를 통한 비경구적 수분 공급이 필요할 수도 있다.

평가대상자는 물리적 억제대를 하고 있거나 향정신성 약물을 복용하고 있는가? 경관영양을 하고 있는 평가대상자들은 종종 인지 문제가 있고 쉽게 흥분하는 경향이 있다. 이러한 평가대상자들은 영양 공급관을 빼내려고 할 수도 있다. 그러므로 영양 공급관을 가지고 있으면서 흥분한 평가대상자들은 억제대를 적용하거나 안정을 위해 향정신성 약물을 투여받을 수 있는 고위험군이다. 장기요양시설에서 경관영양을 하고 있는 평가대상자들은 그렇지 않은 평가대상자들에 비해 억제대를 더 많이 사용하는 경향이 있다는 연구 결과들이 있다. **물리적 억제대 사용과 향정신성 약물들은 심각한 부작용이 있을 수 있으므로 사용을 피해야 하고, 영양 공급관을 유지하기 위한 최후의 수단으로만 사용해야 한다.** [신체적 억제 CAP과 적절한 투약 CAP 참고]

현재 하고 있는 경관영양의 적절성에 대해 정기적으로 평가 영양 공급관을 삽입할 것인가는 어느

정도 시간을 두고 결정된다. [영양 부족 CAP과 탈수 CAP 참고] 모든 의학적 요법들은 이 평가대상자의 케어 목적을 충족시키고 있는지 확인하기 위해 현재 이 요법을 지속할 것인가를 주기적으로 평가해야 한다. 기술적으로 경관영양을 중단하는 것은 매우 쉽다(대부분의 PEG 튜브는 안전하고 통증 없이 약간만 들어 올리면 제거될 수 있도록 설계되어 있음). 그러나 감정적, 윤리적으로 경관영양을 중단하는 것은 매우 어려울 수 있고, 평가대상자와 가족들의 심리사회적 필요에 대해 지지해 주어야 한다.

경관영양을 중단하는 이유

- 평가대상자는 입으로 먹고 마시는 능력이 충분히 향상되었다. 이러한 평가 시에는 영양사, 언어치료사, 작업치료사와 협력하는 것을 고려한다.
- 평가대상자는 전반적인 상태나 적절한 구강 섭취가 향상되지 않았고, 경관영양이 더 이상 케어의 목표를 충족시키지 못하고 있다. 대안적인 관리 전략이 고려되어야 한다.
- 손으로 영양을 공급해 주는 것(hand-feeding)과 같은 세심한 접근을 한다. 이러한 방법으로 칼로리를 충분히 공급하지 못하더라도, 평가대상자에게 어느 정도 긍정적인 삶의 질 상승을 가져다줄 수 있다.
- 말기 질환 평가대상자에게는 지지적인 케어(예: 통증 조절, 숨가쁨을 치료, 구강내에 수분을 유지하기 위해 글리세린이나 얼음 조각을 사용, 피부 관리, 심리사회적 지지 등)를 제공한다.

연하 기능이나 적절한 구강 섭취가 향상되지 않는 평가대상자들에게 경관영양의 중단을 고려하는 단계

경관영양을 중단에 대해서는 관련 법률을 검토해야 하며, 법률 내용은 법적 관할 지역에 따라 다를 수 있다.

평가대상자의 인지 상태가 정상적이고 자신의 건강과 관련된 의사 결정을 할 수 있는가?

- 경관영양과 관련한 평가대상자의 상태를 판단하기 위해 모든 의료팀이 참여하는 회의를 고려한다.
- 의사를 포함한 의료팀 담당자들은 평가대상자가 자신의 상태, 경관영양과 지지적 케어나 손으로 영양을 공급해 주는 것(hand-feeding)의 장단점을 검토해 보고, 경관영양에 대한 선호를 표현할 수 있도록 한다. 이것은 **심사숙고한** 결정(**informed** decision)이어야 한다.
- 적절하다면 의사 결정 과정에 가족 구성원들도 참여시킨다.
- 평가대상자의 선택을 존중한다.

평가대상자는 인지 손상이 있고 자신의 건강 관련 의사 결정을 할 수 없는가?

- 경관영양과 관련한 평가대상자의 상태를 판단하기 위해 의료팀은 가족들과 함께하는 미팅을 고려한다.
- 공식적 또는 비공식적으로 평가대상자를 위한 의사 결정 대리인으로 임명된 사람(의료 처치

결정 관련 위임자, health care proxy)이 있는가?

- 의사를 포함한 의료팀 담당자들 및 의사 결정 대리인과의 미팅에서는 평가대상자의 상태와 경관영양, 지지적 케어, 손으로 영양을 공급해 주는 것(hand-feeding)의 장단점을 검토하고 경관영양을 지속하는 것과 관련한 상담을 제공한다.

만약 평가대상자가 인지 손상이 있고 자신의 건강과 관련된 의사 결정을 할 수 없다면, 의사 결정 대리인은 다음과 같은 것들을 고려하는 상담을 받아왔는가?

- 평가대상자는 현재와 같은 상황에서 경관영양을 원하거나 혹은 아니라는 서면의 사전 의사 결정(written advance directive)를 가지고 있는가?
- 평가대상자는 현재와 같은 상황에서 경관영양을 원하거나 혹은 아니라는 내용의 대화를 가족 구성원이나 의료진들과 한 적이 있는가?
- 평가대상자의 가치나 선호에 대해 알려진 것들을 고려한 이후, 의사 결정 대리인은 만약 평가대상자가 의사 결정을 할 수 있다면 현재와 같은 상황에서 경관영양을 지속하기를 원할 것이라고 느끼는가(대리 판단, a substituted judgment)?
- 경관영양의 장단점에 대해 숙지한 후에도, 평가대상자의 최선의 이익은 경관영양을 지속하는 것인가?

평가대상자의 사전 의사 결정(advance directive)이나 최선의 이익이 의사 결정 대리인의 결정과 다른 점이 있는가?

- 대부분의 경우 의사 결정 대리인이 잘 숙지하고 있다면, 의사 결정 대리인의 결정과 사전 의사 결정서에 표현된 평가대상자의 희망이 같을 것이다. 이런 경우 의사 결정 대리인의 결정은 존중되어야 한다.
- 가끔 의사 결정 대리인의 결정이 평가대상자의 사전 의사 결정이나 최선의 이익과 상치되는 것처럼 보일 수 있다. 의료팀은 의사 결정 대리인과 함께 심사숙고한 결정(informed decision)에 이를 수 있도록 모든 노력을 기울여야 한다. 상황이 복잡한 경우에는 윤리 위원회나 법원에 의뢰할 수도 있다.

추가 자료

Finucane TE, Christmas C, Travis K. 1999. Tube feeding in patients with advanced dementia: A review of the evidence. *JAMA* 282: 1365–70. **Note:** This article reviews the current evidence of the impact of tube feeding in patients with advanced dementia.

Gillick MR. 2000. Rethinking the role of tube feeding in patients with advanced dementia. *NEJM* 342: 206–10. **Note:** This thoughtful piece presents the controversies related to tube feeding in advanced dementia.

Mitchell SL, Tetroe A, O'Connor AM. 2000. Making choices: Long-term tube feeding tube placement in elderly patients. **Note:** This is a booklet and audiotape designed to assist substitute decisionmakers with the dilemma of whether to place a feeding tube on an older person with eating problems. It contains information regarding tube feeding, including its risks and benefits, substitute decisionmaking, and how to weigh the information together with the patients' values and preferences. The decision aid can be viewed and ordered online at www.lri.ca/programs/ceu/ohdec/decision_aids.htm or by calling the toll free number (U.S. and Canada only) 888-240-7002.

Schneider SM, Raina C, Pugliese P, Pouget I, Rampal P, Hebuterne X. 2001. Outcome of patients treated with home enteral nutrition. *JPEN Parenter Enteral Nutr.* (July-August) *25*(4) 203–9. **Note:** This article is evidence-based and gives additional values to the topics.

Sheehan MN, Belleville-Taylor P, Fiatarone M, Hartery S. 1997. Feeding tubes. In Morris JN, Lipsitz LA, Murphy KM, Belleville-Taylor P, eds. *Quality care in the nursing home.* St. Louis, MO: Mosby. **Note:** This chapter provides a detailed overview of assessment and management of the person with a feeding tube. Case examples are presented.

저자

Susan L. Mitchell, MD, MPH

Section 23

예방 CAP

문제

질병이나 장애는 발생하고 나서 대처하는 것보다 미리 예방하는 것이 바람직하다. 그러므로 예방 CAP은, 평가대상자의 예방적 건강 관리(예: 혈압 검사, 예방접종, 유방 방사선 검사)가 불충분한지의 여부를 파악할 필요를 보건의료 종사자에게 알려주고, 모든 케어 세팅에서 예방적 건강 관리의 필요를 최대한 만족시키도록 설계되었다. 예방적 건강 지침은 65세 이전에 시행하는 것이 가장 좋긴 하지만, 지침들 중 다수는 그 이후의 연령에서도 유익할 수 있다는 연구들이 늘어나고 있다. 일부 권고 사항들은 특별히 65세 이후의 연령대를 위해 설계되었다. 이러한 활동을 정기적인 의사 방문과 연계시키는 것이 대부분 성인, 그리고 특히 노인들의 검진에 있어서 가장 적절한 방법이라는 의견이 있다.

일반적으로, 예방적 건강 행위에는 예방접종과 진단되지 않은 건강 문제에 대한 검진이 있다. 예방접종이 질병을 예방하기 위한 것이라면, 검진은 진단되지 않은 질병을 초기 치료 가능한 단계에서 발견하기 위한 것이다. 두 가지 모두 질병의 이환율과 사망률을 감소시키는 것이 목적이다. 모든 예방적 건강 중재의 효과가 (유병이 지연된 햇수를 통해 측정할 경우) 연령의 증가에 따라 감소하는 경향이 있기는 하지만, 그럼에도 예방은 대부분 노인들에게 여전히 중요하다. 현재 평균 65세인 노인들의 향후 기대 수명은 거의 20년에 달하고 있다는 점이 고려되어야 한다. 나아가, 노인들에게 나타나는 장애들 중 다수는 만성적이고 치료 불가능하지만, 신체 기능을 저해하는 문제들의 조기 발견 및 치료는 기능장애를 늦추거나 예방할 수도 있다.

케어의 전반적 목표

- 예방적 관리를 받고 있지 않은 평가대상자를 선정하고 적절한 조치를 취하도록 함

예방 CAP Trigger

도출된 그룹 — 최근 의사를 방문했지만 예방 전략이 시행되지 않는 경우

이 그룹에는 최근에 의사를 방문한 적은 있지만, 아래 나열된 예방 전략 중 따르지 않고 있는 것이 1개 이상인 평가대상자들이 속한다.

- 지난 1년 이내에 혈압을 측정함
- 지난 5년 이내에 대장내시경 검사를 받음
- 지난 1년 이내에 치아 검진을 받음

23

- 지난 1년 이내에 안과 검진을 받음
- 지난 2년 이내에 청력 검사를 받음
- 지난 1년 이내에 인플루엔자 예방접종을 함
- 지난 2년 이내에 유방 방사선 검사를 받음(여성만 해당)
- 지난 5년 이내에 폐렴 예방접종을 함

홈케어 서비스를 받고 있는 평가대상자 중 약 40%, 장기요양시설에 거주하고 있는 평가대상자의 80%가 이 그룹에 포함된다.

도출된 그룹 — 예방 전략도 시행되지 않고 최근에 의사를 방문한 적도 없는 경우

이 그룹에는, 최근에 의사를 방문한 적이 **없고**, 그리고 아래에 나열된 예방 전략 중 따르지 **않고** 있는 것이 1개 이상인 평가대상자들이 속한다.

- 지난 1년 이내에 혈압을 측정함
- 지난 5년 이내에 대장내시경 검사를 받음
- 지난 1년 이내에 치아 검진을 받음
- 지난 1년 이내에 안과 검진을 받음
- 지난 2년 이내에 청력 검사를 받음
- 지난 1년 이내에 인플루엔자 예방접종을 함
- 지난 2년 이내에 유방 방사선 검사를 받음(여성만 해당)
- 지난 5년 이내에 폐렴 예방접종을 함

홈케어 서비스를 받고 있는 평가대상자 중 35%가 이 그룹에 포함되며, 장기요양시설에 거주하고 있는 평가대상자는 이 그룹에 거의 포함되지 않는다.

도출되지 않은 그룹

도출되지 않은 모든 평가대상자를 포함한다. 장기요양시설에 거주하는 평가대상자의 20%, 홈케어 서비스를 받는 평가대상자의 25%가 이 그룹에 포함된다.

예방 CAP 가이드라인

예방 CAP의 예방 개념은 매우 다양한 종류의 검사, 절차, 임상 중재를 포함한다. 이 CAP은 보다 전통적인 예방적 건강 관리법 중 몇 가지에 집중한다. 기타 많은 CAP이 다양한 다른 건강 문제의 예방에 대한 내용을 다룬다.

예방 CAP에 들어 있는 문항에 대한 부정적인 응답은, 그것이 어떤 문항이든 예방적인 건강 관리가 잘 이루어지지 않고 있을 가능성을 보여주는 것이며, 나아가 평가대상자가 질 높은 포괄적 의료 서비스에 접근할 수 있는지 확인해 볼 필요성을 제기한다. 특정한 예방적 건강 검진을 받지 않은 평가대상자는 그 검진의 시행을 고려하도록 권장해야 한다. 각 선별 검사 절차와 가능한 중재 방법들의 잠재적인 장단점을 검토할 때는 반드시 평가대상자의 연령과 쇠약함의 정도를 고려해야 한다.

성인 특히 노인의 케어에서 보통 권장되는 예방접종과 선별 검사 절차는 다음 섹션에서 다루어질 것이다. 일반적으로 예방 CAP은 검사 결과 자료(laboratory data)의 수집을 필수로 요구하는 예방적 건강 관리법을 다루지는 않지만, 그럼에도 노인 평가대상자들의 포괄적인 관리를 위해서는 현재 상태의 검진 및 향후 비교를 위한 기초 자료를 형성하기 위해 일부 검사 자료들을 정기적으로 수집하는 것이 반드시 필요하다. 어떤 연령에 어떤 검사를 실시해야 하는지에 대해서는, 절대적인 합의가 이루어진 것은 아니지만, 각 연령에 적합한 검사들에 대한 많은 자료가 있다. 다른 CAP에 포함될 수도 있는 예방적 건강 관리법에 관한 내용은 여기에서 다루지 않는다(예: 욕창의 예방, 음주 관련 문제 등에 관한 문항들).

권장되는 "정기" 선별 검사의 종류가 국가별로 다양하다는 점에 주의해야 한다. 예방 CAP은 많은 나라에서 공통적으로 채택하고 있는 전략에 기반을 두어 개발되었다. 하지만 정부나 다른 재정 관련 단체로부터의 재정적 지원 없이 이러한 권고 사항을 수행하는 것은 불가능할 것이므로, 이러한 공통 전략들 중 어떤 것이 해당 국가에서 채택되어 있는지 아는 것이 중요하다. 예방 CAP에 인용된 특정 국가의 가이드라인은 다른 나라들에서 사용되고 있는 가이드라인을 설명하고자 한 것이다.

예방접종 특히 노인들은 많은 종류의 감염 질환, 특히 하기도 감염에 걸리기 쉽다. 인플루엔자와 폐렴은 노인 그룹 사망 원인 중 5위에 이르고 있다. 노인 평가대상자가 적절한 예방접종을 받았는지를 확인하는 선별 검사의 장점은 분명하다. 만약 미국에서 노인 평가대상자가 지역사회 획득 폐렴(community acquired pneumonia)으로 병원어 입원한 경우, 인플루엔자와 폐렴 예방접종을 받았는지 확인하는 것은 메디케어가 정의하는 케어의 표준 지침 사항이다. 캐나다 공중보건국(The Public Health Agency of Canada)은 65세 이상의 노인들에게 인플루엔자 예방접종은 매년 실시하고, 또한 시기적절하게 폐렴 예방접종을 실시할 것을 권고하고 있다. 만약 평가대상자가 예정된 적절한 시기 이내에 이러한 예방접종을 받지 않았다면, 급성기 케어 세팅에 있는 동안 예방접종을 실시해야 한다.

인플루엔자 인플루엔자는 대개 늦은 가을과 겨울에 유행하고, 모든 노인은 특별한 이유(예: 백신 알레르기)가 없다면 인플루엔자 유행 전에 매년 예방접종을 받아야 한다. 인플루엔자 바이러스는 매년 변화하기 때문에 올해 받은 예방접종이 다음 해 이후에도 지속적으로 충분한 예방 효과를 지니기는 어렵다.

미국 질병통제예방센터(The Center for Disease Control and Prevention)는 특별한 예외 사항이 있지 않은 한 50세 이상의 모든 평가대상자와 일부 그룹은 모두 인플루엔자 예방접종을 받는 것을 권고하고 있다. 최근에는 일부 다른 연령 그룹이도 인플루엔자 예방접종이 권장되고 있다. 국립예방접종자문위원회(National Advisory Committee on Immunization, NACI, www.hc-sc.gc.ca)도 비슷한 내용을 권고하고 있다. 인플루엔자 예방접종은 이용 가능한 의학적 중재 가운데 가장 비용 효과적인 것 중 하나이다. 노인들은 다른 어떤 연령군보다도 인플루엔자로 인한 입원 및 사망률이 높으며, 인플루엔자 관련 사망의 80~90%를 차지한다. 비록 매해 상당한 차이가 있기는 하지만, 예방접종을 한 사람 중 평균 70%에서는 예방접종이 인플루엔자 예방에 효과가 있는 것으로 나타났고, 나머지 30%는 예방접종을 하지 않은 사람들에 비해 약한 증상을 겪는 경우가 종종 있는 것으로 나타났다.

폐구균 질환과 다른 감염 질환 폐구균 질환을 위한 예방접종 프로그램은 거의 모든 노인에게 권장된다. 그러나 매년 접종받아야 하는 것은 아니다. 특별한 금기 사항이 없다면, 모든 성인은 10년마다 파상풍 예방접종을 받도록 CDC나 NACI 같은 기관은 권고하고 있다. 간염, 수두, 뇌수막염 같은 전염성 질환에 대한 상세한 예방접종 프로그램은 CDC 홈페이지(www.cdc.gov)나 캐나다 예방접종 가이드(www.phac-aspc.gc.ca/publicat/cig-gci/index-eng.php)에서 찾아볼 수 있다.

선별 검사(screening) 전통적인 선별 검사는, 발생률이 높으면서 조기 발견하면 치료가 가능하거나 진행을 늦출 수 있는 치료법이나 요법이 있는 질병의 경우에 의미가 있다. 또한 평가대상자가 일정 기간 생존하며 기능을 적절히 유지할 수 있는 어느 정도의 가능성이 있어야 한다.

고혈압 고혈압은 혈압이 140/90 이상인 상태로 정의되며, 수축기 혈압이 120~139이고 이완기 혈압이 80~89 정도 되는 것을 "고혈압 전 단계(pre-hypertensive)"라고 본다. 고혈압은 심혈관계 질환이나 뇌혈관질환에서 중요한 위험 요인이다.

국립보건원(National Institute of Health, NIH)의 국립고혈압예방발견평가치료연합위원회(Joint National Committee on Prevention, Detection, Evaluation and Treatment of High Blood Pressure)에 따르면, 55세에 정상 혈압이었던 평가대상자의 90% 정도에서 이후 생애에 고혈압이 발생한다고 한다. 혈압을 낮추는 것이 [고립성 수축기 고혈압(isolated systolic hypertention)도 포함하여] 향후 삶에 장기간 이롭다는 강력한 증거가 있다. 혈압이 잘 관리되면 뇌졸중과 울혈성심질환의 발생률이나 사망률을 낮추는 등의 좋은 성과가 나타남을 보고하는 중요 연구가 여럿 존재한다. 따라서 정기적인 검진은 강력히 권장된다. 혈압 수준을 어느 만큼 낮추어야 하는지는 평가대상자의 나이와 의학적 상태에 따라 어느 정도 다르다.

검진의 횟수에 대한 권고는 기관에 따라 다르다. 미국 의학원(Institute of Medicine, IOM)은 심혈관계 질환이 없고 기존에 혈압이 정상이었던 50세 이상의 평가대상자는 다른 위험 요인이 없을 경우 2년에 한 번씩 혈압을 체크하도록 권고하고 있다(또한 2007 캐나다 혈압 교육 프로그램도 참고: www.hypertension.ca/bpc/wp-content/uploads/2008/02/2008publicrecommedataions.pdf). 대부분 전문가 협회들도 평가대상자가 다른 의학적 상태로 인해 의료 서비스를 받을 때 정기적으로 혈압을 체크하도록 권유하고 있다. 고혈압을 관리하는 적절한 방법은 NIH 홈페이지(www.nih.gov)에서 찾아볼 수 있다.

유방암 유방암은 여성에게서(피부암을 제외하고) 발생하는 가장 흔한 암이다. 대략 9명 중 1명의 여성에게 유방암이 발병한다. 일부 유전자 표지(genetic markers)와, 어머니나 자매 중 유방암 환자가 있는가와 같은 몇 가지 요인이 유방암 발생의 고위험 요인으로 알려져 있다. 유방촬영술(mammography)을 이용한 유방암 선별 검사는 50세 이상 여성의 유방암으로 인한 사망률을 감소시킨다는 연구 결과가 있다. 보다 최신의 방사선 그리고 영상 검사가 유방암 선별 검사에 훨씬 더 효과적일 수도 있으나, 현재까지는 이를 뒷받침하는 연구는 충분하지 않다.

미국 질병예방위원회(Preventive Services Task Force)는 40세 이상의 여성들에게 (임상적인 유방 검진을 하든지 하지 않든지 간에) 1~2년에 한 번씩 유방 방사선 검사를 권고하고 있다. 캐나다 질병예방특별위원회(Canadian Task Force on Periodic Health Examination, CTPHE) 에 따르면, 50~69세의 여성들은 매년 유방임상검사(clinical breast exam, CBE)와 유방촬영술을 받도록 하고 있다. 영국의 국가보건서비스(National Health System, NHS) 유방 검진 프로그램은 50~60세의 여성들에게 3년마다 선별 검사를 할 것과 70세 이상의 여성들은 본인이 원할 경우 선별 검사를 할 것을 권고하고 있다.

강한 유방암 가족력이 있는 여성들에게, 검진을 시작해야 하는 연령과 검진 빈도는 다를 수 있다. 유방자가검진의 효과가 명확하지 않으므로, 많은 협회에서는 이에 관해 특별하게 권고하고 있지 않다. 75~80세 이상의 여성에게 유방 방사선 검사와 관련하여 공식적으로 권고하는 자료도 찾기 어렵다. 다른 의학적 상태들이 평가대상자의 기대 수명에 영향을 미칠 수 있는 한 선별 검사와 관련된 권고 사항은 이러한 의학적 상태를 고려하여 수행되어야 한다. 일반적으로 여성 평가대상자가 약 6년 이상의 기대 수명을 갖는다면, 유방 방사선 검사나 최신의 검진 방법이 권고될 수 있다. 유방 검진(CBE)이 선별 검사로서의 효과가 있다는 연구가 부족하긴 하지만, 많은 전문가 그룹은 일차의료제공자(primary care provider)들이 여성 환자에게 정기적으로 유방 검진을 시행하기를 권고하고 있다.

대장암 한 개인이 일생 동안 대장암에 걸릴 확률은 100명 중 6명 정도라고 보고되었다. 이러한 위험을 높이는 몇 가지 의학적 상태들이 있다. 인종 특이적 발생률은 이러한 종류의 암 발생률이 높은 유전적 요인, 다른 사람들보다 젊은 연령대에 대장암 발병의 높은 위험성이 있는 일부 인종들이 있음을 시사한다. 게다가, 대장암 유병률 분포는 전 세계적으로 다른 식습관으로 인한 결과와 기타 환경적인 요인으로 인해 매우 다양하다. 전반적으로 발생률은 연령에 따라 증가한다. 캐나다에서 대장암은 여성에서는 2위, 남성에서는 3위로 가장 많이 진단되는 암이다.

전통적인 선별 검사로는 직장 수지 검사(digital rectal exam)와 대변 잠혈 검사(fecal occult blood test)가 있다. 안타깝게도 이러한 검사들이 좋은 선별 검사는 아니다. 그럼에도 불구하고 수행하기 쉽기 때문에 이 검사들은 대장 내시경을 통한 검진이 불가능한 상황에서는 상당히 의미 있는 검사들이다. 대변잠혈검사는 상당히 높은 위양성률과 위음성률을 보이고 있어, 대장내시경이 예방의 표준이 되어 가고 있다. 많은 경우 대장 악성 종양은 다른 종양, 대개 선종[샘에서 성장한(glandular origin) 양성 종양]이 원인이 되는데, 이러한 선종은 대장내시경을 통해 발견하고 제거할 수 있다. 다른 방사선 선별 검사들도 개발되고 있다. 물론 종양이 발견되면, 조직검사(biopsy)/대장 내시경 시술이 보통 필요하다. 대장 내시경을 실시해야 하는 빈도는 현재 지속적으로 검토 중이며, 초기 검사에서 폴립[점막에 발생한 비정상적인 조직의 성장(종양)]이 발견되었는가 아닌가에 달려 있다. 또한 일부 암 전단계 종양은 장이 완전하게 비워져 있지 않으면 발견이 쉽지 않다. 대장내시경의 위험성은 초고령 노인의 경우에 더 높다. 대장 신생물의 유병률은 노인에서 더 높음에도 불구하고, 평균 기대 수명의 연장은 50~54세 인구와 비교했을 때 80대 이상의 노인에서 더 낮다.

부인과(자궁경부/자궁) 암 일부 그룹에서 노인 여성들에게 1~3년마다 자궁경부암 검사(pap smear)를 실시하도록 권고하지만 , 선별 검사를 위한 상한 연령은 아직도 논의 중이다. 만약 여성이 정기적으로 선별 검사를 받고, 다수의 섹스 파트너가 있지 않다면, 별 증상이 없고, 생리혈이 없다고 가정할 때, 65세 이상에서 계속해서 선별 검사를 하는 것의 가치는 그다지 크지 않다.

전립선암 일부 그룹에서 매년 직장 검진을 권고하지만, 많은 선도적인 기관에서는 그다지 권고하고 있지 않다. PSA 검사를 통한 선별 검사가 많은 곳에서 폭넓게 사용되고 있다. 그러나 PSA 검사의 위양성률과 위음성률이 높기 때문에 선별 검사로서 PSA 검사의 가치에 대해서도 논란이 있다. 그러나 전립선암이 진단되었던 남성의 추후 관리 지표로는 중요한 의미가 있다.

감각 장애 조기 청력 손실을 위한 선별 검사와 관련한 많은 예방 전략이 “의사소통 CAP”에 언급되어 있다. 보청기를 비롯한 다른 보조 도구들을 제공하는 것은 기능 상태를 극적으로 향상시킬 수 있음에 분명하다. 시력과 관련해서도 많은 그룹은 노인들에게 매년 안과 검진을 받도록 권고하고 있다.

골다공증 대략 2,000~2,500만 명의 미국인들이 낮은 골밀도로 인한 골절 위험의 증가를 겪고 있다. 미국에서 100만 명 이상의 골절 사례는 낮은 골밀도로 인해 발생한다. 캐나다 공중보건국(Public Health Agency of Canada)에 따르면, 50세 이상의 여성 4명 중 1명, 남성 8명 중 1명 이상이 골다공증이라고 한다. 이와 비슷한 자료가 다른 나라들, 특히 많은 수의 코카시언 여성이 있는 국가들과 1년 중 햇빛 노출량이 부족하여 비타민 D의 생물학적 이용도(bio-availability)를 제한시키는 결과를 초래하는 북유럽 국가들에서 나오고 있다. 이러한 문제는 "낙상 CAP"과 "영양 CAP"에서 다루고 있다.

현재, 미국 국립골다공증재단(www.nof.org)은 65세 이상의 여성들에게 골밀도(bone mineral density, BMD) x-ray(골강도를 측정하기 위해 칼슘과 같은 미네랄의 밀도를 측정하는 검사)를 통한 선별 검사를 권고하고 있다. 이러한 검사들은 골구조 자체가 아닌 골밀도를 측정하기 때문에 다른 선별 검사 기제가 폭넓게 이용 가능해지면 변경될 가능성도 있다. 남성을 위한 선별 검사 권고 사항은 아직 고려 중이다.

결핵을 위한 피부반응 검사 미국에서 결핵을 위한 피부 검사는 두 단계 과정이 있다. 초기 PPD(Purified Protein Derivative TV Skin Test or mantoux) 검사에서 음성이 나오면, 대개 2주 이내에 재검사가 권고된다.

선별 혈액 검사(screening blood tests) 종종 각각 다른 연령대에 사용되거나 사용될 수 있는 다양한 선별 혈액 검사가 있다. 개별적 검사들로는 검사의 장점을 확인하기 어렵다. 이는 정기적으로 몇 가지의 검사(예: 헤모글로빈, 비타민 B12 수치, 갑상선 기능)를 함께해야 의미가 있다. 그러나 그러한 검사를 얼마나 자주 실시해야 하는지는 불분명하다. 많은 전문가협회에서, 특히 40대 초반 남성과 중·후반의 여성들에게는 다양한 지질 이상(lipid abnormalities)을 위한 선별 검사를 권고하고 있다.

흡연 흡연은 흡연하는 당사자와 흡연자가 있는 환경에 함께 있는 사람들의 모든 연령대에서 해로운 것으로 알려져 있다. 게다가 외과적 수술을 하기 전 몇 주 동안만이라도 금연 하는 것은 수술과 관련한 합병증의 위험을 낮출 수 있다는 연구 결과가 있다. 미국의료보장청(Center for Medicare and Medicaid Services, CMS)은 급성기 케어 기관에 폐렴 진단으로 입원한 모든 평가대상자에게 흡연 여부에 대해 선별 검사를 실시하고, 만약 흡연한다면 금연 관련 자료를 꼭 배부하도록 하고 있다.

기타 현재 난소암(예: 혈청 암 표지자, 초음파), 폐암(예: 흉부 x-ray, 객담 세포진검사), 심장병(예: CT scanning)과 같은 일부 암들의 선별 검사 의의는 불분명하다. 최근 65세 이상의 남성에게 복부대동맥류에 대한 선별 검사를 권고하고 있다. 만약 현재 정상이라면 추가적인 선별 검사는 권장되지 않는다.

마지막으로 많은 기관에서 평가대상자 본인의 임상적 상태에 초점을 맞춘 운동 프로그램에 대해 평가대상자와 상담하는 것이 필요한지 판단하는 선별 검사가 강하게 권고되고 있다.

추가 자료

Fact sheets on immunization developed by Victoria, Australia, Department of Human Services: www.health.vic.gov.au/immunisation/factsheets

Health Canada Web site: www.hc-sc.gc.ca

NHS Breast Screening fact sheet: www.cancerscreening.nhs.uk/breastscreen/publications/

over70.pdf

Osteoporosis Canada Web site: www.osteoporosis.ca

U.S. Joint National Committee on Prevention, Detection, Evaluation, and Treatment of High Blood Pressure: www.nhlbi.nih.gov/guidelines/hypertension/jnc7full.pdf

저자

Knight Steel, MD
John P. Hirdes, PhD

Section 24

적절한 투약 CAP

문제

노화와 관련된 변화는, 약물의 효과를 보거나 약물에 견딜 수 있는 개인의 능력에 영향을 미치며, 약물의 부적절한 사용은 평가대상자에게 해가 될 수 있다. 노화와 관련된 변화는 특히 신장과 위장관(gastrointestinal tract)과 세포 수준에서 생리학적 변화를 일으켜 많은 약물의 흡수, 이동, 대사, 배설에 영향을 미친다. 이러한 변화들로 인해 노화를 겪고 있는 평가대상자는 많은 약물의 부작용에 취약하게 된다. 노화와 관련된 신체 구성 물질의 변화 중 특히 신체 내의 지방/물 비율의 변화는 지용성 약물의 효과를 변화시킬 수 있다. 노인 평가대상자 중에는 약물의 동력학적(pharmacokinetics) 효과뿐 아니라 약력학적(pharmacodynamic) 효과도 심각하게 손상시킬 수 있는 여러 가지 만성질환을 가지고 있는 경우가 많다. 노인들은 대부분 여러 가지 약물을 복용하고 있기 때문에 특히 부작용의 위험이 높다.

다른 한편, 약물의 효과가 위험에 비해 유의미하게 높으며 각 약물 사용에 해당하는 적응증이 있다면, 나이가 매우 많은 평가대상자의 경우에도 약물 사용을 지지하는 연구들이 있다. 각 약물의 사용 용량은 적절해야 하며, 약물들 사이의 상호작용 가능성에 대해서도 평가해 보아야 한다.

노인 평가대상자에 대한 부적절한 약물 처방은 노인이나 허약한 평가대상자에게 적절하지 않은 약물 처방, 상호작용이 있는 약물들의 병용 처방, 노인 평가대상자에게 과다한 용량의 약물을 처방하는 등 다양한 형태가 있다.

적절한 처방은 현재 복용하고 있는 개별 약물뿐만 아니라 병용하여 복용하고 있는 약물들의 효과를 모니터링하고 사용하려고 했던 약물이 더 이상 생산되지 않을 때 약물 처방을 중단하거나, 동시에 약물의 잠재적 위험보다 효과가 더 클 때 약물을 처방하는 것 등이 포함된다.

여러 만성질환을 관리하기 위해 다중 약물 사용(multiple medications)이 필요하거나 효과적일 수도 있다. 하지만 잦은 입원, 여러 의사, 일반의약품(over-the counter medications) 사용은 현재 약물 사용 상태에 대한 주기적인 평가가 중요함을 의미한다.

현재 복용하고 있는 개별 약물과 2개 이상의 복합적인 약물들의 부작용뿐만 아니라, 약물과 관련한 부정적인 결과에는 다양한 형태가 있을 수 있는데, 이는 의료서비스의 불필요한 사용 및 관련 비용을 증가시킬 뿐만 아니라, 현재 질병을 악화시키거나, 인지 기능 또는 신체 기능을 저하시키고, 삶의 질에 부정적인 영향을 미칠 수 있다.

케어의 전반적 목표

- 과잉진료(overtreating)나 과소진료(undertreating)가 아닌, 개별 평가대상자에게 적절한 질병 관리를 촉진함
- 각 약물을 적절한 용량, 적절한 간격, 적절한 투약 기간을 지키면서 사용하도록 촉진함

- 평가대상자가 처방된 약물 스케줄을 잘 따르려 하는 의지 및 능력을 촉진함
- 각 평가대상자의 상태를 모니터링하고, 약물의 잠재적인 유해에 대해 평가하며, 돌봄제공자가 최대한 빨리 약물의 부작용에 대해 인식하도록 도와주는 것의 중요성에 대해 알려줌
- 약물 처방에 대한 정기적인 검토를 받도록 장려함

적절한 투약 CAP Trigger

도출된 그룹 — 고위험군

고위험군에 도출된 그룹은 9개 이상의 약물을 복용하고 있고, 아래에 나열된 상태 중 두 가지 이상에 해당되는 평가대상자를 의미한다. 이 그룹에는 장기요양시설에 거주하는 평가대상자 중 각 40%, 홈케어 서비스를 받는 평가대상자도 비슷한 비율이며, 지역사회에서 독립적으로 생활하는 노인의 5~10%가 해당된다.

다음에 나오는 두 항목에 모두 해당되어야 한다.

- 9개 이상의 약물 사용
- 다음에 나열된 상태 중 2개 이상에 해당함
  - 흉통
  - 현기증
  - 부종
  - 숨가쁨(shortness of breath)
  - 좋지 않은 건강(poor health)
  - 최근 상태 악화(recent deterioration)

도출되지 않은 그룹

위에 해당되지 않는 모든 평가대상자

주: 다음에 나열된 상태에 해당하면, 약물 검토(medication review)를 실시할 것을 고려한다.

- 피로
- 우울
- 섬망
- 최근 인지 기능 저하(recent cognitive decline)
- 낙상
- 오심
- 최근 입원(recent hospitalization)
- 체중 감소
- 식욕 저하
- "컨디션이 별로 안 좋다"와 같이 구체적이지 않은 호소

적절한 투약 CAP 가이드라인

적절한 투약 CAP은 평가대상자가 복용하고 있는 약물에 대한 평가에 유용한 도구로 사용된다. 그러나 도출된 평가대상자들은 9개 이상의 약물을 복용하고 있거나 "도출된 그룹 — 고위험군"에 나열된 2개 이상의 상태를 가지는 평가대상자이다.

의사의 다약제 처방 우선 종종 1명 이상의 의사가 평가대상자가 복용하는 약물을 처방한다는 사실을 인식하는 것이 중요하다. 그리고 평가대상자나 돌봄제공자들은 "천연물질(natural substances)"을 포함하는 다른 일반의약품들을 처방전 없이 구입할 수도 있다. 모든 약은 의사가 처방한 대로 복용해야 한다. 만약 이와 다른 부분이 있다면, 의사가 알고 있어야 한다. 간호사는 평가대상자나 돌봄제공자로부터 약물의 단독 투여 및 병용 투여로 인한 증상이나 징후에 대해 직접 보고 듣는 중요한 역할을 한다.

가장 많이 발생하는 약물 부작용 각기 다른 기관계(organ system)에 나타난다.

- 중추신경계: 섬망, 기억 문제, 피로, 우울, 진전(tremor, 떨림)
- 심혈관: 저혈압, 현기증, 부정맥
- 위장관: 식욕 저하, 체중 저하, 변비, 설사, 오심, 구토, 출혈
- 요로: 실금, 요정체
- 근골격계 및 외상: 사고, 낙상, 골절, 기능 상태 저하
- 폐: 천명음(wheezing), 숨가쁨
- 피부: 가려움, 발진, 부종(swelling)

이러한 증상들이 보고된다면, 약물이 이러한 증상을 유발했을 수도 있는 가능성에 대해 고려해야 한다.

아래에 나열된 상황에 있을 때에는 자주 모니터링을 하고 의사에게 보고해야 함

- 최근에 발생한 인지 기능 변화 [섬망 CAP, 인지 기능 손상 CAP, 기분 CAP 참고]
- 최근에 발생한 기능 상태의 변화 [일상생활활동 CAP 참고]
- 체중 감소 또는 증가 [영양 부족 CAP 참고]
- 최근 배뇨 자제(소변 참기) 발생 [요실금 CAP 참고]
- 반복적인 외상 사건의 발생 [낙상 CAP 참고]
- 입원
- 새로운 증상의 발현

특히 더 주의해야 하는 약물 특히 더 주의해야 하는 일부 약물들이 종종 노인들에게 투약되기도 한다. 잠재적인 부작용과 상호작용을 막기 위해, 이런 경우에는 더 자주 약물에 대해 검토할 필요가 있다. 예를 들어 다음에 나열된 약물들은 자주 모니터링이 필요한 약물들로 특히 처음 사용하기 시작할

때 그러하다.

- 와파린과 같은 항응고제
- 이뇨제
- 디곡신
- 항고혈압제

대안 약물이 있다면 사용하지 말아야 하는 약물도 있다. 예를 들어, 비스테로이드성 항염증제(NSAIDs)는 위장관계 출혈의 위험을 높인다.

모든 정신과 약물은 적절한 적응증에만 사용되어야 하고 일정 기간의 모니터링이 필요하다. [문제행동 CAP 참고] 항불안제, 진정제, 수면제의 효과가 있는 약물은 가능한 한 적은 용량을 사용해야 하고, 가능한 한 짧은 기간만 처방해야 한다.

약물 요법은 가능한 한 적은 용량과 가장 적은 개수의 약물로 기대하는 효과를 내는 것이 목적 이지만, 종종 여러 개의 약물을 동시에 사용하는 것이 필요할 때도 있다.

다중 약물 사용(Multiple Medications)

잠재적으로 "적절한" 다약제 복용(polypharmacy)의 예

- 당뇨가 있는 평가대상자에게 경구약뿐만 아니라 몇 종류의 인슐린이 함께 처방됨. 그리고 필요시 콜레스테롤과 혈압을 낮추기 위한 약물이 함께 처방될 수 있음
- 심근경색증이나 울혈성심부전, 고혈압이 있던 평가대상자에게는 종종 몇 가지의 약이 동시에 필요함
- 파킨슨병이 있는 평가대상자는 종종 여러 개의 약물을 복용함

잠재적으로 "위험한" 상황의 예

- 평가대상자가 다른 상품명을 가진 같은 성분의 의약품을 복용하고 있는 경우
- 어떤 문제에 대해 비약물적 중재가 약물적 중재와 동등한 효과를 내거나 더 효과적임에도 불구하고, 평가대상자가 약물을 복용하는 경우

가장 많이 발생하고, 잠재적으로(항상 그러한 것은 아니지만) 해로울 수 있는 약물 배합의 예

- 와파린과 다른 여러 종류의 약물을 함께 사용
- 칼륨 보전 이뇨제와 칼륨이 함유된 약물을 함께 사용

PRN으로 처방된 약물이 상당한 기간 필요하지 않았던 경우 이를 의사에게 알려야 함 반면에 매우 심각한 상태의 평가대상자에게 있는 통증과 같은 증상들은 과소진료(under treating)될 수도 있으며, 따라서 약물의 용량이나 투여 빈도를 늘리거나 다른 약물과 함께 투약하는 것이 필요할 수도 있다. [통증 CAP 참고]

임상진료지침에서 권장하는 약물 처방은 종종 한 가지 질병을 가진 젊은 평가대상자를 위한 것일 때가 잦음. 여러 질병을 가진 노인 평가대상자들을 위해서는 조심스럽게 검토해야 함 한 가지 약물만 투약하고 있는 노인 평가대상자들에게(특별히 여러 개의 약물을 투약하고 있는 평가대상자들도 포함)

적합한 투약 계획은 학습 과정을 촉진하기 위한 가이드라인으로 다음과 같다.

- 약물 처방은 의무 기록에 적힌 평가대상자의 적응증과 선호하는 케어, 그리고 평가대상자의 기대 수명을 기초로 해야 한다.
- 약물의 잠재적인 효과가 위험성보다 높아야 한다. 복합 투약은 한 가지 성분만 쓰였을 때보다 잠재적으로 더 큰 효과를 제공해야 한다.
- 대부분의 경우 신약 사용의 필요성이나 치료 기간을 결정하는 데에, 노인 평가대상자나 비공식 돌봄제공자와의 동의가 있어야 하며, 평가대상자의 케어에 대한 선호에 대해 파악해 보아야 한다.
- 평가대상자 또는 공식적/비공식적 돌봄제공자에게 약물의 용량 및 스케줄에 대해 효과가 언제쯤 나타나는지, 그리고 어떤 부작용이 나타날 수 있는지 알려줘야 한다. 약품별로 측정 가능한 목표가 있어야 하며, 목표나 약물을 변경할 수도 있는 모니터링 계획이 있어야 한다.
- 노인 평가대상자들을 위한 대부분 약물은 낮은 용량으로 시작하며, 기대효과가 나타나거나 **또는** 부작용이 보고될 때까지 용량을 증가시킨다. "낮은 용량으로 시작하고, 천천히 증량시킨다(Start low, go slow)."
- 적절한 임상 전문가들은 약물의 효과(기대/기대하지 않은)에 대해 정기적으로 기록해야 한다.
- 만약 약물이 중단되면 한동안 평가대상자의 상태에 대해 모니터링하고 기록하도록 한다.
- 대부분의 경우 장시간 작용하는(long-acting) 불안 조절 약물들은 사용하지 않도록 한다.
- 투약 오류나 처방에 대한 불순응(nonadherence)은 의사에게 보고해야 한다.
- 투약 목록에는 처방 약물, 일반의약품, 약물로 분류되지는 않지만 평가대상자가 현재 투약하고 있는 약물이나 평가대상자의 현재 상태에 잠재적인 영향이 있을 수 있는 모든 제제들이 포함되어야 한다. 이 목록은 상담자를 포함해서 환자를 돌보는 모든 의사에게 제공되어야 한다.

약물에 대한 의문점이 생기면, 의사에게 연락하기 간호사들은 평가대상자와 돌봄제공자들에게 약물 및 케어 계획의 효과에 대해 알려줄 수 있다. 그리고 간호사들은 약물을 변경하는 임상적 상태 변화에 대해 모니터링하는 중요한 인력이다.

어떤 약물 관련 상태나 증상은 체계적인 모니터링을 통해 밝혀낼 수 있다. 이는 예를 들어 3일, 7일, 14일 동안과 같이 일정한 시간 모니터링하는 것이 적절할 수 있다. 하루 중 일정한 시간에 증상들을 기록하면 약물과의 관계를 나타낼 수 있다. 이러한 체계적인 모니터링은 새로운 약물의 사용이 필요할 수도 있음을 나타낼 수도 있다.

밝힘: 이 적절한 투약 CAP은 약물 관리에 대한 모든 내용을 포함하는 가이드가 될 수 없다. 만약 예상하지 못한 약물 관련 증상이 있거나 임상적인 상태의 변화가 있다면, 간호사는 꼭 의사에게 이를 알려야 한다.

추가 자료

Boyd CM, Darer J, Boult C, Fried LP, Boult L, Wu AW. 2005. Clinical practice guidelines and quality of care for older patients with multiple comorbid diseases: Implications for pay for performance. *JAMA* 294: 716–24.

Doshi JA, Schaffer T, Briesacher BA. 2005. National estimates of medication use in nursing homes: Findings from the 1997 Medicare current beneficiary survey and the 1996 medical expenditure survey. *JAGS* 53: 438–43.

Fialová D, Topinková E, Gambassi G, Finne-Soveri H, Jónsson PV, Carpenter I, Schroll M, Onder G, Sørbye LW, Wagner C, Reissigová J, Bernabei R for AdHOC project research group. 2005. Potentially inappropriate medication use among home care elderly patients in Europe. *JAMA* 293: 1348–58.

Fick DM, Cooper JW, Wade WE, Waller JL, Maclean JR, Beers MH. 2003. Updating the Beers criteria for potentially inappropriate medication use in older adults. *Arch Intern Med.* 163: 2716–24.

Gandhi TK, Weingart SN, Borus J, Seger AC, Peterson J, Burdick E, Seger DL, Shu K, Frederico F, Leape LL, Bates DW. 2003. Adverse drug effects in ambulatory care. *NEJM* 348(16): 1556–64.

Knight EL, Avorn J. 2001. Quality indicators for appropriate medication use in vulnerable elders. *Ann Intern Med* 135(8S): 703–10.

Lane CJ, Bronskill SE, Sykora K, Dhalla IA, Anderson GM, Mamdani MM, Gill SS, Gurwitz JH, Rochon PA. 2004. Potentially inappropriate prescribing in Ontario community-dwelling older adults and nursing home residents. *JAGS* 52: 861–66.

McLeod PJ, Huang AR, Tamblyn RM, Gayton DC. 1997. Defining inappropriate practices in prescribing for elderly people: A national consensus panel. *CMAJ* 156: 385–91.

Monastero R, Palmer K, Qiu C, Winblad B, Fratiglioni L. 2007. Heterogeneity in risk factors for cognitive impairment, no dementia: Population-based longitudinal study from the Kungsholmen project. *AM J Geriatr Psychiatry* 15(1): 60–69.

Redelmeier DA, Tan SH, Booth GL. 1998. The treatment of unrelated disorders in patients with chronic medical. *NEJM* 338: 1516–20.

Simon SR, Chan KA, Soumerai SB, Wagner AK, Andrade SE, Feldstein AC, Lafata JE, Davis RL, Gurwitz JH. 2005. Potentially inappropriate medication use by elderly persons in U.S. health maintenance organizations, 2000–2001. *JAGS* 53: 227–32.

Socialstyrelsen. 2003. Indikatorer för utvärdering av kvaliteten i äldres läkemedelsterapi, *Socialstyrelsens förslag,* Artikelnummer: 110–20.

Veehof LJG, Stewart RE, Haaijer-Ruskamp FM, Meyboom-de-Jong B. 2000. The development of polypharmacy. A longitudinal study. *Family Practice* 17: 261–67.

Zhan C, Sangl J, Bierman AS, et al. 2001. Potentially inappropriate medication use in the community-dwelling elderly. *JAMA* 286: 2823–29.

유용한 사이트

DruginfoNet: www.druginfonet.com

Janusinfo: www.janusinfo.org

Pharmacy-related database: www.pharmacy.org/wwwdbs

저자

Harriet Finne-Soveri, MD, PhD
Daniela Fialova, PharmD,PhD
Palmi V. Jònsson, MD
Bruce Leff, MD
Gunnar Ljunggren MD, PhD
Knight Steel, MD
Katarzyna Szczerbińska, MD, PhD
Liv Wergeland Sørbye, RN, MA, PhD
Eva Tòpinkova, MD, PhD
John N. Morris, PhD, MSW

Section 25

흡연과 음주 CAP

문제

흡연과 음주 CAP은 술을 먹거나 담배를 피우는 것과 관련된 이슈들을 다룬다. 과도한 음주와 흡연은 어느 연령대에서든 다양한 형태로 건강에 좋지 않은 결과와 연관되어 있다.

소량의 흡연이라도 흡연자 본인뿐만 아니라 이차 흡연에 노출되는 가족 구성원들에게도 해가 될 수 있다는 명확한 증거들이 있다. 그리고 흡연은 암과 심혈관계 질환의 잘 알려진 위험 요인이며, 부상(예: 화재, 폭발) 및 삶의 질 저하의 중요한 위험 요인으로 지적되고 있다.

소량에서 중간 정도의 음주를 하는 것은 긍정적인 효과를 가져온다는 역학 연구들이 있다. 그러나 적정한 음주량을 밝히는 것은 복잡한 문제이다. 여성이 남성보다 알코올에 취약하고, 일부 인종은 특히 더 알코올에 취약한 것으로 알려져 있다.

한 잔(one drink)은 보통 순수 알코올(에탄올) 15ml를 소비하는 것으로 정의한다. 이 정도의 양은 맥주 350ml, 와인 140ml, 증류주(spirits) 45ml를 나타낸다. 미국의 식이 가이드라인에서는 '적절한 음주'를 남성은 하루에 두 잔 이하, 여성은 하루에 한 잔 이하로 정의하고 있다.

배경 흡연은 지구상에서 예방할 수 있는 사망 원인 중 1위이다. 약 50%의 흡연자가 흡연 관련 질병으로 사망한다. 흡연으로 인한 부작용은 노인들에게 더욱 두드러지는데, 이는 장기간 담배에 노출되면서 그 부작용이 누적되기 때문이다. (65세 미만의) 젊은 평가대상자에게 흡연은 심혈관계 질환의 위험을 높이는데, 이는 노인 평가대상자들에게 있어 폐암과 관련한 높은 사망률의 주요 원인이다. 만성폐쇄성폐질환(COPD)이나 심혈관계 질환 또한 흡연을 하는 노인들에게 높은 사망률을 나타나게 하는 중요한 요인이기도 하다.

금연은 노인들에게도 대부분 흡연 관련 질병의 위험성을 감소시킬 수 있다. 게다가 수술 전 몇 주 동안만이라도 금연을 하면 수술로 인한 위험성을 감소시킬 수 있다. 젊은 사람들에 비해 노인들이 금연을 더 잘하는 경향이 있기는 하지만, 기존의 흡연으로 인한 누적된 영향이 있어 그 효과는 그다지 크지 않은 듯하다. 그렇지만 금연은 노인들에게 흡연과 관련한 질환의 이환율이나 사망률을 감소시킬 수 있는 가장 중요한 방법이다.

과도한 음주는 종종 주로 젊은 사람들에게 중요한 문제로 여겨져 왔다. 그러나 음주와 관련된 질환은 노인들에게도 많이 발생하고, 상당한 신체적·인지적·심리적·사회적 질병들과 관련되어 있다. 알코올 오용은 남성, 사회적으로 고립되어 있으며, 독신 또는 혼자 지내는 평가대상자들에게 더욱 일반적으로 나타난다. 노인들은 자신의 음주 패턴에 대해 자발적으로 잘 이야기하지 않는 경향이 있으며, 음주 문제는 주로 젊은 사람들에게 있는 문제라는 인식이 더해져 노인들의 알코올 남용 현황이 잘 드러나지 않는 요인이 되고 있다. 과도한 음주는 낙상, 우울, 혼란과 같이 이례적인 형태로 나타나기도 한다.

적절한 음주량은 발표하는 기관에 따라 편차가 있지만, 연령, 성에 따라 다르다. 예를 들어 미국 국립알코올남용 및 중독연구원(National Institute on Alcohol Abuse and Alcoholism, NIAAA)은 65세 이상 노인들은 하루에 한 잔 이상의 술을 마시지 않도록 권고하고 있다. 약물과 알코올의 상호작용과 잠재적인 사고 손상의 위험성이 높아지는 것도 노인들이나 동반 질환이나 정신 건강 문제가 있는 평가대상자들에게 더불어 우려되는 부분이기도 하다.

케어의 전반적 목표

- 흡연하고 있는 평가대상자는 금연을 위한 적절한 조언 및 도움을 받도록 함
- CAP이 도출되는 경우, 음주량을 줄이기 위한 적절한 조언, 도움, 치료를 제공하고, 과도한 음주를 하는 평가대상자에게는 부작용의 위험을 감소시킴

흡연과 음주 CAP Trigger

흡연과 음주 CAP은 평가대상자들이 금연하거나 과도한 음주량을 감소시키는 데 도움이 되는 전략을 찾아 준다.

도출된 그룹 다음에 기술된 항목 중 1개 이상에 해당하는 평가대상자(이 항목의 문항들은 모든 평가 도구에 있는 것은 아님)

- 스스로 음주량을 줄일 필요성을 느끼거나, 다른 사람으로부터 음주량을 줄이라는 얘기를 들은 적이 있는 평가대상자
- 아침에 가장 먼저 술을 마셔야 하는 평가대상자
- 지난 14일 동안 한 자리에서(at a single sitting) 다섯 잔 이상의 술을 마신 평가대상자
- 매일 흡연하는 평가대상자

이 그룹은 장기요양시설에 있는 평가대상자의 약 5%, 홈케어 서비스를 받는 평가대상자의 10%, 지역사회에서 독립적으로 생활하는 노인의 7%가 해당된다.

도출되지 않은 그룹

다른 모든 평가대상자

흡연과 음주 CAP 가이드라인

흡연

우선, 흡연의 패턴과 기간을 파악한다.

- 현재 건강 상태의 현황을 고려한다. 만약 현재 동반질환이 흡연과 관련 있다면[예: 허혈성 심장 질환, 뇌졸중, 만성폐쇄성폐질환(COPD)] 금연하려는 의지가 높을 수도 있다.

- 평가대상자가 담배를 피우지 않는 배우자와 함께 살고 있는가를 고려한다. 이는 금연의 가능성을 높인다. 금연 관련 상담 시 배우자를 언급하도록 한다. 하지만 관계의 특성에 따라 배우자와의 관계가 금연 행위에 미치는 영향이 달라질 수도 있음을 알고 있어야 한다.
- 집 안에서 산소 사용과 같이 위험한 상태가 있는가를 고려한다.

노인들은 특히 동기부여가 되어 있다면 금연할 확률이 더 높다.

이 범주에 속한 평가대상자들에게는 실시하는 금연 중재가 가장 효과적일 수 있다.

- 우울증은 흡연을 지속하게 할 수 있으므로 우울의 증상이 있다면 적절한 추후 평가를 실시하고 이를 관리 한다. [기분 CAP 참고]

이외에 고려할 수 있는 치료

- 조언 그 자체는 별로 효과적이지 않다.
- 대개 보통 의사들이 사용하는 흔한 전략으로는 상담과 약물을 함께 제공하는 것이다.
  - 적절한 훈련을 받은 전문가가 이러한 서비스를 제공해야 한다.
  - 약물의 경우에는 처방 권한이 있는 전문가가 처방해야 한다.
  - 니코틴 껌, 패치, 스프레이(니코틴 대체 요법)는 일부 나라에서는 일반 의약품으로 구입이 가능하다.
  - 대개 상담과 약물치료를 병행하는 것이 가장 좋은 결과를 나타낸다.

음주

우선, 전반적인 음주 패턴을 확인한다.

과거의 음주 패턴뿐만 아니라 현재의 음주 패턴도 모두 확인한다. 이는 민감한 문제이므로 간접적으로 언급할 필요가 있다. 많은 노인이 자신의 음주량에 대해 줄여서 보고하는 경향이 있다.

다음에 해당하는 경우는 음주 문제를 다루는 것의 중요성이 더욱 강조되어야 한다.

- 평가대상자가 음주량을 줄일 필요가 있다고 생각한다.
- 주변 사람들이 평가대상자의 음주 습관에 대해 걱정한다.
- 평가대상자는 자신이 술을 마시는 것에 대해 죄책을 느끼거나 부끄러워한다.
- 평가대상자는 가끔 아침에 일어나 가장 먼저 술을 마셔야만 한다.

동반질환의 상태에 대한 정보가 중요할 수도 있다. 만약 평가대상자가 인지 기능에 영향을 미치거나 여러 약물을 복용해야 하는 여러 질병을 가지고 있다면 술은 매우 적게 마시거나 전혀 마시지 말아야 할 필요가 있다.

- 음주 관련 문제를 발생시킬 수 있는 상황에 대해 고려한다(예: 사별, 역할 변화, 건강 악화).
- 음주가 평가대상자의 건강, 신체 및 심리적 기능, 사회적 기능에 미치는 영향에 대해 평가한다.
- 만약 과음하거나, 특히 음주가 건강 문제와 관련되어 있다면 의료적 개입이 중요하다. 알코올 금단은 심각한 의료적 상태를 유발할 수 있으므로, 만약 과음의 과거력이 있는 평가대상

자가 금주 결정을 하였고, 특히 만약에 동반질환이 있다면, 알코올 중독치료(detoxification)를 위해 병원에 입원하는 것이 필요할 수 있다. 일부 전문가들은 이를 권장하고 있다.

음주 문제는 크게 다음과 같은 두 가지 형태로 나타난다.

- 계속 과도한 양의 음주를 해 옴
- 노년기에 들어 음주량이 증가함

특히 과도한 양의 음주가 최근에 발생한 문제라면, 촉진 인자로 우울의 가능성을 고려해 본다. [기분 CAP 참고]

음주 상태에 대한 평가대상자의 인식 상태와 이를 줄이려는 동기가 있는지 확인한다. 담배나 술, 기타 약물에 중독된 평가대상자들은 변화를 위한 준비 단계가 다를 수 있다. 예를 들어 일부는 그들의 문제를 인식하지 못하거나 행동 변화를 생각해 본 적이 없을 수 있다. 그들은 현재의 건강 행위를 바꾸는 것에 대해 준비되지 않았을 것이다. 또 일부는 약물 사용의 변화에 대해 생각하고 있을 수 있는데, 이들은 치료 선택과 지지 프로그램에 관한 정보를 받아들이기에 더욱 용이하다.

고려할 만한 중재

- 알코올 중독치료(detoxification)나 금단 증상 관리를 위해 단기 입원 치료가 필요할 수도 있다.
- 케어가 수반되어야 하지만 노인들에게 향정신성 약물(psychotropic medications)을 쓰는 것이 효과적일 수도 있다.
- 종종 그룹 요법(group therapy)이 치료에 사용된다. 이는 자아상(self-image)을 강화시키고, 불안감을 공유하며, 관계를 맺는 능력을 회복하는 기회를 제공한다. 그룹이 특정 연령대로 구성(age-specific)된다면, 노인 알코올 중독자들의 그룹 치료 참여가 더욱 효과적인 경향이 있다. 그리고 일부 연구에서는 성인지적(gender-specific) 그룹 치료가 이루어질 때 가장 성공적이라고 보고하기도 한다.
- 특히 조기 발병 알코올 중독자들(alcoholics)의 알코올 의존(alcohol dependency)은 보통 회복하는 데에 오랜 시간의 과정이 소요되는 만성질환이다.
- 특히 노인 환자들을 치료한 경험이 있는 약물 남용 전문가에게 의뢰하는 것도 도움이 될 수 있다.
- 모든 약물 남용 치료에서 치료 과정 동안 가족의 참여와 평가대상자의 지지 네트워크(support network)는 매우 중요하다. 치료 중재는, 적어도 초반에는 가족에 대한 영향에 초점을 맞추어야 한다. 이는 평가대상자의 치료 때문이기도 하지만 가족 구성원들이 평가대상자의 문제행동의 결과로 인해 심각한 심리적 또는 신체적 상처로 고통받고 있을 수 있기 때문에 중요하다.

추가 자료

Burns DM. 2000. Cigarette smoking among the elderly: Disease consequences and the benefits of cessation. *Am J Health Promot* 14(6): 357–61.

Dale LC, Olsen DA, Patten CA, et al. 1997. Predictors of smoking cessation among elderly smokers treated for nicotine dependence. *Tobacco Control* 6(3): 181–87.

O'Connell H, Chin AV, Cunningham C, Lawlor B. 2003. Alcohol use disorders in elderly people — redefining an age old problem in old age. *BMJ* 327(7416): 664–67.

Prochaska JO, DiClemente CC, Norcross JC. 1992. In search of how people change: Applications to addictive behaviors. *Am Psychol* 47(9): 1102–14.

Ranney L, Melvin C, Lux L, McClain E, Lohr KN. 2006. Systematic review: Smoking cessation intervention strategies for adults and adults in special populations. *Ann Intern Med* 145(11): 845–56.

저자

Len Gray, MD, PhD
John P. Hirdes, PhD
Charles Phillips, PhD, MPH
Knight Steel, MD

Section 26

요실금 CAP

문제

요실금은 적절한 방법으로 소변을 조절하는 것이 불가능한 상태이다. 미국에서는 재가 노인의 15%에서 요실금이 있으며, 장기요양시설에 거주하는 50% 이상의 평가대상자들은 가끔 또는 정기적으로 요실금을 경험하고 있다. 요실금은 종종 가정이라는 환경에서 지원주거시설이나 장기요양시설로 입소를 결정하는 요인 중의 하나로 알려져 있다.

요실금은 종종 연령이 증가하면서 늘어나기는 하지만 노화의 생물학적 과정에서 정상적인 것은 아니다. 유감스럽게도 요실금은 당혹스러운 경험이어서 평가대상자들은 의료인들에게조차 말을 꺼내지 못한다. 평가대상자, 가족구성원들과 요실금에 대해 터놓고 얘기하는 것은 성공적인 케어 계획을 세우는 데에 있어 첫 번째 단계이다.

요실금은 피부 발적, 낙상, 고립, 욕창, 잠재적으로 문제가 될 수 있는 유치 도뇨관 사용과 같은 많은 문제를 유발한다. 도뇨관 사용은 생명을 위협하는 감염의 위험을 높인다. 도뇨관 사용은 또한 불편감을 증가시키며 방광 경련 관련 치료를 위한 약물을 불필요하게 사용하도록 할 수도 있다.

케어의 전반적 목표

- 요실금이 있음을 인지하고 원인을 파악하기
- 적절한 진단과 치료적 중재를 시도함으로써 개선될 방광 기능을 가진 평가대상자들에게는 신속히 개선을 위한 노력을 시도하기
- 이미 요실금이 있고 치료 프로그램의 효과가 있을 수 있는 평가대상자들에게는 요실금 상태 악화를 방지하기

요실금 CAP Trigger

요실금 CAP의 목표는 첫째로 개선 가능한 평가대상자들의 방광 기능을 신속히 개선시키고, 둘째로 치료 프로그램에 반응하는 능력이 있는 평가대상자들의 방광 기능 저하를 막는 데에 있다. 다음의 규칙들은 특별한 추후 관리를 위해 요실금 CAP이 도출된 평가대상자의 두 하위 그룹과 그렇지 않은 평가대상자의 두 하위 그룹을 나타낸다.

26

방광 기능 개선 촉진 필요 그룹

이 그룹은 다음과 같은 특성을 **모두** 지니고 있는 평가대상자들을 포함한다.

- 요실금이(일주일에 한 번 이하로 발생한다 하더라도) 자꾸 발생하거나, 소변 배출이 없음
- 최소한의 수준이라도 인지 기능이 남아 있음("일상적인 의사 결정을 위한 인지 기술" 문항에서 "독립적" 또는 "거의 독립적"으로 나타난 경우)
- "이동"에서 "전적 의존"이나 "상당한 도움"을 받고 있지 않음
- 다음에 제시되는 '급성 상태의 기준' 중 **하나 또는 두 가지 모두**를 가지고 있음
  - 배뇨 훈련 프로그램(scheduled toileting program)을 하고 있지 **않음**
  - 평가대상자의 상태가 급변하고 있음을 나타내는 아래와 같은 지표가 1개 이상 있어, 평가대상자의 요실금이 최근에 발생한 것이거나 개선될 수 있음
    - 고관절 골절
    - 최근에 ADL이 저하됨
    - 유치도뇨관의 사용
    - 폐렴
    - 설사

이 그룹에는 장기요양시설에 있는 평가대상자의 약 5%, 홈케어 서비스를 받는 평가대상자의 10%, 지역사회에서 독립적으로 생활하는 노인의 2%가 해당된다. 장기요양시설에서는 이 그룹에 속한 약 22%의 평가대상자가 약 90일 이내에 개선될 것이고, 홈케어에서는 이 그룹의 약 16%에서 개선될 것이다. 그러나 이 그룹에 속한 평가대상자 중 일부는 요실금 상태가 악화될 것이고, 장기요양시설에서는 90일 동안 약 15%가, 홈케어에서는 약 10%가 악화될 것이다.

악화 방지 필요 그룹 — 상당수 기능 악화가 예견되는 그룹

이 그룹은 다음과 같은 특성을 **모두** 지니고 있는 평가대상자들을 포함한다.

- 요실금이 일주일에 한 번 이하로 발생한다 하더라도 자꾸 발생하거나, 소변 배출이 안 됨
- "일상적인 의사 결정을 위한 인지 기술" 문항이 "독립적"에서 "상당한 손상" 사이임("심각한 손상"은 아님)
- 개선 촉진 그룹에서 제시된 '급성 상태의 기준' **두 가지를 모두** 충족시키지 **못함**

이 그룹에는 장기요양시설에 있는 평가대상자의 약 40%, 홈케어 서비스를 받는 평가대상자의 24%, 지역사회에서 독립적으로 생활하는 노인의 5%가 해당된다. 장기요양시설에서는 이 그룹에 속한 약 20%의 평가대상자가 약 90일 이내에 악화될 것이나, 약 10%는 개선될 것이다. 홈케어에서의 악화율은 약 10%, 개선율 또한 약 10%이다.

도출되지 않은 그룹 — 실금 없음

이 그룹에 속한 평가대상자들은 평가 시점에서 실금이 없는 평가대상자들이다.

이 그룹에는 장기요양시설에 있는 평가대상자의 약 35%, 홈케어 서비스를 받는 평가대상자의 55%, 지역사회에서 독립적으로 생활하는 노인의 92%가 해당된다. 장기요양시설에서는 이 그룹에 속한 약 13%의 평가대상자가, 그리고 홈케어에서는 약 11%의 평가대상자가 약 90일 이내에 악화

될 것이다.

도출되지 않은 그룹 — 의사 결정 능력 저하

이 그룹에 속한 평가대상자들은 평가 시점에서 "일상적인 의사 결정을 위한 인지 기술" 문항에서 "심각한 손상(또는 "의식불명")"으로 평가된 평가대상자들이다.

이 그룹은 장기요양시설에 있는 평가대상자의 약 15%, 홈케어 서비스를 받는 평가대상자의 11%, 지역사회에서 독립적으로 생활하는 노인의 1% 미만이 해당된다. 장기요양시설에서는 이 그룹에 속한 약 26%의 평가대상자가 약 90일 이내에 악화될 것이나, 반면에 약 4%는 개선될 것이다. 홈케어에서의 악화율은 약 20%, 개선율은 약 8%이다.

요실금 CAP 가이드라인

요실금은 적절한 방법으로 소변을 조절하는 것이 불가능한 상태이며, 대개의 경우 이는 평가대상자가 화장실에 이를 때까지 소변을 참을 수 없다는 것을 의미한다. 요실금의 다양한 분류기준이 있지만 일반적인 원인을 기준으로 스트레스성, 절박성, 혼합성(스트레스성과 절박성), 역류성, 기능성 요실금의 다섯 가지 종류로 나뉜다. 요실금마다 수많은 원인이 있고 여성과 남성에 따라 각각의 발생 확률도 매우 다르게 나타난다. 대부분 이는 방광의 배출구인 요도 길이의 차이 때문이거나 임신과 출산을 경험하는 여성에게서 나타나는 골반의 해부학적 변형으로 인한 것이다. 그리고 많은 노인은 단지 제때에 화장실에 갈 수가 없어 실금을 하기도 하는데, 예를 들어 관절염이나 뇌졸중으로 인해 거동에 제한이 있는 평가대상자들이 이에 해당한다.

실금의 종류

복압성 요실금(stress incontinence) 기침이나 재채기를 하거나, 웃거나, 무거운 것을 들거나, 방광에 압력이나 스트레스를 주는 어떤 행동을 하는 동안 발생하는 실금을 말한다. 자극이 있을 때 소량의 소변이 새어 나오는 경향이 있다. 스트레스성 요실금은 골반 근육의 약화나 방광과 질 사이의 벽이 약해져 나타나기 때문에 발생하는데, 몇몇 연구에서는 여성에게 나타나는 요실금 중 가장 흔한 종류로 보고되고 있다. 여성들에게는 분만과 출산, 생리 기간이나 완경(폐경) 이후에 에스트로겐 호르몬의 저하로 인해 이러한 약화가 발생한다. 남성들에게 스트레스성 요실금은 전립선 절제술 이후에 발생할 수 있다. 종종 스트레스성 요실금은 다음과 같은 중재를 통해 완치하거나 눈에 띄게 감소시킬 수 있다.

- 골반저근육 재활은 스트레스성 요실금이 있는 평가대상자에게 효과가 있다는 명확한 근거가 있음. 이는 가장 일차적인 치료 방법으로 제공되어야 함
- 적절한 수분 섭취, 알코올이나 카페인 섭취 제한, 과체중인 사람에게는 체중 조절과 관련한 생활 방식에 대한 상담
- 골반저근육을 강화시키는 운동과 병행하여 의사가 약물을 처방할 수도 있으나 약물은 부작용이 있을 수 있음
- 바이오피드백, 침, 전기적 자극은 골반저근육 재교육 프로그램과 함께 쓰여 왔으나 이에 대한 효과는 다양함

- 페사리(pessaries)와 같은 질내 삽입 장치
- 보형물 삽입(implant)
- 수술

절박성 요실금(urge incontinence, 과민성 또는 경련성 방광) 잠을 자거나, 물을 마시거나, 물이 흐르는 소리를 들으면서 갑작스러운 요의를 느낀 후 예상치 못하게 실금을 하는 것이다. 한 번에 상당히 많은 양의 소변이 나오는 경향이 있다. 긴박성 요실금의 치료로는 다음과 같은 것들이 포함된다.

- 바이오피드백
- 시간제 배뇨(timed voiding)
- 방광 훈련(bladder training)
- 방광 경련을 유발하는 근육을 이완시키거나 신경 신호를 차단하는 항콜린성, 항경련제와 같은 약물 사용

혼합성 요실금(mixed incontinence) 긴박함과 함께 격한 활동(exertion, effort), 재채기, 기침과 관련하여 비자발적인 소변의 유출이 있는 것을 말한다. 스트레스성 요실금이나 절박성 요실금 중 더 심한 상태를 우선으로 치료해야 한다.

역류성 요실금(overflow incontinence) 방광이 지속적으로 차 있으며 흘러넘칠 정도에 이르면 소변이 새어 나와 발생하는 실금을 말한다. 보통 요로결석, 종양, 전립선 비대 등으로 인해 요도관이 막혔을 때 주로 발생한다. 또한 당뇨나 다른 질환으로 인한 신경 손상으로 인해 방광 근육이 약해져 발생하기도 한다. 역류성 요실금은 주로 남성에게 많이 나타난다. 치료는 다음과 같다.

- 시간제 배뇨(timed voiding)
- 방광 훈련(bladder training)
- 간헐적 도뇨(intermittent catheterization)
- 소변 흐름을 개선시키고, 전립선을 위축시키기 위해 의사가 처방한 약물 투여
  - 전립선 비대와 방광 출구 폐색(bladder outlet obstruction)으로 인한 문제 치료를 위해 주로 사용되는 알파 차단제(alpha blockers)
  - 비대된 전립선을 위축시키는 데 처방되는 알파 환원 효소 억제제(alpha reductase inhibitors) 같은 약물
- 수술, 방사선 치료

기능성 요실금(functional incontinence) 요로계 기능으로 보면 실금이 없는 상태로 유지될 수 있어야 하나 신체적 장애, 외적인 장애물, 사고나 의사소통의 문제로 인해 소변 보기 전에 화장실까지 이를 수 없어 실금이 있는 것을 말한다. 기능적 요실금을 없애거나 감소시키는 것은 기존 문제를 밝혀내고 치료하는 것에 달려 있다.

[기동성(mobility)과 이동(transfer)을 개선시킬 수 있는 일상생활활동 CAP 참고]

요실금 평가

요실금을 유발하거나 촉진시키는 요인은 여러 가지가 있다. 이러한 요인들을 밝혀내고 개선시키면 요실금을 개선할 수 있다. 때로는 평가대상자들은 실금이라는 주제에 대해 얘기하는 것을 어려워하므로 이러한 주제로 대화하기 위해서는 실금의 위험 요인에 대해 알고 있는 것이 중요하다. 위험 요인으로는 연령, 야뇨증(bedwetting)과 같은 소아질환의 이력, 남성의 전립선 절제, 여성의 임신과 출산이 있다. 높은 체질량 지수(body mass index)도 위험 요인 중 하나이다. 완경(폐경)도 여성에게 있어서는 하나의 기여 인자이다.

요실금이 일시적인지 이미 어떤 형태로 고착되었는지 확인하기 위해 평가대상자의 명확한 과거력을 확인하고 문제에 대해 구체적으로 파악하는 것은 중요하다. 문제에 대한 파악은 배뇨 기능이나 증상에 대한 표준화된 테스트 결과, 배뇨 일지[실금의 횟수와 양, 실금이 일어나는 환경(예: 기침할 때, 화장실에서 배뇨 시 소변의 양) 등에 대한 구체적인 내용], 실금을 유발시키기 위해 기침과 같은 스트레스 검사 실시 등을 통해 알 수 있다.

평가 방법으로는 다음과 같은 것들이 포함된다.

- 신체 검진(골반 및 직장 검진 포함)
- 스트레스 검사(예: 여성에게 기침을 하도록 하여, 소변이 새어 나오는지 확인하는 것)
- 배뇨 관찰 또는 요속측정기(uroflometer) 사용[소변 줄기의 크기, 소변 주저(hesitation), 소변의 양을 관찰]
- 소변 검사(urinalysis)
- 소변 배양(urine culture)
- 배뇨 후 잔뇨량 측정(복잡한 과거력이 있는 평가대상자에게는 꼭 시행해야 할 중요한 진단 검사임)
- 방광경(cystoscopy)
- 요역동학 검사(urodynamic evaluation)

일시적 요실금을 유발할 수 있는 교정 가능한 요소 아래에 나열되어 있으며, 이는 개선 가능하다고 말할 수 있다. 항상 고려해야 하는 치료 가능한 기저 요인들의 영문명의 앞 글자를 따면 "DIAPPERS(기저귀)"라는 단어가 된다.

섬망(**D**elirium)

감염(**I**nfection, 요로감염)

위축성 질염(**A**trophic vaginitis)

약제/여러 종류의 약물 사용(**P**harmaceuticals/medications of many types)

심리적·정신적 문제(**P**sychological and psychiatric problems)

과도한 소변 배출(**E**xcessive urine output)

이동 제한(**R**estricted mobility)

변비/분변 매복(**S**tool constipation/impaction)

다음은 개선될 수 있다고 여겨지는 요실금의 잠재적인 기저 원인이다.

- **섬망** — 최근 입원, 약물과 같은 섬망의 원인을 파악한다. [섬망 CAP 참고]
- **감염(요로감염)** — 증상이 있는 요로감염(혈뇨, 빈뇨, 긴박뇨, 소변 시 작열감, 소변 검사 시 백혈구 수치 상승). 소변 검사, 배양 검사, 항상제 치료 등을 포함한 추가적인 의학적 검사를 의뢰한다.
- **위축성 질염** — 완경(폐경) 이후 여성에게는 종종 위축성 질염이 하부 요로계 증상을 유발한다. 적절한 크림의 사용이나 에스트로겐 링을 사용하는 것이 도움이 될 수도 있다.
- **위축성 요도염** — 이 상태는 내 요도가 가늘어지는 상태로, 점막 봉합(mucosal seal)의 국소적인 자극과 소실에 기인한다. 위축성 요도염으로 인한 요실금은 종종 긴박성과 배뇨통이 특징이다.
- **약제/약물** — 약물은 평가대상자들에게 일시적인 실금을 유발하기도 하지만 또한 요실금을 개선시키는 데에 효과가 있기도 하다. 실금에 영향을 잠재적으로 영향을 미친 평가대상자의 약물을 검토하는 것뿐만 아니라, 도움이 될만한 새로운 약물에 대해 문헌을 찾아보는 것도 도움이 된다. 알코올과 약물은 노인에게 일시적인 요실금을 유발시키는 흔한 요인들이다. [적절한 투약 CAP과 흡연과 음주 CAP 참고]
  - 이뇨제[혈압 강하 및 울혈성 심장 질환(CHF)을 위해 투여]는 갑작스런 긴박성 요실금을 유발시킬 수 있다.
  - 항콜린 약물은 역류성 요실금을 유발시킬 수 있다(이 약물들은 방광이 수축하는 것을 막아 방광이 가득 차면 소변이 새어 나오게 한다).
  - 야간 요실금은 심장 질환, 말초 정맥 기능 부전(peripheral venous insufficiency), 약물 등으로 인해 유발되거나 악화될 수 있다. 평가대상자의 약물을 변경하기 전에 의사와 반드시 상의해야 한다.
- **심리적·정신적 문제** — 심각한 우울 [기분 CAP 참고]
  - 초기 치료는 우울에 초점을 맞추어야 한다.
- **과도한 소변 배출** — 알코올과 카페인을 포함하여 과도한 수분을 섭취함으로 인해 발생한다. 평가대상자는 하루 24시간 동안의 소변량이 1,000ml에서 2,000ml 사이가 되도록 수분 섭취량을 조절하도록 한다.
- **이동 제한** — 이는 평가대상자가 제시간에 화장실에 이르는 것을 어렵게 할 수 있다. 그리고 이동 제한은 신체적인 제한이나, 스스로 의자나 침대에서 나올 수 없거나, 시력의 손상, 낙상에 대한 두려움, 발의 문제 등으로 인해 발생한다. [이동을 개선하기 위한 제안으로 일상생활 활동 CAP을, 운동에 대한 제안으로 신체 활동 증진 CAP을 참고]
  - 환경적인 적응을 고려(예: 이동 보조 도구 사용, 화장실 입구를 드나들기 편리하게 개선, 밤에 침대 주위에 이동식 변기 두기, 보조적인 배뇨 프로그램 적용)
- **변비/분변 매복** — 변비는 **분변 매복**(딱딱한 대변 덩어리가 장에 박히는 것)을 유발할 수 있다. **분변 매복**은 방광에 압력을 주거나 자극을 줄 수 있다. 대개 이러한 평가대상자는 긴박성 요실금이나 역류성 요실금이 발생한다. 매복된 변을 제거하면 실금이 개선된다.

요실금 제품과 패드

실금팬티(brief)/패드 사용 시 고려해야 할 요소

- 편안함(fit)
- 가격
- 흡습성
- 사용자의 성별
- 사용자의 활동 수준(온종일 대부분 앉아 있는 평가대상자 드는 주위를 걸어 다니고 매우 자주 체위를 변경하는 평가대상자)
- 사용자가 실금팬티/패드를 착용 및 제거할 수 있는 능력
- 사용자가 속옷 타입의 기저귀를 세탁할 수 있는 능력
- 사용자가 일회용 실금팬티/패드를 버리는 등의 처리를 할 수 있는 능력

사용해야 할 것

- 모든 사람에게 꼭 맞는(one-size-fits-all) 실금팬티/패드는 없다.
- 다양한 종류와 브랜드의 실금팬티/패드를 소량씩 사서 써 보도록 한다.
- 의자에 패드를 깔아 두는 것은 활동적인 평가대상자에게는 별로 효과적이지 않다. 게다가 실금이 있다는 사실을 눈에 띄게 한다.

추가 자료

Balmforth JR, Mantle J, Bidmead J, Cardozo L. 2006. A prospective observational trial of pelvic floor muscle training for female stress urinary incontinence. *BJUI Int.* (October) 98(4): 811–17.

European Association of Urology: www.uroweb.org

National Institute for Health and Clinical Excellence. 2007. NICE Guideline 50, Urinary incontinence. National Collaborating Center for Acute Care, London England. www.nice.org.uk

NAFC: National Association for Continence; www.nafc.org. 1-800-BLADDER; 1-800-252-3337

National Institutes of Health: www.nih.gov; including the AGE Page: www.niapublications.org/shopagepages

SIGN: Scottish Incontinence Guidelines Network. Management of Urinary Incontinence in Primary Care. www.sign.ac.uk/pdf/sign79.pdf

Urinary incontinence; 2005. *Clinical Practice Guideline,* AMDA.

Wainner, RS. 2005. Urinary incontinence is no longer just your grandmother's concern. www.texpts.com/uplimg/UINotJustGrandmotherProblem.pdf

저자

Pauline Belleville-Taylor, RN, MS, CS
Knight Steel, MD
Katherine Berg, PhD, PT
John N. Morris, PhD, MSW

Section 27

배변 상태 CAP

문제

배변 상태 CAP은 노인과 장애인들에게 가장 흔하게 발생하는 배변 관련 문제 중 세 가지인 변비, 설사, 변실금에 대한 것이다.

변비에 대한 표준적인 정의는 존재하지 않는다. 보통 문헌에서 가장 흔하게 사용되는 정의에 따르면 변비는 3일 이상 대변을 보지 않은 경우를 말한다. 이 정도 기간에 대변을 보지 않으면 대변이 보통보다 더욱 딱딱해져 배출되기 어려워질 것이다. 매일 대변을 본다 하더라도 딱딱한 변으로 보거나 대변을 보는 데에 불편해하는 사람도 있다. 의사들은 보통 이런 사람도 변비가 있는 것으로 본다. 변비로 인해 1년에 약 250만 명이 의사를 찾는다. 지역사회에 거주하는 노인들의 변비 유병률은 약 20% 정도인데, 노인에서의 이러한 높은 변비 유병률은 대장의 노화 과정과 관련한 변화가 일부 관련되어 있기도 하다.

설사는 변을 자주 보면서(또는 보거나) 무르거나 물 같은 대변을 보는 것을 말한다. 다른 사람들에게서와 같이 이러한 설사는 만성적일 수도 급성적일 수도 있다. 종종 설사는 복통, 발열 또는 다른 증상들과 관련이 있기도 하다. 설사는 단지 약간 불편한 정도에서부터 치명적인 경우에 이르기까지 다양하다. 급성적인 감염원 때문에 발생할 수도 있고, 특히 대장(예: 게실염)이나 소장 부위에 발생한 질병으로 인한 것일 수도 있다. 또한 어떤 사람들은 대장에 변매복이 있어 오직 무른 변만 배출하는 경우도 있다.

오직 변실금만 있는 경우는 흔하지 않다. 종종 위에서 언급한 변비와 설사 중 한 가지와 관련되어 있거나, 만성적이면서 매우 관리하기 어려울 수 있다. 특히 변실금이 자주 있다면 종종 항문 괄약근에 이상이 있을 수 있다. 특히 변실금은 사회 활동에 영향을 미치기 때문에 많은 사람이 우려하는 문제이기도 하다.

케어의 전반적 목표

- 변비, 설사, 변실금 중 한 가지 이상의 문제가 있다는 것을 인지하고, 원인을 파악하기
- 문제별로 평가대상자가 가능한 정상적으로 기능할 수 있는 방법에 대해 알아보기
- 일정 시간에 걸쳐 배변 기능을 모니터링하기

대변 상태 CAP Trigger

대변 상태 CAP의 목표는 다음과 같이 두 가지이다. 첫째, 가능한 한 배변 상태를 향상시키는 것, 둘

째, 피할 수 있는 배변 기능 악화를 예방하는 것이다. 이러한 목표에 해당하는 두 그룹을 도출하기 위해서는 우선 배변 기능이 악화/개선될 수 있는 위험 요인을 파악해 보아야 한다.

- 다음의 **악화 위험** 기준에 해당하는 개수 세기
  - 일상적인 의사 결정을 위한 인지 기능(심각히 손상)
  - 식사하기(전적 의존을 통한 감독)
  - 침상에서의 움직임(전적 의존, 전 평가 기간 동안 활동 수행한 적 없음)
  - 배뇨 조절(실금)
  - 쉽게 산만해짐(이상 행동 있으며, 평소와 다르게 보임)
  - 주변 사물에 대한 변화된 인식/의식의 기간(이상행동이 있으며, 평소 기능과 다르게 보임)
  - 혼란스러운 대화(이상행동 있으며, 평소와 다르게 보임)
  - 하루 동안 정신 기능이 시간에 따라 변함(이상행동 있으며, 평소와 다르게 보임)
- 다음의 **개선 가능성** 문항에 해당하는 개수 세기
  - 화장실 사용하기(독립적 — 일부 도움)
  - 공식적 돌봄제공자와 직접 돌봄제공자들은 평가대상자가 더 독립적일 수 있을 것이라고 믿음
  - 폐렴
  - 악화
  - 배뇨 조절(실금 없음 — 대개 실금 없음)
  - 지난 180일 이내에 고관절 골절

개선 촉진 필요 그룹

다음의 모든 항목을 충족시켜야 함

- 위의 악화 위험 항목이 0 또는 1개, **그리고**
- 위의 개선 가능성 항목이 2개 이상, **그리고**
- 배변 기능: 거의 조절함 — 매번 실변함

이 그룹에는 장기요양시설에 있는 평가대상자의 약 5%, 홈케어를 받는 평가대상자의 7%, 지역사회에서 독립적으로 생활하는 노인의 1% 미만이 해당된다. 장기요양시설에서는 이 그룹에 속한 33%의 평가대상자가 약 90일 이내에 개선될 것이고(반면에 19%는 악화될 것임), 홈케어에서는 이 그룹에 속한 약 20%가 개선될 것이다(반면에 6%는 악화될 것임).

악화 방지 필요 그룹

다음의 모든 항목을 충족시켜야 함

- 위의 악화 위험 항목이 2개 이상, **그리고**
- 배변 기능: 완전히 실금하는 것은 아님

이 그룹에는 장기요양시설에 있는 평가대상자의 15%, 홈케어를 받는 평가대상자의 6%, 지역사회에서 독립적으로 생활하는 노인의 1% 미만이 해당된다. 장기요양시설에서는 이 그룹에 속한 30%의 평가대상자가 약 90일 이내에 개선될 것이고(반면에 11%는 악화될 수 있음), 홈케어에서는 이 그

룹에 속한 14%가 개선될 것이다(반면에 13%는 악화될 것임).

도출되지 않은 그룹

위의 두 그룹 이외의 모든 평가대상자가 속한다. 일부 평가대상자는 평가 당시 배변 문제가 있고, 배변 문제가 있을 때 정상적인 치료를 받을 것이다.

대변 상태 CAP 가이드라인

평가 및 케어 계획

이러한 문제를 가진 평가대상자는 증상의 지속 기간, 중증도, 다른 불편한 증상이 있는지 확인하기 위한 평가가 필요하다. 전신쇠약감(malaise), 복통, 발열, 변에 피가 섞이거나 어두운색의 변(상부 위장관계의 출혈이 의심됨)을 보는 증상이 있는지 확인해야 한다. 배변 습관의 유의미한 변화, 발열, 피가 섞인 변, 이와 관련한 통증이 있거나 이러한 이상 증상이 지속되는 경우 의학적인 평가가 필요하다.

위의 세 가지 증상 중 한두 가지 증상은 움직임의 저하, 최근 식습관의 변화, 새로운 약물 사용, 수분 섭취 감소(어떤 이유에서든지), 과도한 외부의 열 때문일 수도 있다.

원인을 파악하고 난 후 최적의 케어 계획을 위한 주요 관심은 평가대상자가 불편감(discomfort)이나 사회적 불편(social inconvenience)을 경험하지 않도록 평가대상자의 배변 양상을 개선시켜 주는 데에 있다.

대변 문제 평가

문제와 관련한 과거력은 어떠한가?

- 지난 며칠 동안 평가대상자는 대변을 몇 번 보았는가? 이 양상은 평가대상자에게 “정상”인가? 대변의 굳기(consistency of stool)는 어떠한가?
- 대변에 피가 섞여 있는가?(붉은색의 변이나 가끔 어두운색의 변)
- 변실금이 있다면 실금의 양은 많은가, 아니면 소량인가? 평가대상자는 대변이 나오는 것을 완전히 인식하는가?
- 항문직장(anorectal)이나 대장 수술을 받은 적이 있는가? 또는 여성 중에서 분만 시 직장(rectum)에 상처가 났었는가?
- 우유와 같은 특정 식품에 대한 불내성(intolerance)의 과거력이 있는가?
- 평가대상자는 과도한 양의 가스가 분출하거나 복부팽만감을 느낀 적이 있는가?
- 평가대상자는 열이 있거나 전신쇠약감(malaise)을 느꼈는가?
- 평가대상자는 구토하거나 복통이 있었는가?
- 최근 평가대상자의 식단이나 섬유질, 수분 섭취에 변화가 있는가?
- 평가대상자는 게실염, 당뇨와 같이 문제의 증상을 설명하는 데에 도움이 되는 질병들을 알고 있는가?

■ 평가대상자는 어떤 약물을 복용하고 있는가? 최근에 새로운 약물 투여를 시작했는가?

■ 변완화제를 사용한 적이 있는가? 그렇다면 과도한 양을 사용했는가?

대변의 특성은 어떠한가?

■ 대변의 형태: 굳기(consistency), 색, 비정상적인 냄새, 선혈(frank blood)이 보임

■ 평가대상자가 대변을 볼 때 안간힘을 주는가?

■ 평가대상자는 배변과 관련한 통증이 있는가?

배변 양상(bowel pattern)은 어떠한가?

■ 평가대상자에게 특정한 배변 양상이 있는가?

■ 최근에 배변 양상이 변화했는가?

■ 평가대상자가 화장실을 같이 사용하고 있거나 배변 시 사적인 공간을 확보하지 못하고 있는가?

케어 계획에 대한 제안

변비가 있는 평가대상자를 위한 케어 계획 식이, 운동, 배변 양상 개선을 위한 전략은 평가대상자의 일상생활 속에 녹아들 수 있다.

■ 특히 최근에 이러한 문제가 발생한 것이라면 대장암이나 다른 원인들에 의한 것인지 알아보기 위한 의사의 평가가 필요하다.

■ 평가대상자의 배변 양상을 확인한다. 평가대상자의 배변에 대해 기록하고 배변 습관에 대해 물어본다. 만약 분변 매복이 있다면 직장에 대변이 있는지 확인하기 위해 직장 검진을 실시할 필요가 있다.

■ 치핵이나 항문 열상이 있는지 확인한다. 의사에게 의뢰하고 필요시 국소마취제 약품을 제공한다.

■ 평가대상자에게 치매나 우울이 있는지 평가한다. 우울이 있는 평가대상자는 정신보건 서비스를 받을 수 있도록 연계할 필요가 있다. 치매가 있는 평가대상자는 습관 훈련(habit-training)이나 배변 훈련(bowel-training) 프로그램을 통해 효과를 볼 수 있다.

■ 평가대상자가 투약하고 있는 약물과 변 완화제나 관장을 하는지 물어본다. 항콜린성 약물, 마약성 진통제(narcotics), 칼슘 경로 차단제(calcium channel blockers), 일부 실금 관련 약물, 철분, 이뇨제, 신경안정제(tranquilizer), 제산제 등은 변비를 유발할 수 있다. 변완화제나 관장 약물의 과도한 사용은 변비 관련 문제를 더욱 증가시킬 수 있다.

■ 평가대상자의 일상적인 식단에 대해 물어본다. 수분을 공급하고 평가대상자가 수분 섭취를 늘릴 수 있도록 격려한다. 섬유질 섭취를 늘리는 것은 몇 주에서 한 달 정도 동안에 천천히 진행시켜야 한다.

■ 화장실을 사용하도록 장려한다. 침상 옆에 이동식 변기를 제공하거나 화장실에 약간 높은 변기를 설치한다. 평가대상자에게 아침 식사 후나 평가대상자가 가장 대변을 보고 싶을 때마다 화장실에 가도록 상기시킨다.

■ 평가대상자가 매일 신체 활동을 늘릴 수 있는 기회를 제공한다. 정기적인 걷기와 다른 신체

활동들은 변비를 줄이거나 없애는 데에 도움이 된다.

변실금이 있는 평가대상자를 위한 케어 계획

- 특히 이 문제가 최근에 발생했거나 대변에 피가 섞여 나온다면, 의사에게 의뢰가 필요하다.
- 평가대상자가 매일 같은 시간에 대변을 볼 수 있도록 격려한다.
- 신경근의 약화가 있는지 확인한다. 이러한 문제가 있는 평가대상자는 배변 훈련(elimination training)을 통해 효과를 볼 수 있다. 예정된 배변 시간 30분 전에 좌약을 삽입하도록 한다.
- 수분 섭취, 식이 변형, 계획 배변(scheduling), 변 완화제, 좌약, 손가락 자극 등을 포함한 장 관리 계획(bowel regimen)을 수립하고 모니터링한다.
- 변 매복이 있는지 평가한다. 만약 있다면 매복된 변을 제거한다.
- 변실금의 원인이 되는 만성적인 설사가 있는 평가대상자를 위해 의사는 효과적인 약물인 로페라마이드(loperamide)를 처방할 수 있다.
- 직장 괄약근 장애로 인한 변실금에는 바이오피드백이 효과적일 수 있다.
- 변실금이 있은 후 세심한 피부 관리가 가장 우선되어야 한다.
- 때로는 패드나 실금팬티를 사용하는 것이 필요할 수도 있다.

설사가 있는 평가대상자를 위한 케어 계획

- 만약 심각하거나, 급성적이거나, 통증이 있거나, 변에 혈액이 있거나, 열이 있다면 신속히 병원으로 의뢰해야 한다.
- 평가대상자는 최근 새로운 약물을 투약하기 시작했는가?
- 평가대상자는 최근 경관영양을 시작했는가? 경관영양식의 농도를 희석하거나 주입 속도를 변경시키도록 한다.
- 락토스 불내성(lactose intolerance)이 의심되는가? 식단에서 락토스 관련 음식은 제거한다.
- 장내 박테리아 감염이 의심되는가? 검사를 위해 대변 시료를 채취하도록 한다.
- 변 매복이 의심되는가? 복부 평판 엑스레이(abdominal flat plate x-ray)를 찍도록 한다. 만약 분변 매복이 있다면 제거한다.
- 탄산 및 유제품이 섞이지 않은 수분을 충분히 제공한다. 설사가 지속되거나 구토가 동반된다면 곧 탈수가 일어날 수도 있다.
- 설사를 개선하기 위한 약물
  - 특정한 설사가 아닌 경우에 의사는 실리움(psyllium), 메틸셀룰로스(methylcellulose), 로페라마이드(loperamide) 등을 처방할 수 있다.
  - 감염성 설사 시에는 의심되거나 확인된 병원균 치료에 초점이 맞춰진다.
- 설사 후 세심한 피부 관리가 가장 우선되어야 한다.

추가 평가를 위한 고려

- 변비, 설사, 변실금이 일단 발생하면 추가 검사가 필요한지 결정해야 할 것이다.
- 최근에(어떠한 이유로 인해) 항생제를 복용하면서 심각한 설사가 갑자기 발생한 평가대상자는 대변 배양 검사와 클로스트리듐 디피실리균(Clostridium difficile) 독소 검사를 실시해야 한다.
- 만약 평가대상자가 쥐어짜는 듯한 복통과 함께 약한 설사가 있다면 게실염이나 다른 상태를 알아보기 위해 CT 검사를 해 볼 필요가 있다.
- 만약 변에 붉은 또는 검은색의 혈액이 관찰되었다면 대장내시경과 함께 식도, 위, 소장을 포함하는 추가 검사를 시행해야 한다.
- 많은 평가대상자에게 이러한 문제들은 만성적이며 적절한 중재들이 시행될 수 있다.

추가 자료

American Medical Directors Association. 2006. Clinical practice guidelines: Gastrointestinal disorders in the long-term care setting. Columbia, MD.

Carpenito-Moyet L. 2004. *Nursing care plans and documentation*, 4th ed. Philadelphia, PA: Lippincott, Williams & Wilkins.

Finne-Soveri H, Sorbye LW, Jonsson PV, Carpenter GI, Bernabei R. 2007. Increased workload associated with fecal incontinence among home care patients in 11 European countries. Accepted for publication in the *European Journal of Public Health.*

McGough Monks K. 2003. *Gastrointestinal system assessment in home health nursing.* St. Louis, MO: Mosby.

National Digestive Diseases Information Clearinghouse (NDDIC), Bethesda, MD: www.digestive.niddk.nih.gov/about/contact.htm

National Institute for Health and Clinical Excellence. 2007. NICE Guideline 49, Faecal incontinence. National Collaborating Center for Acute Care, London, England: http://www.nice.org.uk

저자

Pauline Belleville-Taylor, RN, MS, CS
Knight Steel, MD
John N. Morris, PhD, MSW

약어 목록

AC	Acute Care	급성기 케어
ADL	Activities of Daily Living	일상생활활동
AL	Assisted Living	지원주거
ATC	Anatomical therapeutic chemical	의약품 분류 기준(WHO)
BUN	blood urea nitrogen	혈중 요소 질소
CA	Contact Assessment	초기 사정
CAPs	Clinical Assessment Protocols	임상평가지침
CF	Mental Health for Correctional Facilities	교정 시설 정신건강
CHA	Community Health Assessment	지역사회 건강 평가
CMH	Community Mental Health	지역사회 정신건강
CVA	Cerebrovascular accident	뇌졸중
ESP	Emergency Screener for Psychiatry	정신과 응급 스크리너
GI	gastrointestinal	위장관계
GU	genitourinary	비뇨생식기계
HC	Home Care	홈케어
IADL	Instrumental Activities of Daily Living	도구적 일상생활활동
ICD-CM	International Classification of Diseases, Clinical Modification	국제 질병 분류 — 임상 개정판
ID	Intellectual Disability	지적장애
LTCF	Long-Term Care Facilities	장기요양시설
MDS	Minimum Data Set	최소 정보군
MH	Mental Health	정신건강
PAC	Post-Acute Care	후급성기 케어
PC	Palliative Care	완화 케어
PRN	Pro re nata ("as needed")	필요시 투여
QOL	Self-Report Quality of Life	자가보고 삶의 질
RAI	Resident Assessment Instrument	요양자 평가 도구
RUGs	Resource Utilization Groups	자원이용군
TENS	Transcutaneous electrical nerve stimulation	경피적 신경전기자극
WELL	Wellness	웰니스

역자

김홍수 Hongsoo Kim, PhD, MPH, RN

서울대학교 간호대학과 보건대학원을 졸업하고, 미국 뉴욕 대학교(New York University)에서 박사학위를 받은 후 미국 뉴욕 대학교 간호대학 조교수를 거쳐 현재 서울대학교 보건대학원 부교수로 근무하고 있다.

주요 연구 분야는 보건 서비스 및 성과 연구, 노인여성가족보건, 장기요양, 만성건강문제와 보건시스템이다. 현재 한국노년학회 학술부회장, 한국장기요양학회 이사, interRAI Fellow 이다.

지역사회 및 장기요양 서비스 평가정보 활용을 위한
interRAI 임상평가지침서 (CAPs)

초판 1쇄 인쇄	2015년 10월 20일
초판 1쇄 발행	2015년 10월 25일
저 자	John N. Morris 외
역 자	김홍수
발행처	서울대학교출판문화원
발행인	성낙인
책임편집	정성숙
디자인	장혜원
출판등록	제15-3호
주소	서울특별시 관악구 관악로 1 우편번호 08826
대표전화	02-880-5252 **팩스** 02-888-4148
마케팅팀(주문상담)	02-889-4424, 02-880-7995
이메일	snubook@snu.ac.kr
홈페이지	www.snupress.com

ISBN 978-89-521-1728-1 94510
978-89-521-1421-1 (세트)